한방약의 약능과 약리

漢方藥の藥能と藥理
谿忠人

한방약의 약능과 약리

타니 타다또 지음
변성희 · 김상찬 옮김

전파과학사

■ 저자약력

谿 忠人 ^{타니 타다또} (이학박사)

1944년   일본 오사카(大阪)에서 출생
1967년   오사카 대학 약학부 졸업, 대학원 약학연구과에 진학
1971년   긴끼(近畿) 대학 동양의학연구소 강사
1977년   긴끼 대학 동양의학연구소 제1연구부문 조교수
1990년   (재)오사카 한방의학진흥재단 상무이사
         (부속 한방연구소 담당)
현재   화한의약학회평의원, 일본동양학회평의원
         일본생약학회 관서지부의원

주요저서   『한방의약학』(1984, 공저, 광천서점)
          『칼라그래픽 피부병의 한방치료』(1986년, 공저, 광천서점)
          『현대의료와 한방약』(1988, 의약저널사)
          『병명증후와 한방약 편람』(1989, 의약저널사)
          『생약학 개론』(1990, 분담집필, 남강당)

머리말

본서(本書)의 표제인 「약능(藥能)」은 중국전통의료에 대해서 경험적으로 약속된 효능이고 「약리(藥理)」는 서양의약학(西洋醫藥學)에 대해서 실험적으로 해석된 효능을 의미하고 있다. 이 질(質)이 다른 정보를 현대의료에서 이용하기 위해, 많은 도표를 사용하여 대비하는 것이 본서(本書)의 목표이다.

인체의 생리와 병리(病理), 약물의 효능에 대해서 다른 기반에 입각한 동서(東西)의 약물요법 이론을 대비하는 것은 무모한 시도이다. 그렇지만 한방제제는 서양의약학을 기본으로 하는 현대의료 속에서 활용되고 있으므로, 중국전통의료의 「사상(思想)과 소재(素材)」를 서양의약학의 입장에서 재평가하는 것도 필요하다.

본서(本書)는 총론부(總論部)와 각론부(各論部)로 되어 있다. 총론(總論)에서는 중국전통의료의 「사상(思想)」을 현대의료에 응용하는 시점(視點)에서 해설했다. 그 중에서 종래(從來)의 한방전제요법과 현대의 한방엑기스 제제요법의 차이를 한방약학의 입장에서 강조했다. 또한 필자(筆者)는 원래 「일본한방」의 입장에서 한방약학을 공부해 왔지만, 중국에서 유학생을 지도하는 과정에서 「중약학(中藥學)」의 지식을 얻었으므로 「중의학」의 약능론을 가미(加味)해서 정리하고, 이것을 서양의약학과 대비하면서 해설했다.

각론(各論)은 증후(症候)에 따라 사용되는 생약과 한방처방에 대해서 정리했다. 그때 본서(本書)의 주제(主題)인 경험적인 효능(약능)과 실험적인 약리를 대비하는 것을 강조했다.

또 응용예(応用例)에 대해서는 엑기스제제를 사용한 증례(症例) 보고를 인용(引用)했다. 그리고 近畿(きんき)대학 동양의학 연구소의 한방외래에 관해 임상의가(臨床醫家)와 토론한 체험을 가미해서, 현대의료에 있어서의 한방제제의 수비범위를 한정(限定)하면서 기술(記述)했다.

본서(本書)에는 논(論)의 비약(飛躍)이 있긴 하지만, 중국전통의료의 「논(論)과 설(說)」이 현대의료에서 어느 정도 활용 가능한지를 파악할 수 있다면 다행이겠다.

본서(本書)의 정리에 즈음해서, 토론에 참가해주신 많은 임상의(臨床醫) 선생님과 유학생 여러분, 삽화를 그려주신 木所友紀子씨 및 출판에 있어서 배려해주신 南山堂 편집부 여러분에게 감사드립니다.

1991년 9월

谿 忠人

한방약의 약능과 약리·차례

총론

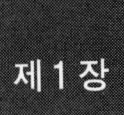

제 1 장

중국 전통의료의 소재

생약요법의 발상과 변천

불쾌한 증상을 개선하기 위해 식료, 향신료, 분향료(焚香料), 수렵용(狩獵用) 유독물 등을 기원(基源)으로 하는 천연약물(天然藥物)의 이용은 세계각지에서 자연발생적으로 행해졌다. 이들은 지역성과 민족성에 따라 발전변용되고 보존전승되어 왔다(그림 1-1).

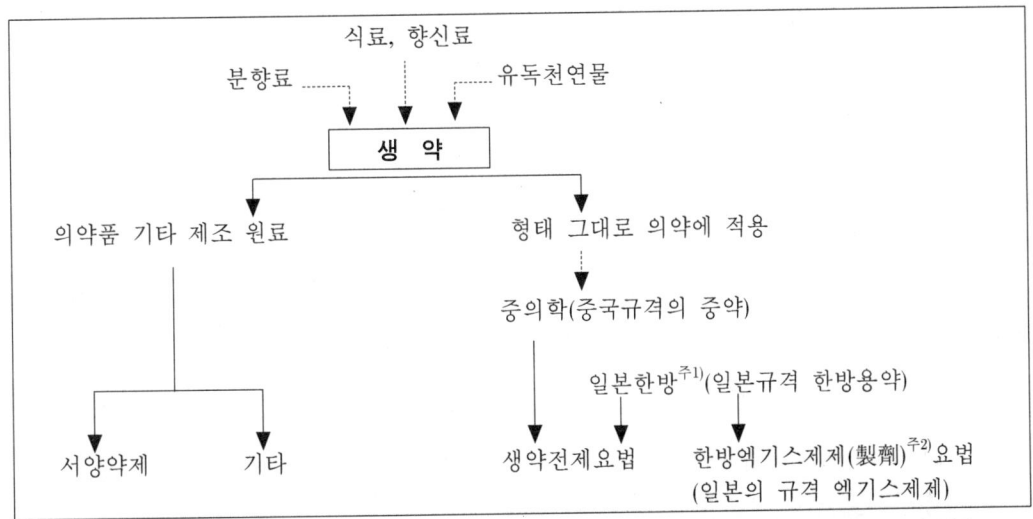

의약품과 식품, 향장품에 사용되는 납, 유지, 정유, 향료와 같은 조추출물(粗抽出物)로서의 이용

그림 1-1 생약의 개발과 이용

(중국 전통생약요법의 일본에서의 개변:改變을 중심으로)

주1) 한방의 자의(字義)를 여기에서는, 중국의 생약요법의 일부가 일본으로 유입하고, 에도(江戶)시대에 이르러

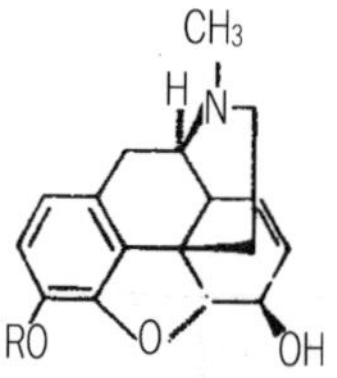

아편(양귀비과실의 유즙)
morphine(R=H) 진통약
codeine(R=CH3) 진해약

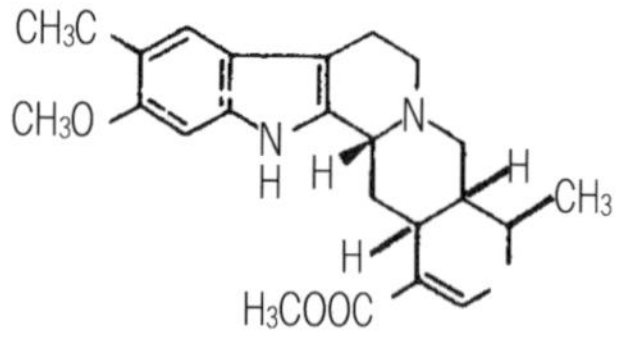

인도사목
recerpine 혈압강하약

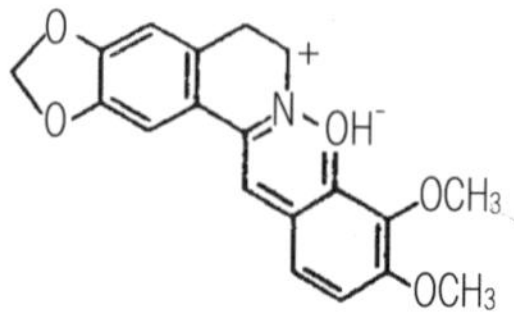

황련, 황백
berberine 정장약, 항균약

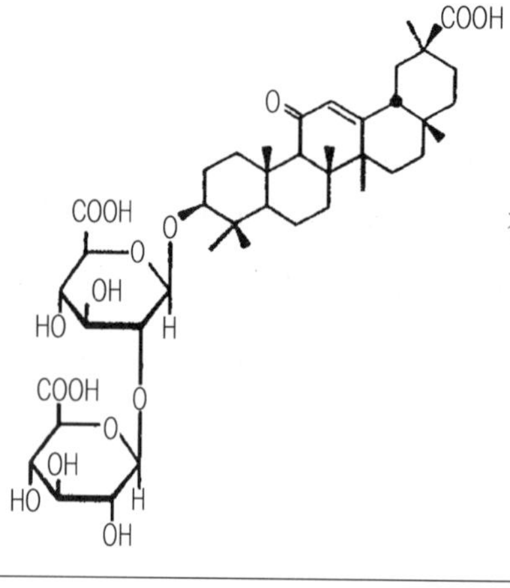

감초
glycyrrhizin 간장용약(肝臟用藥)

그림 1-2 생약의 유효성분에서 개발된 의약품

이들 생약의 일부는 그후 구미(歐美)의 생약화학과 약리학의 발전으로 의약품의 추출원료로서 현대의료에 많은 도움이 되었다. 아편에서 morphine이 단리정제(單離精製)된 것을 비롯하여 디기타리스(digitalis)잎의 digitoxin, 인도사목(蛇木)의 reserpine, 또 한방용약 중

서 일본적으로 개변체계화 되어, 당시의 네덜란드의료(난방:蘭方)와 대치(對置)하기 위해 한방으로 습칭(習稱)하게된 「일본판」생약요법이론이라고 한다.

한방은 한대(漢代) 또는 한민족의 방술이라는 의미인데, 현대중국의 생약요법이론(중의학)과는 일부 서로 다른 것이 있어, 이것과 대비(對比)하기 위해 「일본한방」으로 칭할 때도 있다.

주2) 한방전제(煎劑)는 일반용 의약품의 「약국한방제제」(185처방이 있고, 한방엑기스제제로서 「의료용 한방제제」와 「일반용 한방제제」가 있다. 전자는 주로 엑기스제제이고, 약150 처방이 약가기준에 기재되어있다. 후자는 엑기스제제, 엑기스와 생약의 혼합제제 및 환제, 산제이고 210처방에 대해서 효능효과와 용법용량이 통일적으로 규정되어 있다.)

에서는 마황의 ephedrine, 감초의 glycyrrhizin과 FM100 및 황련과 황백의 berberine 등이 단일화합물로서 서양의학적으로 활용되고 있다(그림1-2).

이와 같이 생약의 활성본체(정:精, Arcanum)를 단리정제(單離精製)해서 활용하는 것이 구미(歐美)의 생약요법 발전의 하나의 양식이다.[1],[2]

중국전통의 생약전제요법

한편, 중국의 전통적인 생약요법에서는 생약과 그 처방을 그대로 물로 달여서 전제(액제)로 복용하거나, 또는 산제(散劑)와 그것을 벌꿀로 혼합한 환제의 형태로 복용해 왔다.

중국의 생약요법으로는
- 『황제내경 : 소문과 영추』라는 기초의학서와, …
- 『신농본초경』이라는 약물서(본초서) 및,
- 『상한잡병론 : 상한론과 금궤요략』이라는 임상응용서… 가 기본적인 교과서로 되어 있다.[3]

이들은 서로 관련하여 편찬된 고전인데,[4] 「일본한방」에서는 『상한론』과 『금궤요략』을 특히 중시해왔다.

이 두 권의 책에는, …
- 마황과 갈근, 산조인, 인진호, 생강, 복령 등은 먼저 달이고,…
- 대황, 계지, 활석 등은 뒤에 달이고,…
- 교이, 아교, 망초 등은 전액(煎液)에 용해시키기만 하고,…
- 소시호탕, 대시호탕과 반하사심탕은 생약의 추출잔사(찌꺼기)를 뺀 전액(煎液)을 다시 달이고(재전), 또,…
- 궁귀교애탕, 자감초탕, 당귀사역가(加)오수유생강탕 등은 술과 물의 혼액으로 달인다. …는 것 등,

전액을 조제하는 방법이 처방마다 지시되어 있다.[5]

이처럼 본래의 한방전제를 조제하는 과정은 처방에 따라서 다르지만, 현대 일본에서는, 처방된 1일분의 생약(약20~35g)을 400~700ml의 물에 넣고, 30~60분에 걸쳐서 약 반 정도의 분량이 될 때까지 졸여서 찌꺼기를 걸러서 조제하는 것이 일반적이다.[주3]

주3) 긴끼(近畿 : きんき)대학 동양의학연구소의 진료부문에서는 400ml의 물을 약 반정도의 양이 될 때까지 30~40분에 걸쳐서 달이는 것을 「상전법」(常煎法)으로 하고 있는데, 처음 액(液)량은 가미법 등 1일 처방량에 따라서 적당히 개변(改變)하고 있다.

이 조제과정을 일정하게 하는 것은 매회 복용되는 전액의 내용을 일정하게 하기 위해 중요한 것이다. 우리들은 15명의 환자에게 「물4합(720ml)이 1.5~2합(270~360ml)이 될 때까지 약 1시간 달이십시오」라는 공통의 지시서를 주고, 소시호탕을 달이게 하여 그 전액(煎液)을 회수했더니, 최종 전액량은 50ml에서 310ml까지 변동이 있다는 것을 조사했다[6] (그림1-3).

이 변동요인을 살펴보면, 생약처방을 「달인다」는 것은 본래 조제조작이자만, 현상황에서는 의료기술자가 아닌 환자나 그 가족이 행하고, 달이는 용기, 열원, 도중의 「끓어 넘침」, 생약잔사의 여과방법 등이 각각 달랐기 때문이라고 생각된다(그림1-4).

이처럼 매회 복용되는 전제의 내용이 변동되는 상태로는 한방전제의 유용성(유효성과 안정성)을 다수 예(例)에 바탕을 두고 객관적으로 평가하기 곤란하다. 또, 의료시설이 다르면, 시설마다 사용하는 생약의 규격(우열:優劣과 자른 크기)이 다르고, 또 중약전제에서도 생약의 기원(基源)과 1일분의 용량이 다른 것도 있으므로 전제의 내용은 다시 변동하게 된다.

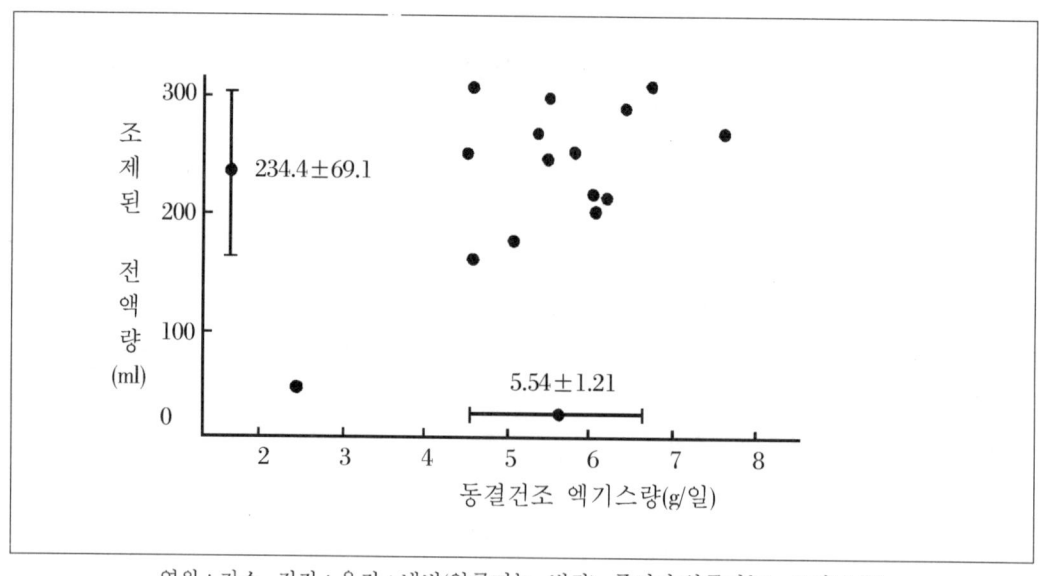

열원 : 가스, 전기 : 용기 : 냄비(알루미늄, 법랑), 주전자(알루미늄), 토병(土甁)

그림1-3 15명의 환자가 조제한 소시호탕전액의 내용

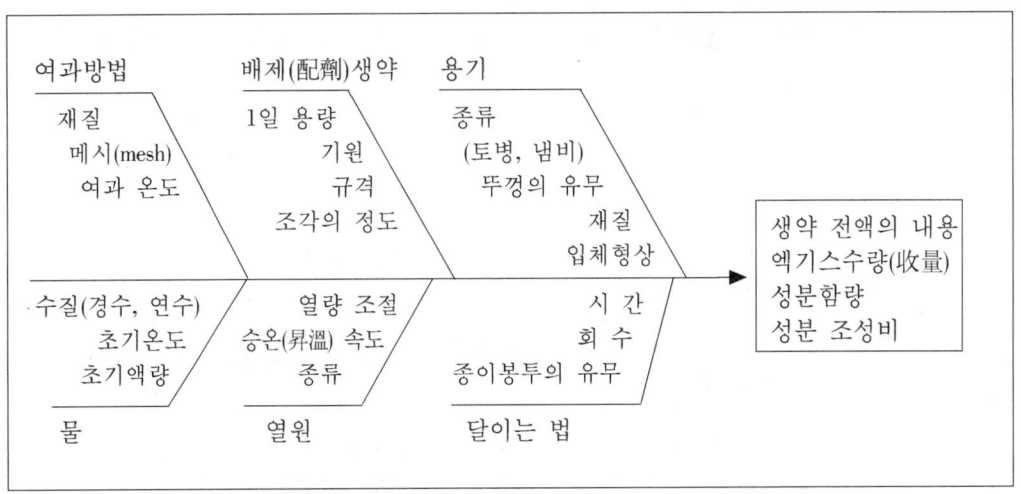

그림1-4 생약전제의 내용에 영향을 미치는 인자

현재의 한방엑기스 제제 요법

최근에는 일본규격의 생약(한방용약)을 이용한 약속처방을「달이는 약」이 아닌, 전액에서 물을 제거하고 부형약(賦形藥)과 함께 제제화 된「엑기스제」가 널리 이용되고 있다.

이 한방 엑기스제제는 과립제, 세립제, 정제 등이고 종래의 한방제제와는 제형(劑型)이 다르기 때문에 서로의 동등성(同等性)에 관해서는 제제학적으로 의문시되고 있다.[7),8)]

목단피(牧丹皮)전액과 그 동결건조 엑기스 및 단리정제한 paeonol의 3자(者)에 대해서, 이들의 paeonol농도를 일정하게 유지한 다음, 인공위액에 용해하여 인공위막을 거쳐서 인공혈장속으로 옮겨가는 paeonol의 양(量)을 absorption simulator를 이용해서 경시적(経時的)으로 비교 정량하고 있다.[9)]

그 결과 단리정제된 paeonol단독군에서, 인공혈장으로의 이행율(移行率)이 전액과 건조엑기스 속의 paeonol보다 유의(有意)하게 낮다는 것이 밝혀졌다. 한편, 전액과 건조엑기스는 유의(有意)한 차이는 없었지만 전제 속의 paeonol의 유용율(有用率)이 건조엑기스보다 높은 경향이 인정되었다(그림1-5).

이 결과는 아직 실험실의 검토단계이지만 생약전제와 수전 엑기스제제는 배제(配劑)생약에 포함되는 활성성분의 생물학적 이용율에 있어서는 괜찮은 제형(劑型)이라고 생각되며 흥미를 가지게 한다.

한방엑기스제제의 물성(농축건조제제화 공정에서의 성분변동과 붕괴성 등) 및 경구투

여 했을 때의 생물학적 이용율에 관해서는, 전제와의 비교 및 보다 나은 제형의 개발을
향해서 앞으로 폭넓은 검토가 필요하다.

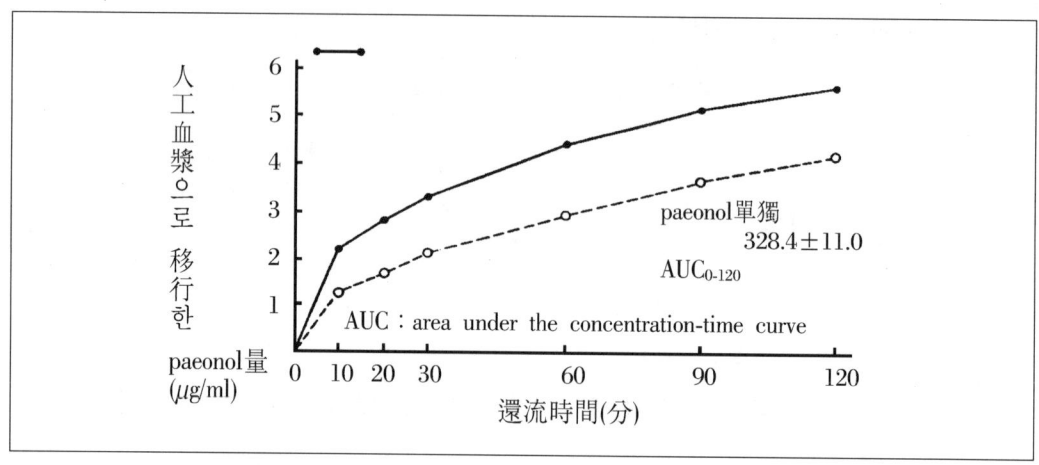

그림1-5 목단피 성분이 인공위막을 투과하여 인공혈장으로 이행한 양의 비교

(목단피 전액 속의 paeonol은 단리정제한 paeonol보다 인공위막의 투과성이 높다)[9]

표 1-1 한방전제와 엑기스제제(조제과정과 내용의 변동)

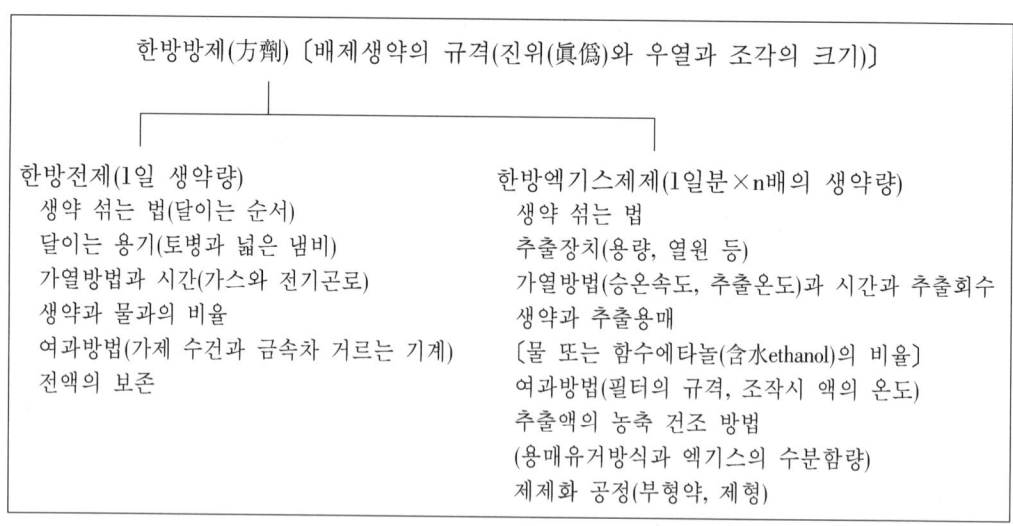

- 환자가 직접 조제하는 「전제」는 달이는 과정을 일정하게 하는 것이 곤란하다.
- 엑기스제제 공정은 후생성에 제출한 제조기준에 따라서 품목내(內)에서는 일정하다. 의료용 한방제제
  는 로트(LOT)사이의 오차는 표준탕제와의 대비(對比)에 의해서 조정된다.
  단, 사용생약의 규격과 표준탕제의 내용은 품목(상품)마다 다르다.

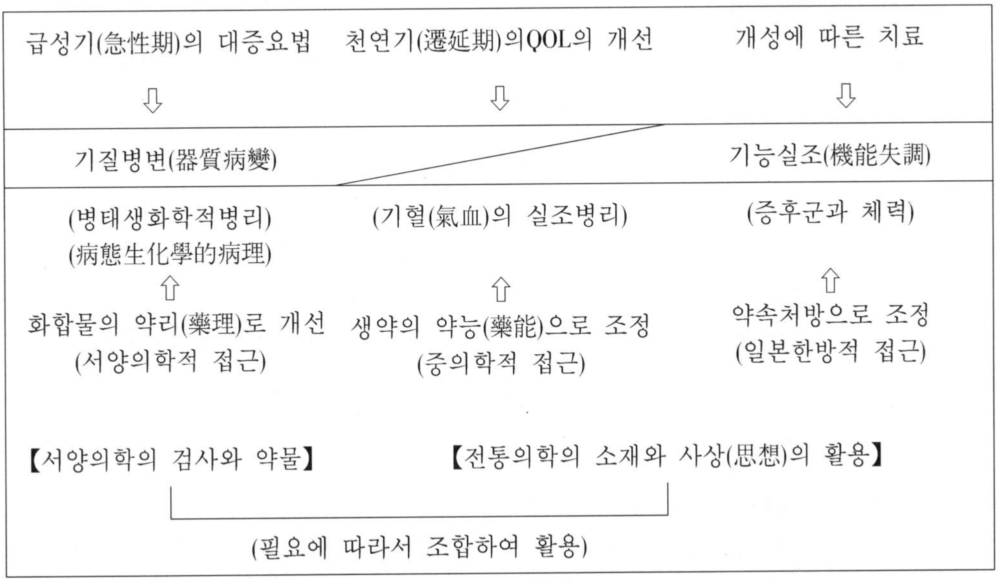

급성기(急性期)의 대증요법	천연기(遷延期)의QOL의 개선	개성에 따른 치료
⇩	⇩	⇩
기질병변(器質病變)		기능실조(機能失調)
(병태생화학적병리) (病態生化學的病理)	(기혈(氣血)의 실조병리)	(증후군과 체력)
⇧	⇧	⇧
화합물의 약리(藥理)로 개선 (서양의학적 접근)	생약의 약능(藥能)으로 조정 (중의학적 접근)	약속처방으로 조정 (일본한방적 접근)

【서양의학의 검사와 약물】　　　【전통의학의 소재와 사상(思想)의 활용】

(필요에 따라서 조합하여 활용)

그림 1-6 현대의료에 있어서의 전통의학의 소재와 사상의 활용(의료용 한방제제요법)

그렇지만, 지금의 엑기스제제도, 개인적으로 달이는 종래의 전액보다 제조공정이 일정하기 때문에 규격적합성이 높고, 보존관리와 조제, 복용이 간단하고 쉬운 점은 평가할만 하다(표1-1).

단, 중국전통의료를 재현하고, 재평가하기 위해서는, 전통적인 진단법을 첨가하고 생약과 방제(方劑)의 규격을 과거와 현대에 있어서 일치시킬 필요가 있다.[10,11] 이 때문에 일본 규격의 한방 엑기스제제에 서양의학의 병명(病名)진단을 첨가하여, 소위 「병명한방」적으로 투여하는 요법은, 종래의 전통의료와는 다른 장(場)으로 계량(計量)되어야 할 것이다.

이 요법은 종래의 한방전제요법과, 현대중국의 중의학적 중약전제요법과 구별하기 위해 이 책에서는 「한방엑기스제제요법」[12,13]으로 칭하기로 한다(그림1-6).

이 방식에 따르면, 보험 진료틀 내에서 서양약제요법을 보완하기 위해 의료용 한방제제를 사용하는 것은 「의료용한방제제요법」이 된다.

소재(素材)의 기원(基源)과 규격(規格)

이 「한방엑기스제제요법」을 틀에 박힌 기성전통의료사상을 통해서 보는 것만이 아니고, 서양의학의 관점에서 그 유용성을 논하는 것이 본서(本書)의 목적이다. 그러기 위해서는, 상기(上記)한 제형(劑型)의 차이와 함께 중약과 한방용약의 규격을 생약학적으로 음미해 둘 필요도 있을 것이다.

전통의료의 입장에서 한방엑기스제제의 효능을 논할 경우에, 현대 중의학에서의 중약의 효능론(약능)이 이용된다. 이것은 중국규격의 중약을 이용하여 오랜 세월 임상경험(인체실험?)에서 승화된「설(說)」이기 때문에, 기원이 다른 한방용약을 사용할 경우에는 재현성(再現性)을 검증할 필요가 있다.[주4] 바다를 건너온「설」만으로는 공론(空論)이 되는 경우도 있다.

표1-2 한방엑기스제제에 사용되는 일본규격의 한방용약과 중국규격의 중약

◎ 기원(基源)식물이 한방용약과 중약에서 서로 다른 것
- 현재는 거의 일본규격의 생약이 사용되고 있는 것
  당귀, 천궁, 후방, 방기(防己), 진피, 백출*
- 기원식물은 다르지만, 일본산(産)과 중약이 함께 사용되고 있는 것
  시호, 황련, 독활, 강활, 고본, 산초, 우슬, 백지, 신이, 방풍(빈방풍 : 浜防風)

◎ 용부(用部)가 한방용약과 중약에서 서로 다른 것
- 인진호 : 일본에서는 화수를 사용하고, 중약에서는 어린 싹이다.(일본약국방 부적절)
- 계지와 계피 : 일본에서는 계피(즉 幹皮)로 대용(代用)하고, 엑기스제제에는 계피(小枝)는 사용하지 않는다.
  일본의 계피에 해당하는 중약은 육계인데, 중약의 육계는 일본의 육계와 이름은 같지만 다른 것이며, 기원규격이 서로 다르다.

  형개… 일본에서는 초수를 사용하고, 중약은 지상부(줄기, 잎)전체를 이용한다.(일본약국방 부적절)

  세신… 일본에서는 뿌리와 뿌리줄기를 사용하고, 중약은 전초(全草)이다(일본약국방 부적절)

◎ 가공조제법(수치, 포자 : 炮炙)이 한방용약과 중약에서 서로 다른 것
  포(泡)부자 및 오두와 가공부자; 선(鮮)지황 및, 건(乾)지황과 숙(熟)지황; 자(炙)감초와 감초; 생강 및 건생강과 건강(乾薑) 등의 수치(修治)에 의한 약효의 차이 및 적작(赤芍)과 백작(白芍)(일본의 작약은 중약의 백작에 해당한다); 지실(枳實)과 지각(枳殻); 창출과 백출 등, 중의학에서의 구별하여 사용하는 것을 일본규격의 한방용약을 배제(配劑)한 엑기스제제로 재현하는 것은 곤란하다.

* 백출은 일본에서는 주로 *A. japonica*의 뿌리줄기로 대용하고 있다. 이 *A. japonica*의 뿌리줄기에 바탕을 둔 중약은, 중국에서는 관창출(關蒼朮)로 되어있다. 중약의 정품인 백출은 일본에서는 거의 사용되지 않고 있다.

주4) 실험과학의 입장에서 생약과 한방엑기스제제를 검토할 때에도, 연구소재의 기원과 규격을 명확하게 하는 것이 매우 중요하다

표1-3 일본의 한방제제와 중국(원전)의 처방내용의 차이

- 안중산(安中散)…원전의 『화제국방(和劑局方)』에서는 양강(良薑)을 배제(配劑)하는데, 일본의 제제에는 그 대신에 축사(縮砂)를 배제하고 있다.
- 인진오령산(茵陳五苓散)…원전의 『금궤요략(金櫃要略)』에서는 인진호말(茵陳蒿末)과 오령산(五苓散)이 2 : 1처방인데, 일본의 제제는 인진호(茵陳蒿)의 비율이 적은 엑기스제제이다.
- 시호가용골모려탕(柴胡加龍骨牡蠣湯)…원전의 『상한론』에서는 십이미(十二味)의 생약으로 이루어지는데, 일본의 제제는 연단(鉛丹)과 대황을 제외한 십일미(十一味), 십미(十味)이다.
- 길경탕, 형개련교탕, 청서익기탕, 인삼양영탕, 반하백출천마탕, 의이인탕 용담사간탕(龍膽瀉肝湯) 등…동명(同名)처방이 복수(複數)의 원전에 기록되어 있고, 각각의 처방내용이 서로 다르므로 주의할 필요가 있다.

이처럼, 생약의 명칭과 내실을 음미하기 위한 『명물학(名物學)』적 검토가 생약학 학문 영역의 하나이다.

현재, 문제가 되는 중약과 한방용약 및 한방제제와 한방처방을 예시(例示)했다.(표1-2, 3) 이들을 고려하여, 예를 들면,

- 「보기제(補氣劑)」의 대표인 중의학의 사군자탕〔당삼15g(인삼4g), 백출12g, 복령9g, 자감초6g〕과 일본의 사군자탕(인삼4g, 창출4g, 복령4g, 감초1g, 생강1g, 대추1g)
- 「보혈제(補血劑)」의 대표인 중의학의 사물탕(숙지황12g, 백작6g, 당귀9g, 천궁5g)과 일본의 사물탕〔지황(건지황)3g, 작약3g, 당귀3g, 천궁3g〕…은 모두 배제생약의 종류와 기원, 규격 및 용량이 다르다.

이들 중약전제와 일본의 한방엑기스제제의 임상(臨床)상의 효능효과의 차이는 과학적으로 밝혀져 있지 않지만, 소재에 이와 같은 차이가 있는 것을 안 이상, 고전의 생약요법과 현대의 중의학의 이론을 현대일본의 「한방엑기스제요법」에 응용할 필요가 있다. 전통의료이론의 순수성을 높이면 높일수록, 현실과의 차이는 커진다고 생각된다.

이 고양된 기분을 현실감각으로 여과하여, 일본규격의 엑기스제제를 이용한 기초와 임상연구논문을 원점으로 하여 「한방엑기스제제요법」의 현대에 있어서의 수비범위를 논하는 것이 본서의 주장이다.

─────── **참고문헌**

1) 谿 忠人 : 현대의 생약요법과 임상약제사. 클리니컬 파머시(Clinical Pharmacy), No.4, 32~

48(1985)

2) 谿 忠人 : 현대의료와 한방약 (1)생약요법의 변천. 의약저널, 21(6), 1152∼1153 (1985)

3) 谿 忠人 : 현대의료와 한방약 (5)중국전통의료의 삼성전. 의료저널, 21(10), 2114∼2117(1985)

4) 有地 滋, 久保道德, 小僧戶 洋, 谿 忠人 : 중국의학고전의 성립에 관한 고찰. 한방의 임상, 25(11, 12), 801∼812(1978)

5) 久保道德, 谿 忠人, 林山健三, 有地 滋, 石田定廣, 堀中克子 : 한방방제(漢方方劑)의 용법지시(그 1)상한론, 금궤요략 수재방제의 추출법에 대해서. 약국, 29(5), 573∼578(1978)

6) 岩井孝明, 谿 忠人, 有地 滋 : 환자가 조제한 소시호탕전액의 내용. 일본동양의학회지, 39(3), 201∼205(1989)

7) 堀越 勇, 上野雅晴, 足立伊左雄, 中川輝昭, 鳥居塚和生, 寺澤捷年 : 제제학(製劑學)에서 본 한방제형. 화(和)한의약학회지, 2(1), 101∼105(1985)

8) 堀越 勇 : 시판의약품의 제형과 약효평가. 병원약학, 13(2), 101∼105(1987)

9) T. Tani, K. Inoue, S. Arichi and T. Ohno : Biopharmaceutical studies on crude drug preparations. I. Permeation of paeonol in a decoction and dry extract of Paeonia suffruticosa root cortex using an absorption simulator. J. Ethnopharmacology, 21(1), 37∼44(1987)

10) 谿 忠人 : 전제와 엑기스제제. 화한약(和漢藥), No.400, 93∼96(1986)

11) 谿 忠人 : 생약처방의 한방약학. 한방의 임상, 36(1), 173∼181(1989)

12) 谿 忠人, 高橋知子 : 의료용 한방제제요법(1) 시호제의 임상생약학적 해설. 기초와 임상, 18(12), 6594∼6606(1984)

13) 谿 忠人 : 현대의료와 한방약(14)의료용 한방제제요법. 의료저널, 22(7), 1470∼1475(1986)

제 2 장

중의학과 일본한방에 있어 음양허실의 자의와 용법

서양의학과 중국전통의학의 약물요법 이론

약물요법을 행하기 위해서는 우선 환자의 증후정보 등, 질환의 상태를 분명히 해야 한다. 현대, 서양의학에서는 병리형태학과 병태생화학적 검사 등을 활용하여 병리를 확정하는 기술이 크게 발달되어 있다. 그리고 확인된 병리를 약물의 약리작용으로 개선하는 것이 약물요법의 기본 방식이다.

중국전통의료에 있어서도, 증세를 개선시키기 위한 각종 진단술이 고안되었고, 오늘날에는 중의학과 일본한방(고방파)의 이계통(二系統)으로서 전승되어 왔다[주1].

중의학에서는, 환자의 각종 증세와 타각소견(망진과 맥진)을 바탕으로, 전통의료의 병리를 상정(想定)하고, 이것을 중국규격 생약(중약)의 경험적인 효능(『약능(藥能)[주2]』)으로 개선 및 조정한다고 생각하고 있다.

이 논리과정을 본서에서는 중의학적 「병리변증(病理辨證)」으로 칭하기로 한다.

한편, 중국전통 의료의 일부를 일본적으로 바꿔온 일본한방에서는, 환자의 체력과 증상의 경과 및 병성(病性)을 계통적으로 정리하고, 여기에 타각소견(망진과 복진)을 가미해서 한방의학적진단(證)으로 했다. 이것은 투약목표로서의 「증(證)」과 일본규격의 생약(한방용약)을 사용한 약속처방을 대비(對比)하는 「方證一致(方證相對)」의 수증요법으로 본서에서

주1) 중국과 일본에서의 생약요법의 역사에 관해서는, 참고문헌1)에 정리되어 있다.
주2) 중의학에서 사용되는 「보기, 보혈, 이수」라는 중약의 효능론은, 실험적으로 분명히 밝혀진 약물의 효능과는 정보의 질이 서로 다르다. 이 차이를 나타내기 위해 본서에서는 전자를 경험적인 「약능」, 후자를 실험적인 「약리」로 한다(p.28 참조).

는 일본한방의 「方劑辨證(症候辨證)」[2]으로 칭할 때도 있다.

이상과 같이, 오늘날의 약물요법의 논리에는,

- 서양의학의 입장에서 「확인(確認)한」 병리를 단일화합물의 「약리」로 개선하는 요법
- 중의학의 입장에서 「상정(想定)한」 병리를, 중약의 「약능」으로 조정하는 요법
- 일본한방의 입장에서 체력과 경과 및 증후군을 정리하여 이것을 방제단위로 조정하는 요법

의 세 종류로 요약할 수 있다[3](그림2-1). 각각의 진단법을 본서에서는, 서양의학의 병리진단, 중의학의 병리변증, 일본한방의 증후변증(방제변증)으로 칭하기로 한다.

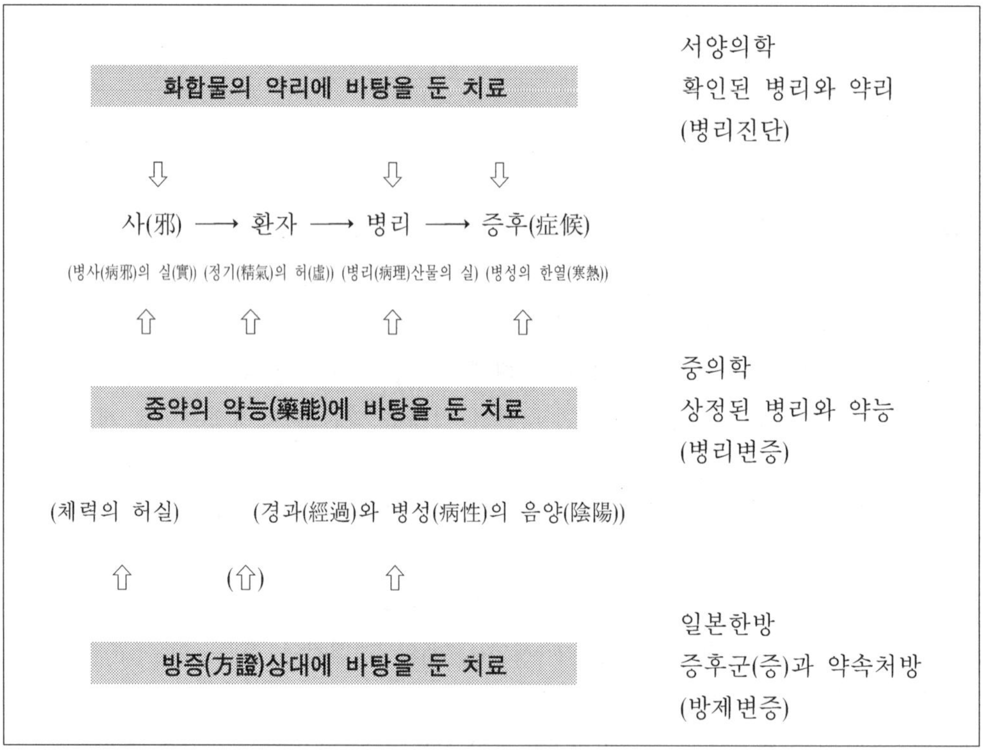

약물을 투여해서 증세가 낫는 이유를, 서양의학은 약제의 실험적인 「약리」로 설명하고, 중의학에서는 중약의 경험적인 「약능」으로 논한다. 「약리」와 「약능」의 정보의 질은 다르지만 양(兩)의학은 같은 병리진단체계이다.

일본한방(고방파)은 증세가 낫는 이유를 사변적(思辨的)으로 논하기보다, 증후군과 체력 등의 종합진단(증)과 방제(方劑)를 관련짓는 기술을 임상에서 스승으로부터 이어받는 것을 강조하는 경향이다.

그림 2-1 서양의학, 중의학, 일본한방의 약물요법

상기(上記)한 일본한방은 사변적(思辨的)인 음양오행설과 장부경락설(臟腑經絡說)을 배제(排除)하고, 『상한론(傷寒論)・금궤요략(金櫃要略)』의 사고방식을 주로 하는 「고방파(古

方派)」입장을 의미(意味)하고 있다. 일본의 「후세파(後世派)」는 『황제내경(黃帝內經)』계의 의학과 금(金) 원(元)시대의 이주(李朱)의학의 교과서에 바탕을 두고있기 때문에 현대의 중의학과 같은 사고방식이다.

중국전통의학의 음양(陰陽) · 허실(虛實) · 표리(表裏) · 한열(寒熱)

중국전통의학의 약물요법이론을 체계적으로 전수하기 위해서는, 많은 전문용어가 필요하다.

중국전통의 병사(病邪), 병리(病理), 증후(병성과 경과)와 약능(藥能)은 「음양, 허실, 표리, 한열」 등으로 논한다.

이들 술어(術語)의 뜻은 중의학과 일본한방(고방파)에서 서로 다르고, 각각 많은 의미를 지니고 있기 때문에, 본서에서는 「음양, 허실」의 뜻을 표2-1과 같이 통일해서 사용하려고 한다.

「음양」은 중의학에서는, 인체의 구성성분(음액)과 인체의 생리기능(양기)을 나타내는 말이다.

인체의 생리와 병리는, 이 음액과 양기의 조화와 실조(허실)로 논한다.

일본한방의 「음양」은 증세의 경과(陽病期, 陰病期)와 병성(양증=열증, 음증=한증)을 뜻하는 술어(術語)이다.

「표리」는 증후(症候)를 발현(發現)하는 병위(病位)를 나타내고, 「표」는 체표부(體表部)이고 「리」는 내장(특히 소화관)에 해당한다. 그 외에 증세의 경과도 「표리」로 나타내기도 하는데, 양증(陽證)의 「태양병기 · 소양병기 · 양명병기」는 「표증, 반표반리증, 이증」에 해당하고, 음병기는 주로 「이증(裏證)」이다.

「허실」은 중의학에서는
- 「실증(實證)」은 병사(病邪)와 병리산물이 강한 상태이고, 사법(瀉法)을 사용하는 목표가 되고,
- 「허증(虛證)」은 음액과 양기의 양과 기능이 부족한 상태(인간의 생리기능이 저하한 상태)이고 보법(補法)으로 개선된다.

표 2-1 중의학과 일본한방에서의 「음양 · 허실」개념의 대비

중의학

o 인체의 생리(生理)와 병리(病理)를 표현하는 술어(術語) ············· 〔생리와 병리의 음양〕
- 인체의 구성성분 : 음액……주로 「혈(血)」로 대표
- 인체의 생리기능 : 양기……주로 「기(氣)」로 대표

o 음액과 양기의 조화와 실조(失調)를 표현하는 술어 ······························· 〔병리의 허실〕
- 양과 기능의 부족상태 : 허증(기허, 혈허 등으로 표현된다)
- 양의 과잉과 정체 및 기능의 이상항진(亢進)상태 : 실증(기체, 혈어, 수체 등으로 표현된다)

일본한방

o 증후의 경과와 병성(病性)을 표현하는 술어 ······························ 〔경과와 병성의 음양〕
- 기능항진과 발열 염증성 병변(病變)의 시기 : 양병기(태양병, 소양병, 양명병)
- 기능저하와 소모성 병변의 시기 : 음병기(태음병, 소음병, 궐음병)
- 차게 하면 조금 낫는 증후(맥 : 부삭) : 양증(≒중의학의 『열증』에 해당)
- 따뜻하게 하면 조금 낫는 증후(맥 : 침지) : 음증(≒중의학의 『한증』에 해당)

o 환자의 체력과 항병력(抗病力)의 여력(余力) 정도를 표현하는 술어…… 〔체력의 허실〕
- 체력에 여력이 있는 상태 : 실증
  (양증의 증후를 동반하는 것이 많다→양실증)
- 체력에 여력이 없는 상태 : 허증
  (음증의 증후를 동반하는 것이 많다→음허증)

표2-2 양기와 음액의 과부족(중의학 입장의 「병리의 허실」)

생 리	병리의 허증〔←보법(補法)〕	병리의 실증〔←사법(瀉法)〕
양 기 (기 능)	양허(←보양)[a] (증후는 한증) 기허(←보기) (증후는 한증)	기체(氣滯),기울(氣鬱)〔←이기(理氣)〕
음 액 (구성성분)	혈허(←보혈) (증후는 한증) 음허(←보음)[a] (증후는 이허혈증) 진허(←생진)[a]	혈어(←활혈)[b] (증후는 주로 열증) 수체, 담음〔←이수,화담(化痰)〕[c]

「기허와 혈허」(氣血兩虛), 「기허(氣虛)와 수체(水滯)」, 「기체(氣滯)와 혈어(血瘀)」는 병행해서 발생하는 일이 많다.

a) 일본한방에서는 이 개념은 그다지 사용하지 않는다. 또, 중의학의 「음허증」은 「음액이 허쇠(虛衰)한 병리」를 뜻하는데, 일본한방의 「음허증」은 「체력허증 환자의 음증(≒한증) 증후」를 의미하므로 중의학의 「양허, 기허, 혈허」의 병리에서 유래하는 증후(허한증)가 되고, 중의학의 「음허」의 병리와는 일치하지 않는다.

b) 일본한방에서는 「어혈(瘀血)(←구어혈:驅瘀血)」로 표현한다.

c) 일본한방에서는 「수독(水毒)(←이수:利水, 구수:駒水)」으로 표현한다.

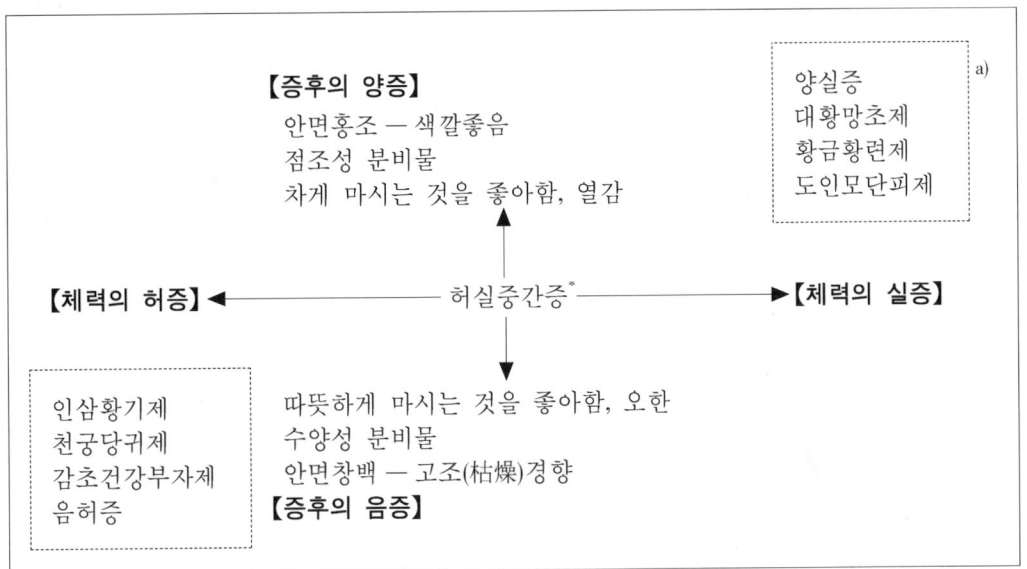

그림2-2 일본한방의 양실증과 음허증에 대응하는 처방

인삼황기제 : 보중익기탕, 십전대보탕   대황망초제 : 대승기탕, 방풍통성산
천궁당귀제 : 당귀작약산, 사물탕   황금황련제 : 삼황사심탕, 황련해독탕
감초건강부자제 : 인삼탕, 진무탕   도인목단피제 : 도핵승기탕, 대황목단피탕

*허실중간증에 사용되는 방제(方劑) : 소시호탕, 시호계지탕, 오령산, 반하사심탕, 평위산
〔체력의 실증〕 크레티마의 투사형, 근육형, 목이 굵고 올라간 어깨, 늑골궁둔각, 복벽이 두텁고
         탄력이 있다. 목소리가 굵고 크다. 적극적, 자기 긍정적, 변비경향
〔체력의 허증〕 크레티마의 허약형, 근육이 조금 약하고, 목이 가늘고 길며, 처진 어깨, 늑골궁예
         각 복벽이 얇고 연약하다. 목소리가 가늘고 작다. 소극적, 설사, 연변(軟便)경향
a) 이들 처방은 서양의학의 A형 행동패턴의 증후를 지표로 해서 사용한다.

이들은 표2-2에서 예시한 것처럼 〔이증(裏證)〕의 병리를 변별(辨別)하기 위해 「음액과 양기」의 구성성분 및 기능의 실조에 따라서 자세하게 변별된다. 병리의 「허실」은 동일개체라도 「기허혈어」와 「기허수체」와 같이 뒤섞여서 변증(辨證) 되는 것이 많다.

일본한방의 「허실」은, 체력의 여력 정도를 표현하는 술어이다. 이 「허실」은 몸의 상태에 관한 유동적인 판단이고, 평소의 체질과 체격만으로 일의적(一義的) 고정적으로 결정되는 것은 아니다.

이 체력의 「허증, 실증」과 증후의 「음증, 양증」을 조합하면…
 • 양실증 : 체력이 실증경향인 사람의 양증(≒열증) 증후(症候)
 • 음허증 : 체력이 허증경향인 사람의 음증(≒한증) 증후(症候)

와 같이 변증된다(그림2-2). 일본한방의 증후변증 입장에서, 증후의 경과와 병성(病性), 체력의 정도를 임상적으로 판단할 수 있으면, 이 좌표축에 바탕을 두고, 적당한 방제(方劑)를 선별할 수 있게 된다.

한편, 이 일본한방에서 말하는 증후와 체력의 「음허증」은 중의학 병리의 「음허(음액이 허쇠한 상태)」와는 다른 점에 유의할 필요가 있다. 일본한방의 「음허증」은 중의학의 「양허, 기허」의 병리에 바탕을 둔 증후(한증)에 해당하고, 중의학 병리의 「음허」에 유래(由來)하는 증후는 「한증」이 주(主)이고 「허열증」[주3]이 인정된다. 음액과 양기의 균형상태에서, 음액이 허쇠(虛衰)했기 때문에 상대적으로 양기가 강해졌다고 생각하고 있다.

표2-3 표증(表證)의 「한열」에 대응하는 생약의 약성과 처방

표열증[a] 〔전신의 열감(오한), 두통, 인후통, 점조황색담, 맥 : 부·삭〕
　↑　　신량해표약 : 시호(미한), 부하(량), 우방자(한), 연교(미한), 선퇴(한), 갈근(평)

　　　　┌───┐
　　　　│ 은교산, 상국음 ; 일본한방에서는 이 부분은 공백으로 되어있다 [a] │
　　　　└───┘

　　　　승마갈근탕, 형개연교탕, 청상방풍탕, 치두창일방(治頭瘡一方)
　　　　월비가출탕 (계지이월비일탕)

　　　　마황탕, 마행감석탕
　　　　갈근탕, 갈근탕가(加)천궁신이
　　　　소청룡탕

　　　　계지탕, 천궁다조산, 향소산
　↓　　마황부자세신탕
표한증 〔오한, 오풍, 두통, 수양성 콧물과 가래, 관절통, 맥 : 부〕
　　　신온해표약 : 마황(온), 계지(온)[b], 생강(미온), 형개(온), 세신(온)

a) 『상한론』계 의학인 일본한방에서는 표열증 개념은 그다지 사용되지 않고, 이들 처방은 사용하지 않고 있다. 표열증과 유사한 증후에서는 석고마황제(계지이월비일탕, 월비가출탕)가 사용되어 왔다. 일본한방에서는 마황탕의 적응증후를 양증(陽證)으로 하고, 마황부자세신탕을 음증으로 한다. 중의학에서는 마황탕보다 열증의 개념이 있기 때문에, 마황탕은 표한증용 처방이 된다.
단, 「한열」은 상대적인 것이므로, 마황탕은 소청룡탕과 마황부자세신탕 보다 「열증」용 처방이다. 한편, 삭맥(數脈)은 1호흡에 6박자 이상이다.
b) 일본규격의 한방엑기스제제에서는 계피(중약의 육계)로 대용되고 있다.

주3) 음병기는 한증이 주(主)이지만, 「허열증(가열증)」을 나타낼 때도 있다. 이것은 중의학의 「음허」병리에 바탕을 둔 증후로 삼물황금탕, 자음지보탕, 자음강화탕, 맥문동탕, 온경탕, 육미환 등을 적용할 수 있다.

표2-4 이증(裏證)의 『한열』에 대응하는 약성(藥性)과 처방

이열증[a] 〔흥분, 불면, 안면홍조, 구고(口苦), 찬 것을 좋아한다, 황색설태 : 양명병기 증후〕

   청열사화량혈약; 산치자(한), 석고(대한), 목단피(미한), 황금(한), 대황(한)

     삼황사심탕, 대황목단피탕, 도핵승기탕, 통도산, 방풍통성산, 대승기탕, 대시호탕, 인진호탕, 황련해독탕, 용담사간탕, 백호(인삼첨가)탕

이허열증[b] 〔침한(寢汗), 목과 입술의 건조감, 피부고조(枯燥), 수장족심의 열감, 피로감, 혀의 건조〕

   보음보혈약; 숙지황(미온), 당귀(온), 하수오(온), 아교(평), 백작(미한), 맥문동(미한)

   청허열약; 지모(한), 황백(한), 선지황(한)[c], 목단피(한), 연자(평)

     자음강화탕, 자음지보탕, 맥문동탕, 자감초탕, 당귀음자, 육미환, 삼물황금탕

이한증[d] 〔오한, 안면창백, 따뜻한 것을 좋아한다, 사지와 허리의 냉감(冷感), 설사, 연변(軟便) 잦은 소변, 맥 : 침(沈)·지(遲)〕

   온리거한(溫裏祛寒)·보양약 : 부자(대열), 건강(대열), 계피(대열), 오수유(대열), 촉초(대열)

   보기약(補氣藥) : 인삼(미온), 황기(미온), 산약(미온), 대추(온), 감초(평)

     인삼탕, 오수유탕, 보중익기탕, 대건중탕, 소건중탕, 당귀탕, 안중산

     당귀사역가오수유생강탕, 당귀작약산, 오적산, 온경탕, 영강출감탕

     진무탕, 대방풍탕, 계지가출부탕, 팔미지황환

a) 이열증(裏熱證)은 일본한방의 양실증(陽實證) 증후이다.

b) 일본에서는 신선한 지황(선지황)은 사용되고있지 않으므로, 선지황의 「청허열」이라는 약능(藥能)이 (일본) 약국방 지황(주로 건지황)이 배제(配劑)된 일본 한방엑기스제제로 재현할 수 있을지, 검토가 필요하다.

c) 이한증(裏寒證)에는 「기허, 양허, 혈허」라는 허증병리와 「수체」라는 실증병리가 관여한다. 이것은 일본의 음허증 증후이다. 한편, 지맥은 1호흡에 3~4박자이다.

d) 일본한방에서는 「이허열(裏虛熱)」이라는 술어는 그다지 사용되고있지 않지만, 음증 속에 열증(熱證)이 있는 것은 인식하고 있다. 팔미지황환의 투약목표에는 한증(寒證)(신양허 : 요냉통, 잦은 소변)과 열증(신음허 : 구갈, 발바닥의 열감)이 기록되어 있고, 이 열증이 중의학의 음허병리에 바탕을 둔 이허열증(裏虛熱證)이다.

본서에서는 「허실」에 관해서,…

• 중의학적인 용법을 「병리의 허실」…

• 일본한방 용법을 「체력의 허실」…로 한다.

한편, 중의학과 일본한방에서 「허증」의 의미는 「음액과 양기의 허쇠한 상태」와 「항병력이 떨어진 상태」라는 점에서 거의 같고, 동시에 보법(補法)의 적응증이 된다. 「실증」에 관해서는 두 학파에 있어서 뉘앙스의 차이가 있지만, 요법(療法)의 적응으로 된다는 점에서는 일치하고 있다.

「한열」은 중의학에서는 한사(寒邪), 열사와 같이 병사(病邪)를 뜻하는 것도 있지만, 본서에서 는 주로 증후의 병성(성질)을 나타낼 경우에 사용한다.

「한증」은 전신의 오한, 수양성 분비물, 잦은 소변, 사지(四肢)의 냉감으로 변증(辨證)된다. 이것은 「양허와 기허(또는 기혈양허)」 등 「허증」병리에 바탕을 둔 증후이고, 온열약(온리거한약)을 사용하는 지침이 된다. 「열증」은 열감, 구내염(口內炎), 농점성 분비물, 찬 것을 좋아하는 등 온열을 싫어하는 증후로 변증되며, 한량약(청열사화약)을 사용하는 목표가 된다.

이 병성(病性)인 「한열」을 병위(病位)인 「표리」와 조합하면, … • 「표한증과 표열증[주4](표2-3)」, • 「이한증과 이열증(표2-4)」…과 같이 자세하게 분류된다.

일본한방의 병성인 「한증(寒證), 열증(熱證)」에서는 병의 경과도 고려하여 삼양병기(三陽病期)는 「양증(陽證)」, 음병기(陰病期)는 「음증(陰證)」으로 습칭(習称)되고 있다. 이 때문에 일본한방에서는, 太陽病期(表證)의 마황탕 적응증후는 陽證(≒熱證)으로 된다. 그러나, 중의학의 분류에서는 「온약(溫藥)」인 마황과 계지(계피)를 주약(主藥)으로 하는 마황탕과 갈근탕은 마황부자세신탕과 함께 「표한증(表寒證)」에 사용하는 처방(신온해표제)으로 되어있다.

일본한방에 있어서 마황부자세신탕을 음증(표한증)에 사용하는 처방에 대해서는 위화감은 없지만, 마황탕의 적응증후를 「표한증(表寒證)」으로 하는 점에서 중의학과 일본한방은 서로 다르다.

이상, 여기에서는 중의학과 일본한방의 사고방식, 「음양허실」 등과 같은 술어(術語) 뜻의 차이를 소개하고, 이들 용법을 기술(記述)했다.

——— 참고문헌

1) 久保道德, 谿 忠人 : 『한방의약학』廣川書店, 동경, pp.1∼39, 1984.

2) 沈 自尹(高知中醫硏譯) : 『증(證)의 연구』를 둘러싼 일본과 중국의 사고방식-『상한론』과 『내경』에 유래하는 두 가지 학술체계- 중의임상, 5(3), 246∼251 (1984)

3) 谿 忠人 : 현대의료와 한방약 (6) 진단과 약물요법, 의약저널, 21(11) 2313∼2317 (1985)

주4) 일본한방에서는 「표열증(表熱證)」이라는 개념은 빈약하고, 거기에 응용하는 처방은 그다지 사용하지 않았기 때문에 엑기스제로서 인가된 것은 적다

일본한방에서는 「열다한소(熱多寒少)」의 경우에는『상한론』의 「태양병 발열 오한 열다 한소… 의 계지이월비일탕」(辨太陽病脉證倂治上)에 따라서 석고가 배제(配劑)된 처방이 사용되어 지고 있다. 이것을 참고로 해서 현대에는 월비가출탕, 마행감석탕과 같은 마황석고제와 갈근탕 및 소청룡탕에 길경석고(또는 소시호탕가길경석고)를 합제(合劑)해서 처방한다

한편, 「한방엑기스제제요법」에서 「표열증」이 현저할 때에는 항생제와 서양약제인 해열진통제가 주체가 되는 일이 많으므로, 이들과 함께 마황탕, 갈근탕을 사용하는 일도 유용(有用)할 것이다.

제 3 장

경과변증 및 배제생약에 의한 처방의 분류

상한계(傷寒系)질환과 잡병계(雜病系)질환

중국전통의 생약요법에는 여러 진단법이 있으나, 눈앞의 환자에게 모든 진단법을 사용하는 것은 아니고, 질환의 종류와 경과에 따라 주체가 되는 진단법이 다르게 된다.

그래서 본 장에서는 주된 진단법을 어느 정도 요약하기 위해, 서양의학의 질환을 중국전통의료의 관점에서 「상한계 질환」과 「잡병계 질환」으로 분류하기로 한다.[1,2]

「상한계 질환」은 감기증후군, 급성비염, 급성습진과 피부염 같은 감염증과 알레르기 염증성 질환이다. 이들은 염증증상이 경시적(經時的)으로 변화하는 점에서, 『상한론』에 예시된 「경과변증」을 응용할 수 있다고 생각하고 있다. 이것은 한사, 열사 등의 체외(體外)로부터의 발병원인 즉 '외사(外邪)'로 야기되는 중의학의 「외감열증」에 해당하는 것이다.

「잡병계 질환」은 인후두 이상감과 부인 갱년기장애 등, 자율신경 실조증과 만성으로 경과하는 기능성 질환군이다[주1].

이들은 『상한잡병론』의 잡병이고, 현대 중의학에서는 「내상잡병」으로 일컬어지고 있는 것이다.

이와 같이 질환을 분류하여 보면,

- 「상한계 질환」에서는 증후의 경시적 변화에 따라서 처방을 운용하는 경과변증을 주

주1) 서양의학의 모든 병명이 「상한계질환」과 「잡병계질환」으로 명확하게 분류할 수 있는 것은 아니고, 또 「상한계질환」에서도 만성화된 상태(소양:少陽~양명병기와 음병기)에서는 「병리진단」도 필요하다. 이 두 가지 분류는 「경과변증」을 주로 하는지, 「병리변증」을 주로 하는지를 알기 위한 것이다.

체로 하고,…

• 「잡병계 질환」에서는 증후부터 전통의료의 병리를 상정하고 중약의 약능(藥能)으로 조정하는 병리변증…을 주(主)로 하여 방제(方劑)와 생약을 선정할 수 있다.

상한계질환의 경과변증과 처방의 분류

「상한계질환(傷寒系疾患)」의 경과변증에서는,… • 「음양(陰陽)(양병기:陽病期, 음병기:陰病期)」 또는… • 「표리(表裏)(표증:表證, 반표반리증:半表半裏症, 이증:裏證)」… 으로 경과가 표현된다.

표3-1 상한계질환의 경과변증과 배제생약에 의한 처방의 분류

경과변증	약 능 분 류		주요 생약과 처방
	일본 한방	중의학	
태양병기 (표증)	발표제	해표제	마황계지(계피)제 마황탕, 갈근탕, 소청룡탕 등.
소양병기 (반표반리증)	화해제	화해제	시호(황금제) 대시호탕, 소시호탕, 시호계지탕 등.
	이수제	화담이수제	복령출반하제 오령산, 시령탕, 반하후박탕, 시박탕 등
양명병기 (이열증)	사심탕류	청열사화제	황금황련제, 치자제 삼황사심탕, 황련해독탕, 인진호탕 등
	승기탕류	사하제	대황망초제 대승기탕, 조위승기탕, 대황감초탕 등
	구어혈제	활혈화어제	도인목단피제 도핵승기탕, 대황목단피탕, 계지복령환 등
음병기 (이한증)	온보제	온리거한제	감초건강제 인삼탕, 대건중탕, 영강출감탕 등
		보기보혈제	인삼황기제, 천궁당귀제 보중익기탕, 십전대보탕, 당귀작약산 등
		보양제	부자제 진무탕, 계지가출부탕, 팔미지황환 등

여기에 병성(病性)인 「한열(일본한방에서는 음증과 양증)」을 가미해서 방제가 운용된다. 이것은 일본한방의 증후변증(방제변증)의 입장이고, 이 사고방식에 따라서 현대에 널리 사용되는 처방을 표3-1에 분류했다[주2].

주2) 이와 같이 처방(處方) 중의 주요생약에 바탕을 두고 『상한론』과 『금궤요략』의 수재처방을 분류한 것이 『유취방(類聚方)』이다.

일본한방의 증후변증에서는 염증증상을 동반하는 질환의… •초기(太陽病期)에 마황계지(현대 일본에서는 계피)제를 사용하고,… •아(亞)급성기(少陽病期)에는 시호황금제…를 이용하는 것이 원칙이다[주3].

마황계지제는 「한증(늑일본한방의 음증)」과 「열증(늑일본한방의 양증)」의 증후에 따라서 그림3-1과 같이 분류하고 있다. 초기증상은 체력의 정도보다도 증후인 「한열」을 위주로, 방제가 선별되지만, 아(亞)급성기 이후가 되면 일본한방에서는 병성(음양)과 체력(허실)에 따라 「양실증」과 「음허증」으로 변별해서 처방이 운용된다[3].

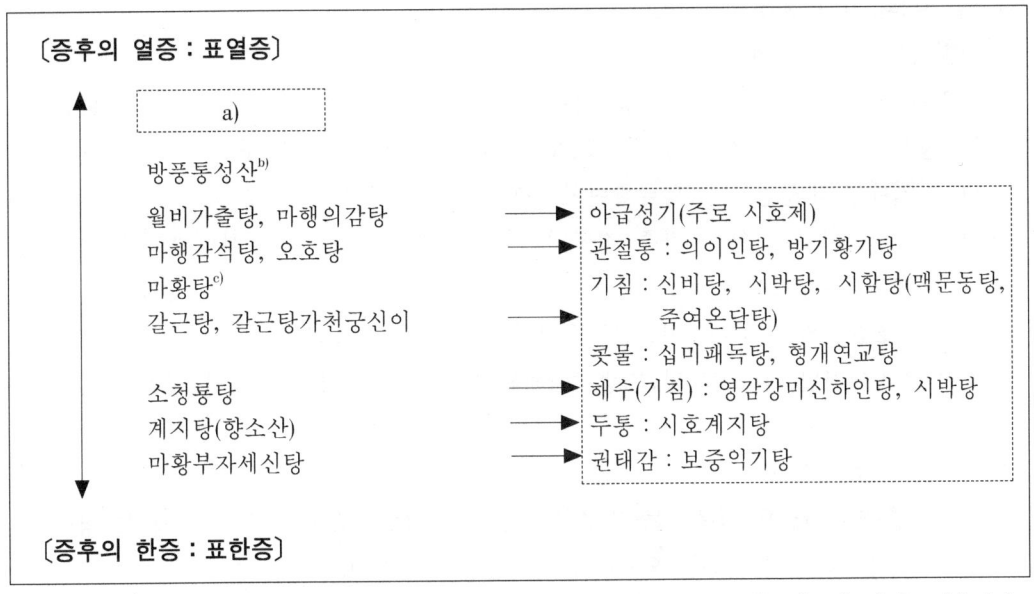

a) 일본한방에서는 「표열증(表熱證)」에 사용되는 「신량해표제(辛凉解表劑)」(은교산, 상국음)는 사용하지 않았기 때문에, 이 영역(열다한소:熱多寒少의 증후)은 계지이월비일탕과 같은 마황석고제가 사용되어 왔다.

b) 본방(本方)은 신온해표(辛溫解表), 신량해표약(辛凉解表藥)도 배제(配劑)되어 있는데, 본질(本質)은 대황망초를 주로한 청열사하제(淸熱瀉下劑)이다.

c) 마황탕은 마황계피라는 「신온해표약(辛溫解表藥)」을 주(主)로 하므로 중의학에서는 「표한증(表寒證)」에 사용되는 방제(方劑)로 되어있다. 일본한방에서 태양병기의 증후는 양증(陽證)(늑열증(熱證))이므로 마황탕은 「양증(陽證)」에 사용하는 방제라는 느낌이 든다.

그림에서 a)의 영역은 중의학에서 말하는 「신량해표제(辛凉解表劑)」의 영역이다.

그림 3-1 초기 증상(표증)에 사용되는 마황계피제

주3) 일본한방은 이 경과변증에서 모든 처방의 운용을 생각한다. 그렇지만 외감병(外感病)이어도 생체기능 저하에 의한 「허(虛)(질환준비상태)」가 없으면, 외사(外邪)만으로는 발병하지 않는다고 생각하므로, 허약자와 노인의 감기증후군에 마황부자세신탕과 삼소음을 응용할 때에는, 「양허(陽虛)」와 「기허(氣虛)」의 병리에 대한 「보양보기(補陽補氣)」의 관점에서의 해표제라고 하는 논리도 필요하다. 또한, 보중익기탕과 가미소요산은 『상한론』처방이 아니므로 이들 처방이 고안된 시대의 의학사상(思想), 특히 병리변증을 도입해서 고찰하는 것도 필요할 것이다. 보중익기탕은 「기허증(氣虛證)」에 대한 「보기제(補氣劑)」이고, 가미소요산은 「기체(氣滯)(혈어혈허)증」에 대한 「이기화해(理氣和解)(활혈보혈)제」이다.

소양병기(少陽病期)에 사용되는 시호제 중에서는,…

* 대황, 황금, 지실(枳實), 작약을 포함한 대시호탕 및 승기탕류(대황제)와 관련된 처방
  이 있고,…
* 보중익기탕과 같이 인삼, 황기, 당귀를 주(主)로 하는 인삼황기제(삼기제)에 시호가
  배제(配劑)된 처방…도 있다.

이 때문에 시호(柴胡)가 배제(配劑)된 처방은 「허실중간증(虛實中間證)」의 주방(主方)인
소시호탕을 중심으로 하고, 「양실증(陽實證)」과 「음허증(陰虛證)」의 증후 및 체력에 따라
서 그림 3-2와 같이 분류할 수 있다.

양명병기에서 음병기까지,

* 체력에 여력이 있고, 고지질혈증 경향의 환자증세는, 일본한방의 「양실증(陽實證)」이
  고, 중의학에서는 「혈어(血瘀)와 혈열(血熱)」의 병리에 바탕을 둔 「이열증(裏熱證)」이
  며, 여기에는 대황망초제, 황금황련치자제, 도인목단피제가 사용된다.
* 체력이 저하되고 빈혈 무력증 경향인 환자의 한증증후는 일본한방의 「음허증(陰虛
  證)」이고, 중의학에서는 「기허와 양허」병리에 바탕을 둔 「이한증(裏寒證)」이다. 여기
  에는 감초건강제, 인삼황기제, 천궁당귀제, 부자제가 사용된다.[주4),4)]

이것이 원칙이지만, 지표가 되는 생약이외의 배제생약에 따라서 처방 군은 폭넓게 이
용된다.

대황제를 예로 들면…

* 「양실증(陽實證)」에 사용되는 방풍통성산, 대승기탕, 도핵승기탕 및 대시호탕이 대
  황의 「청열사하활혈」이라는 약능(藥能)을 살린 처방이며,…
* 계지가작약대황탕과 윤장탕처럼 체력 허증환자에게 사용되는 완하제… 등이 있으므
  로, 일본한방에서는 그림3-3과 같이 분류한다.

황금황련제에는,…

* 삼황사심탕과 황련해독탕처럼 「양실증(陽實證)(이열증(裏熱證))」에 사용하는 「청열사
  화해독제(淸熱瀉火解毒劑)」와…
* 반하사심탕처럼, 황금황련의 한성(寒性)을 온성(溫性)인 인삼감초건강으로 완화해서
  「허실중간증(虛實中間證)」용(用)으로 한 처방…
* 온청음(溫淸飮)처럼 「양실증(陽實證)」에 사용하는 황련해독탕과 일본한방의 「음허증
  (陰虛證)(중의학의 혈허증에 바탕을 둔 이열증)」에 사용하는 사물탕을 합방(合方)해서
  적응능력을 넓힌 처방[주5)] … 등이 있다.

주4) 이와 같은 처방의 분류는, 장말(章末)의 참고문헌4)에 예시되어있다.
주5) 온청음과 여기에 관련되는 시호청간탕, 형개연교탕, 용담사간탕의 방의(方意)는 『상한론』의학을 주로 하는
    일본한방(고방파)의 입장에서는 이해하기 어려운 점이 있다. 이 처방들은 안면홍조, 입과 목의 마름, 입이
    씀(口苦), 구내염(口內炎), 초조함 등으로 「혈열, 심화왕(心火旺), 위열(胃熱), 습열(濕熱)」이라는 병리를 상

이들 금련제(芩連劑)는 반하사심탕을 중심으로 그림 3-4와 같이 정리된다.

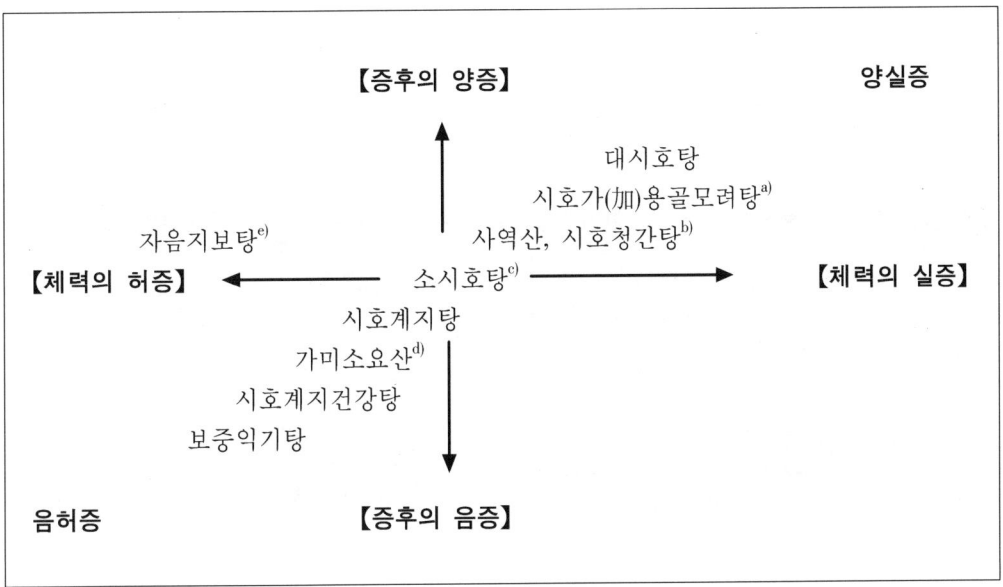

◎ 일반적으로 시호제는 시호황금이 배제(配劑)된 처방을 뜻하는데, 여기에서는 시호가 배제된 처방이라고 넓게 해석하고 있다.

a) 대황이 배제(配劑)되지 않은 엑기스제제에서는, 허실중간증용(虛實中間證用)이라는 방의(方意)가 된다.

b) 형개연교탕, 을자탕도 이 위치로 분류할 수 있다.

c) 시박탕, 시령탕 및 십미패독탕, 시함탕, 신비탕도 거의 이 위치에 해당한다.

d) 억간산, 억간산가진피반하도 이 부근이다.

e) 중의학의 「음허(陰虛)」에 의한 「허열증(虛熱證)」을 의식해서 이 위치에 기재했다. 죽여온담탕도 이 위치에 해당한다(일본한방에서는 병리의 음허는 거의 논의되고 있지 않다).

그림 3-2 일본한방 입장의 시호배제 처방의 분류

정하고, 이것을 「청열사화해독(淸熱瀉火解毒)」이라는 약능(藥能)으로 개선한다는 황련해독탕의 운용법과 피부건조, 동계(動悸)(평상시보다 심한 심장의 고동) 등으로 「혈허」를 상정하고 사물탕으로 「보혈(補血)」한다는 중의학의 병리관과 약능론을 이해하고 활용하는 것이 필요하다.

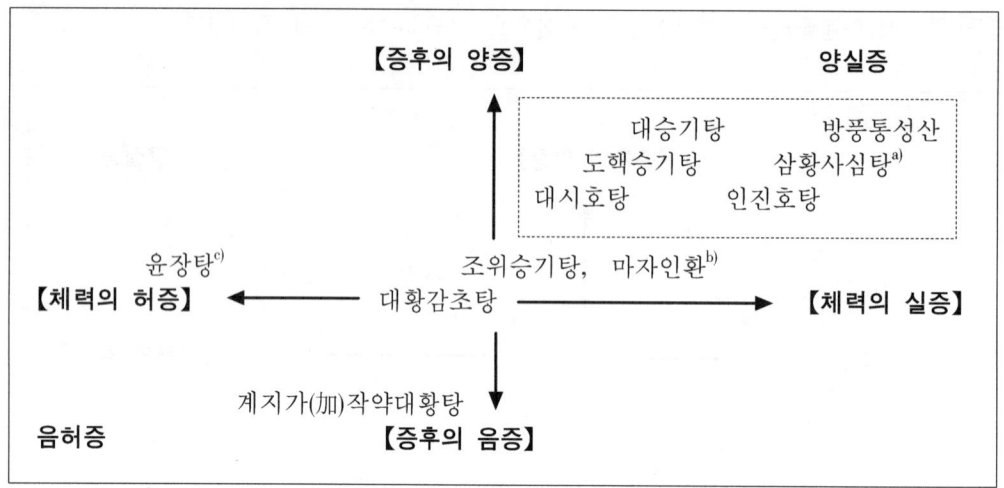

a) 통도산, 대황목단피탕도 이 위치로 분류할 수 있다.

b) 시호가용골모려탕, 을자탕과 치두창일방, 치타박일방도 이 위치이다.

c) 윤장탕의 목표증후인 구갈, 목의 건조감, 손바닥과 발의 화끈거림(열감)등은 중의학의 「음허(陰虛)」
의 병리에 바탕을 둔 「이허열증(裏虛熱證)」으로 생각되므로 이 위치에 기재했다. (이 중의학적 「음
허(陰虛)」의 병리와 일본한방의 「음허(陰虛)」와는 자의(字義)가 다르다).

점선으로 묶은 처방은 서양의학의 A형 행동패턴의 증후를 지표로 해서 사용한다.

그림 3-3 일본한방 입장의 대황배제(配劑)처방의 분류

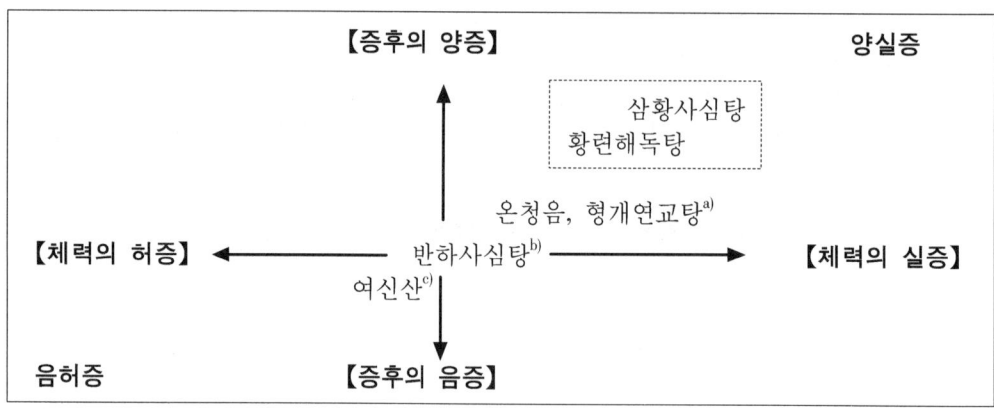

a) 시호청간탕, 용담사간탕, 청상방풍탕, 오림산도 이 위치이다.

b) 본 처방에는 구내염(口內炎), 입이 쓰다(口苦)라는 열증(양증)증후에 대해 황금황련 등의 「한약(寒藥)」
을 사용하였고 또 설사, 묽은 변 경향, 복명(腹鳴)이라는 한증(寒證)경향증후에 대해 감초건강인삼이
라는 「온약(溫藥)」이 배제되고 있다. 그리고 황련탕은 반하사심탕의 황금 대신에 계피가 배제(配劑)
된 같은 종류의 처방이다.

c) 본 처방은 황금황련을 주로 한 청열제는 아니고, 향부자, 목향 등과 당귀, 인삼, 감초 등의 보혈보기
약을 주로 한 방제(方劑)이다. 가미소요산과 죽여온담탕도 관련방제이다.

점선으로 묶은 처방은 서양의학의 A형 패턴의 증후를 지표로 해서 사용한다.

그림 3-4 일본한방 입장의 황금황련 배제처방(금련제)의 분류

또, 천궁당귀제(궁귀제)는,…

　• 인삼과 지황이라는 보기보혈약과,… • 복령, 출(朮), 택사(澤瀉) 등의 이수약(利水藥)…이 배제되어 음병기의 한증 (일본한방의 음허증, 중의학의 혈허와 기허에 바탕을 둔 이한증)에 사용되는 것이 주이고, …

　• 대황(방풍통성산, 을자탕) 또는… • 황금황련(온청음, 형개련교탕)…이 배제되어 열증에 사용되는 것도 있다(그림3-5).

이와 같은 배제(配劑)생약에 바탕을 둔 처방분류는, 처방간의 관련성을 이해하고, 운용과 치료 도중에 변방(變方)을 하는데는 유용(有用)하다.

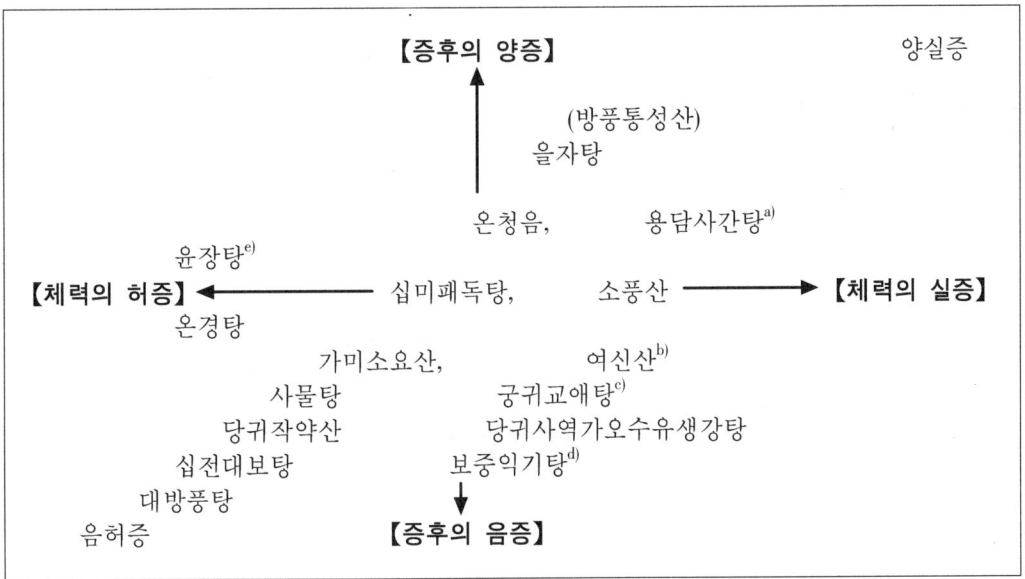

a) 시호청간탕, 형개연교탕, 오림산, 청폐탕도 같은 유(類)의 처방이다.
b) 억간산, 억간산가진피반하도 이 위치이다.
c) 칠물강하탕, 당귀음자, 소경활혈탕, 치두창일방, 저령탕합사물탕도 같은 유(類)의 처방이다.
d) 오적산, 귀비탕, 인삼양영탕, 당귀건중탕도 관련처방이다.
e) 자음지보탕, 자음강화탕도 음허에 의한 이허열증에 사용하는 처방이다.

그림 3-5 일본한방입장의 천궁당귀제(궁귀제)의 분류

그렇지만, 주요생약이 공통이어도 처방용법이 다른 경우도 있다.

예를 들면 계지제(桂枝劑)로 분류된 처방 중에서도,…

• 태양병기(표증)에 사용되는 계지탕과…

• 음병기(이증)에 사용하는 계지가작약탕, 소건중탕과 계지가용골모려탕, 자감초탕 및 당귀사역가오수유생강탕… 등이 있다.

일본한방의 경과변증에서는 계지탕에 적응되는 태양병기는 양증(늑열증)으로 생각하므로, 음증에 사용하는 소건중탕과 당귀사역가오수유생강탕을 계지탕과 같은 처방군(群)으로 하는 것에 위화감이 있다.

그렇지만, 중의학에서는 이들 처방은 모두 한증(표한증과 이한증)에 사용하는 방제이므로, 약능론적으로는 「계지제는 온리거한제이다」는 점에서 통일된다. 이 때문에 처방은 배제생약을 지표로서 분류하는 것만이 아니라, 전통의료의 병리를 조정하는 약능에 바탕을 두고 분류하는 것도 필요하다.

이상 본장에서는 「상한계질환」의 경과변증과, 거기에 대응한 처방분류, 특히 배제생약을 지표로 한 처방분류에 대해서 정리했다.

──── 참고문헌

1) 中島 一, 谿 忠人 : 현대 피부질환의 동서의학적 치료지침. 임상과 연구, 62(4), 1195~1203(1985)

2) 谿 忠人 : 현대의료와 한방약(14) 의료용한방제제요법, 의약저널, 22(7), 1470~1475(1986)

3) 谿 忠人 : 증후군과 한방제제(2) 중국전통의료의 증후진단과 병리변증. 약국, 39(6), 901~905(1988)

4) 谿 忠人 : 『병명증후와 한방약편람』 의약저널(1989)

제 4 장

병리변증 및 약능에 의한
처방의 분류

잡병계질환의 병리변증(病理辨證)

심신증(心身症)과 같은 기능성 증후군과 만성간염과 같은 만성염증성 질환(「잡병계질환」)에 있어서는 전통의료의 병리를 상정(想定)하고 이것을 개선하는 「약능」을 지표로 해서 중약과 처방이 사용된다. 이것이 중의학의 병리변증이고 이때의 병리는

- 허증 (기허, 양허 : 혈허, 음허) (표 4-1)
- 실증 (기체 : 혈어 : 수체, 담음:痰飮) (표 4-2)

과 같이 음액(혈, 진액)과 양(기)의 기능과 양(量)의 실조(병리의 허실)로 표현된다[1].

이처럼 중의학에서는 증후의 배후에 있는 병리를 상정하고 그 병리를 중약(中藥)이 개선하는 이유를 많은 술어(術語)를 사용해서 논(論)한다.

표 4-1 병리의 허증에 바탕을 둔 증후와 그것을 개선할 약능이 있는 생약과 처방

기허 (전신권태감, 기력감퇴, 시력저하, 동계:평상시보다 심한 심장의 고동, 숨이참, 걸쭉한 변 : 주로 이한증)
   보기약(補氣藥) : 인삼, 감초, 황기, 대추, 산약(山藥), 백출, 갱미(멥쌀)
   보기제(補氣劑) : 사군자탕, 인삼탕, 보중익기탕, 삼소음, 오수유탕, 대건중탕
   (혈허와 병발(倂發)한다 : 십전대보탕, 인삼양영탕, 귀비탕, 자감초탕)
   (수체와 병발한다 : 육군자탕, 반하백출천마탕, 복령음, 계비탕)

양허 (기허의 증후에 전신 및 사지:四肢의 냉감, 설사, 복통 등의 이한증을 동반한다.)
   보양약(補陽藥) : 부자, 계피, 건강(乾薑), 정자(丁子)
   보양제(補陽劑) : 팔미지황환, 우차신기환, 진무탕, 계지가출부탕

혈허 (안면 창백, 피부건조, 불면, 현기증, 동계:평상시보다 심한 심장의 고동, 침침한

눈 : 주로 이한증)
　보혈약(補血藥) : 숙지황, 당귀, 작약, 아교, 하수오(何首烏), 원지, 산조인
　보혈제(補血劑) : 사물탕, 궁귀교애탕, 당귀음자, 소경활혈탕, 산조인탕
　(수체와 병발 : 당귀작약산, 당귀사역가오수유생강탕, 저령탕합사물탕)

음허 (혈허증후에 입과 목의 건조함, 손발화끈거림 등의 이허열증을 동반한다)
　보음약(補陰藥) : 지황, 맥문동, 하수오, 아교, (백작)
　청허열약(淸虛熱藥) : 지모(知母), 황백, 선지황, 고삼(苦參)
　보음제(補陰劑) : 자음강화탕, 자음지보탕, 죽여온담탕, 맥문동탕, 삼물황금탕, 육미환

표 4-2 병리의 실증에 바탕을 둔 증후와 그것을 개선할 약능이 있는 생약과 처방

기체 (기울) (정신불안, 억울감, 초조감, 메스꺼움, 인후두이상감, 복부팽만감)
　이기약(理氣藥) : 지실(枳實), 시호, 향부자, 진피, 목향, 자소엽, 후박
　이기제(理氣劑) : 사역산, 가미소요산, 시호가용골모려탕, 향소산, 평위산
　　(혈어와 병발 : 통도산, 대승기탕, 대시호탕)
　　(수체와 병발 : 반하후박탕, 이진탕, 시박탕, 구미빈랑탕)
　　(기허와 병발 : 복령음, 육군자탕, 당귀탕)
　　(혈어, 혈허, 기허등과 병발 : 가미소요산, 여신산)

혈어 (어혈) (냉상기증, 잇몸과 점막의 울혈·출혈경향, 피부가 거칠어짐, 생리통 : 주로 이열증)
　활혈약(活血藥) : 목단피, 대황, 산치자, 도인, 우슬(牛膝), 소목, 홍화, (당귀, 천궁)
　활혈제(活血劑) : 도핵승기탕, 대황목단피탕, 계지복령환, 온청음, 치타박일방

수체 (담음) (두통, 현기증, 귀울림, 메스꺼움, 위내잔류감, 설사, 부종)
　이수약(利水藥) : 복령, 출(朮), 저령(猪苓), 택사(澤瀉), 방기(防己)
　이수제(利水劑) : 오령산, 저령탕, 영계출감탕, 방기황기탕, 시령탕
　화담제(化痰劑) : 이진탕, 반하후박탕, 육군자탕, 반하백출천마탕, 죽여온담탕

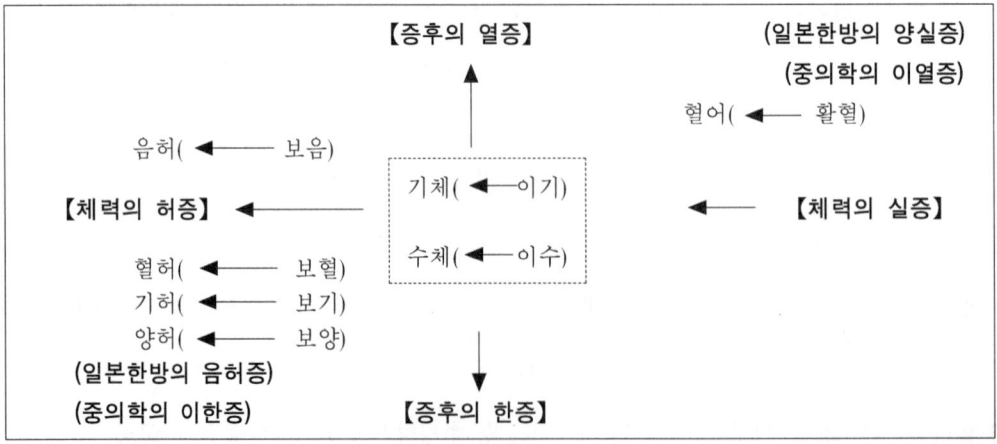

증후에서 병리를 추정할 수 있으면 ( )안에 나타낸 약능에 따라서 중약과 처방을 선별할 수 있게 된다. 혈어에 유래하는 증후는 주로 열증이지만, 혈어와 관련해서 한증을 나타내는 경우도 있다.

기허, 양허, 혈허는 중의학의 이한증(裏寒證)의 병리이고 음허는 이허열증(裏虛熱證)의 병리이다.

기체와 수체에 바탕을 둔 증후는 한증, 열증으로 특정(特定)할 수 없다. 이들은 혈어와 혈허, 기허와 병발(併發)하고 단일한 병리가 아닌 뒤섞여서 진단되는 경우가 많다.

그림 4-1 병리의 허실과 증후의 한열(寒熱)개념도

그리고 중의학의 생리와 병리에서는 「기(氣)와 혈(血)」을 주로 논하는데 일본한방은 진액의 개념을 「물(특히 병리산물 : 수독)」로 하고 「기(氣)・혈(血)・수(水)」삼자(三者)를 동렬(同列)로 취급하는 경향이 있다. 이들 병리는 단독으로, 또는 서로 뒤섞여서 변증되고 그 증후는 「한증」과 「열증」으로 변별(辨別)된다(그림4-1).

「기(氣)」의 실조(失調)

「기」의 실조에는 「기허」라는 허증병리와 「기체(氣滯), 기울(氣鬱)」이라는 실증병리가 있다.

「기허(氣虛)」의 증후는 「한증(寒證)」경향으로, …

• 사군자탕, 인삼탕, 보중익기탕 등의 보기제(인삼황기제)가 주체(主体)가 되고, …

• 「혈허」가 동시에 일어나는 일이 많으므로 십전대보탕과 귀비탕처럼 인삼제와 천궁・당귀・지황제를 조합한 처방(「기혈쌍보제」)도 사용되고, …

• 또 그 결과로서 「수체(담음)」를 동반하는 일이 있으므로 육군자탕, 반하백출천마탕, 계비탕과 같은 반하・복령・출(朮)을 포함하는 「보기화담제(補氣化痰劑)」…가 사용되는 경우도 많다.

이들은 그림 4-2에 나타냈듯이 일본한방에서 체력이 허증경향 환자인 한증(늑음증)의 증후(음허증)에 사용되는 일이 많다.

또한 이 「기허」증에서 한증이 두드러진 것은 「양허」로 한다. 이것은 종래의 일본한방에서는 그다지 사용되지 않았던 병리관(病理觀)인데 팔미지황환, 진무탕 등의 보양제(부자・계피제)로 개선된다.

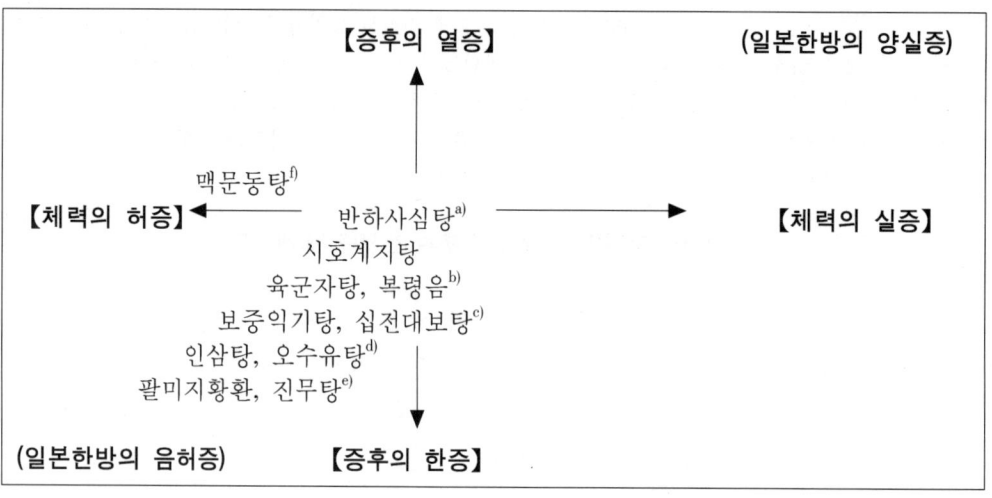

【증후의 열증】   (일본한방의 양실증)

맥문동탕[f]

【체력의 허증】 ← 반하사심탕[a]   → 【체력의 실증】
             시호계지탕
             육군자탕, 복령음[b]
             보중익기탕, 십전대보탕[c]
             인삼탕, 오수유탕[d]
             팔미지황환, 진무탕[e]

(일본한방의 음허증)   【증후의 한증】

a) 소시호탕, 시박탕, 시령탕 등도 관련방제이다.
b) 반하백출천마탕, 계비탕, 방기황기탕 등도 같은 보기화담제(補氣化痰劑)이다.
c) 사군자탕, 귀비탕, 인삼양영탕등도 같은 보기보혈제(補氣補血劑)이다.
d) 대건중탕, 당귀탕, 소건중탕, 당귀건중탕, 오적산, 온경탕등도 같은 보기거한제(補氣祛寒劑)이다.
e) 우차신기환, 계지가출부탕도 같은 보양이수제(補陽利水劑)이다.
f) 「기허와 음허」에 바탕을 둔 이허열증에 대한 방제로서 이 위치에 기록했다.
  죽여온담탕, 자감초탕, 청심련자음 등도 유사한 처방이다.

그림4-2 기허(양허)에 바탕을 둔 증후(이한증, 일본한방의 음허증)에 사용되는 보기(보양)제

「기체」는 자율신경계의 과(過)긴장에 의한 증후로 상정(想定)되는데, …
- 초조감, 잦은 분노, 불면, 억울감, 입이 씀 등의 정신신경증상은 「간기울결(肝氣鬱結)」 로 일어나고, …
- 인후두이상감, 상복부팽만감, 트림, 메스꺼움, 복명(腹鳴), 배변불규칙 등의 소화기증 상은 「비위기체(脾胃氣滯)」…로 변증된다.

「기체(氣滯)」에 바탕을 둔 증후는 「한열(寒熱)」까지 미치는데, …
- 열증에는 한성(寒性)의 시호와 지실(枳實), …
- 한증에는 온성(溫性)의 진피, 반하, 후박, 자소엽, 천궁, 빈랑자… 등의 이기약(理氣藥) 이 그 약성(藥性)에 따라서 구분하여 사용된다.

사역산, 평위산, 향소산 등이 기본적인 이기제(理氣劑)이다.
또한 「기체(氣滯)」와 함께 …

- 「혈어」를 병발(倂發)할 경우에는 통도산과 대승기탕과 같은 「이기활혈제(理氣活血劑)」,…
- 「수체(담음)」를 동반할 때에는 이진탕, 반하후박탕, 시박탕, 구미빈랑탕과 같은 「이기화담제(理氣化痰劑)」,…
- 「기허」를 동반할 때에는 육군자탕, 복령음과 같은 「이기보기제(理氣補氣劑)」…
- 「혈어, 혈허, 기허」 등의 각종 병리를 상정(想定)할 수 있을 때에는 가미(加味)소요산, 여신산 … 등이 사용된다.

이 「이기제(理氣劑)」를 일본한방의 「양실증, 음허증」의 좌표에 따라서 분류한 것이 그림 4-3이다.

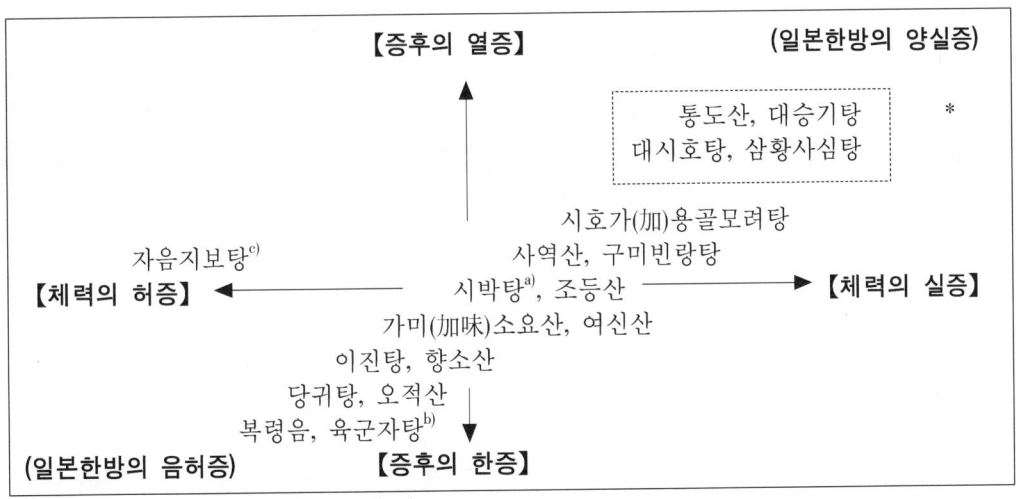

a) 시박탕 : 소시호탕합반하후박탕, 시평탕 : 소시호탕합평위산
b) 육군자탕은 보기제인 사군자탕에 이기화담제인 이진탕을 합방(合方)한 내용으로 되어 있다.
   또한 계비탕, 시작육군자탕(엑기스제제에서는 육군자탕합사역산으로 한다), 삼소음도 관련처방이다.
c) 죽여온담탕도 관련처방이다.
* 점선으로 묶은 처방은 서양의학의 A형 행동패턴의 증후를 목표로 해서 투약한다.

그림 4-3 기체증(氣滯證)에 사용되는 이기제(理氣劑)

「혈(血)」의 실조(失調)

「혈」의 병리에도 허증의 「혈허」와 실증의 「혈어(어혈)」가 있다.
「혈허」에서 유래되는 증후는, …
- 사물탕과 궁귀교애탕 등의 보혈제를 주체로 하고, …

- 소화기증상의 「기허」를 동반할 때에는 십전대보탕과 같은 인삼·지황제(보혈보기제)로 대응하고, …
- 부종과 현기증 등의 「수체(水滯)」를 동반할 때에는 사물탕에 영계출감탕을 합방(合方)하거나(연주음:連珠飮), 당귀작약산과 같은 당귀·복령·출제(보혈이수제) …를 사용한다.

그 위에 「혈허」의 병리에 바탕을 둔 증후는 이한증이 주체인데 이들과 함께 입마름, 입과 목의 건조함, 초조감, 수장족심(手掌足心)의 열감 등의 열증(이허열증, 가(仮)열증)이 인정될 때에는 「음허」의 병리로 한다. 여기에는 삼물황금탕과 자음강화탕 등의 「보음제」가 적용된다.

「혈어(어혈)」는 「혈(血)」의 한증병리이고 열증과 실증의 증후가 있다. 이것은 부인갱년기의 냉상기증, 초조, 불면 등의 호소, 소위 피(血)의 도증(道症)[역자주]에 응용되어 왔는데 최근에는 동맥경화증과 당뇨병에 동반하는 혈액혈관장애(순환장애) 등 남성의 성인병에도 응용할 수 있는 전통의료의 병리로 주목을 모으고 있다[2,3].

이 「혈어」를 조정하는 「활혈제」와 「혈허」에 대한 「보혈제」는 그림 4-4에 정리했다[주1].

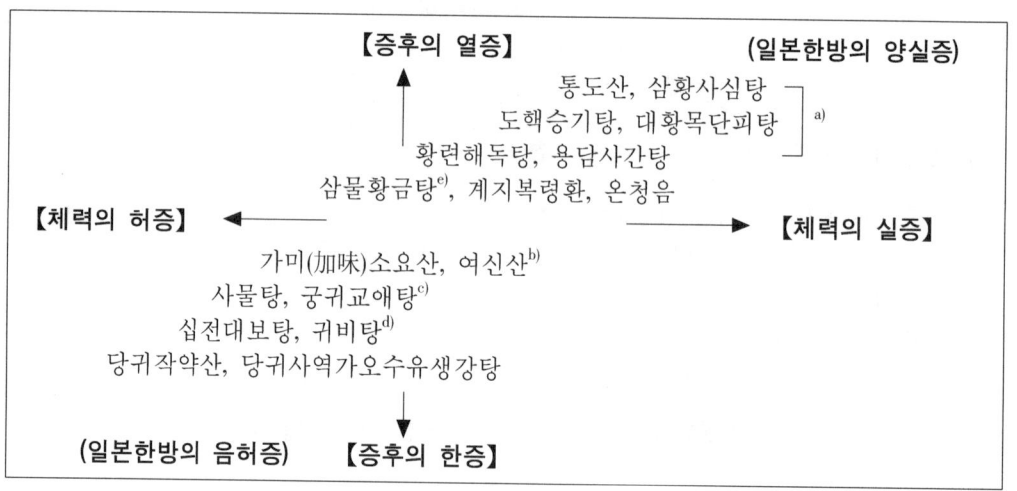

a) 일본한방의 구어혈제는 좁은 의미에서는 이 범위의 방제를 가리키는데 넓은 의미로는 사물탕과 당귀작약산도 구어혈제에 포함되는 일이 있다. 이들 처방은 A형 행동패턴의 증후를 지표로 해서 사용된다.

역자주) 일본에서는 부인갱년기 증상을 「血の道症」이라고 한다.

주1) 그림 4-2의 설명에서 기록했듯이 일본한방에서는, … 「혈어(어혈)」에 대한 활혈제인 도핵승기탕과 계지복령환에서, … 「혈허」에 대한 보혈제인 사물탕, … 「혈허수체」에 대한 보혈이수제인 당귀작약산 등을 모두 구어혈제로 하는 경우가 있다. 이것은 「어혈증늑혈증」으로 하는 사고방식인데 중의학에서는 「혈증」을 「혈어, 혈열, 혈허」로 세분되어 있으므로 양학파(兩學派)의 견해 차이를 이해해 둘 필요가 있다.

b) 「기체혈어혈허기허」 등 복잡한 병리에 대한 「이기활혈보혈보기제」이다.

c) 당귀음자, 칠물강화탕, 대방풍탕, 소경활혈탕도 비슷한 처방이다.

d) 「기허혈허」에 대한 「보기보혈제」 인삼양영(養榮)탕도 관련처방이다.

e) 「음허」에 의한 이허열증(손·발바닥의 열감, 입마름 등)에 대한 「자음청허열제」이다
  (온경탕도 같은 종류의 처방이다).

그림 4-4 혈증(혈어, 혈열, 혈허)에 바탕을 둔 증후(이열증과 이한증)에 사용되는 활혈보혈제

「수(水)의 실조(失調)」

「수(水)」의 병리의 허증(진허:津虛)은 전술(前述)한 「혈허와 음허」로서 정리된다.

「수」의 병리의 실증(失證)은 부종, 두중감(頭重感), 두통, 현기증, 트림, 위내정수(胃內停水)등에서 「수체(수독) 또는 담음」으로 상정되고 전술(前述)했듯이 「기허」, 「기체」와 함께 변증(辨證)된다. 이 병리에는 복령, 출(朮), 택사, 저령, 방기, 부자를 주약(主藥)으로 하는 오령산과 방기황기탕, 진무탕 등의 처방(「이수화담제」)이 사용된다(그림 4-5).

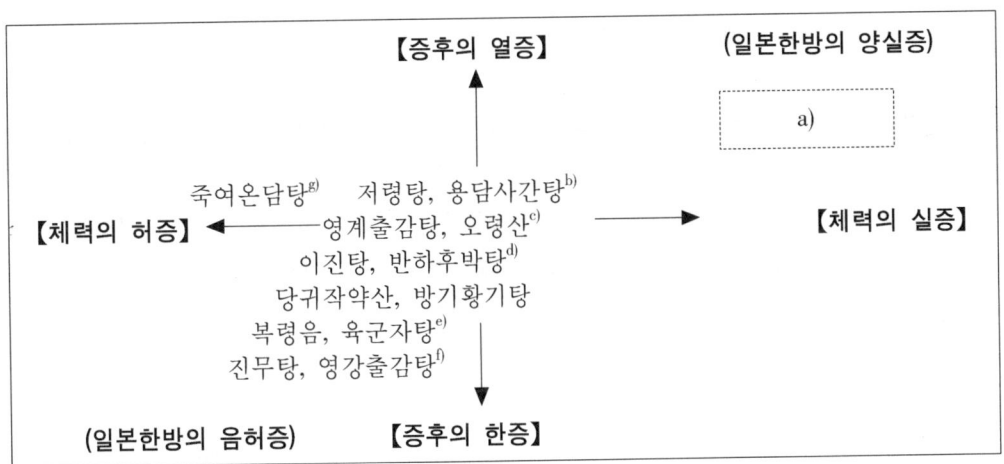

a) 이 영역에서는 대시호탕과 황련해독탕 등의 청열제에 오령산과 인진오령산, 반하후박탕을 합방해서 대처한다.

b) 중의학의 「습열」이라는 병리를 개선하는 「청열이수제(淸熱利水劑)」이다. 오림산도 비슷한 처방이다.

c) 시령탕, 시박탕, 인진오령산, 위령탕도 이 위치에 분류할 수 있다.

d) 소반하가복령탕, 영감강미신하인탕, 이출탕도 이들과 유사한 처방이다.

e) 소화기의 기능저하(기허)와 위내정수(담음)에 사용되는 「보기화담(이기)제」이다.
  반하백출천마탕, 계비탕, 청심연자음도 비슷한 처방이다.

f) 우차신기환, 팔미지황환도 복령택사제이다.

g) 이진탕의 관련방제인데 시호황련 등의 청열약 및 음허를 주치(主治)하는 맥문동이 배제(配劑)되어 있는 점에서 지속되는 마른 기침과 함께 입이 씀(口苦), 초조 등의 허열증에 대해서 사용된다.

그림 4-5 수체담음증에 사용되는 이수화담(복령출택사)제

약리(藥理)와 약능(藥能)

이와 같은 중의학의 「병리변증」에 있어서는 병리를 「음액과 양기」의 허실로 상정하고 이것을 경험적으로 정해진 중약(中藥)의 효능으로 개선하는 것을 논한다.

본서에서는 , …

- 중국전통의 생약요법의 임상경험(인체실험?)에서 추정된 중약의 효능을 「약능」으로 하고, …
- 현대의 실험약리학의 수법에서 해명된 약물의 작용과 작용기전은 「약리」…로서 술어를 분리해서 사용하기로 한다.

이것은 「약능」과 「약리」의 정보근거와 질이 서로 다른 것을 강조한 것이다.

「약리」는 서양의학의 병리를 개선하는 약물작용의 근거이고 생약의 경험적인 「약능」을 작용성분과 함께 과학적인 「약리」로 해명하는 것이 한방약학의 중요한 연구과제의 하나라고 생각하고 있다(표4-3).

단, 단일화합물의 「약리」를 구명(究明)하기 위해 개발된 실험약리학의 수법만으로 복합약인 생약과 생약처방의 작용전부를 해명하는 데에는 한계가 있다.

그 때문에 생약요법에 있어서의 「미과학(未科學)」의 영역을 보충하기 위해서는, 오랜 세월 동안의 전통의료경험에서 승화된 병리론과 약능론을 이해하고 또 이들과 과학적인 사고를 결합하여 활용하는 것도 현시점에서는 필요할 것이다.

표 4-3 감초의 약능과 약리

약 능	약 리
보비익기(補脾益氣)	항(抗)소화성궤양 작용 (수복촉진작용)
황련탕, 반하사심탕 시호계지탕, 시령탕, 사역산 육군자탕, 사군자탕, 보중익기탕, 평위산 인삼탕, 안중산, 소건중탕	
청열해독(淸熱解毒)	항(抗)염증작용 (I - II기) 항(抗)알레르기작용 (I, II형) phosphodiesterase저해작용 (cAMP분해억제)
청상방풍탕, 용담사간탕, 형개연교탕 청폐탕, 치두창일방 십미패독탕, 배농산(탕), 소풍산	
거담지해(祛痰止咳)	진해작용 항(抗)염증작용 항(抗)알레르기작용
마행감석탕, 오호탕, 길경탕 시박탕, 신비탕, 소시호탕가길경석고 맥문동탕, 삼소음	
완급지통(緩急止通)	진경작용(鎭徑作用) 진통작용(鎭痛作用)
작약감초탕 시호계지탕, 사역산, 억간산 계지가작약탕, 소건중탕, 당귀탕	
[ ]	간기능장애개선작용 (CCl$_4$, ADCC)
소시호탕, 시호계지탕, 시령탕 가미소요산, 억간산, 억간산가진피반하 보중익기탕	
[ ]	스테로이드 호르몬 절약작용 (스테로이드 호르몬 대사계수식)
소시호탕, 시령탕, 시박탕	

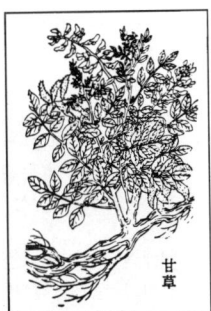

『식물명실도고』(오기준, 청대 1948년)에
그려져 있는 감초(甘草)그림
•콩과(科)식물의 특정이 묘사되어 있는데
목본식물과 같은 그림으로 되어 있다.
감초의 원(原)식물은 초본(草本)이다.

甘草

중국전통의료에서 사용되는 생약의 소박한 약능론은 『신농본초경』의 「상약·중약·하약」이라는 약효분류로 볼 수 있다[주2].

그위에 『신농본초경』에는 생약의 성질로서 오성(한(寒)·열(熱)·온(溫)·량(凉)·평(平))이 기록되어 있다. 이것은 병성판단과 관련지어 볼 때, …

- 한증(음증)에는 부자, 건강, 인삼, 당귀 등의 「열·온약」을 사용하고, …
- 열증(양증)에는 석고, 대황, 황금, 황련 등의 「한(寒)·량약(凉藥)」…을 사용하는 판단 기준이 되는 것이다.

또 생약에는 오미(산(酸)·고(苦)·감(甘)·신(辛)·함(鹹))가 포함되어 있고, 이것은 오장오(육)부에 작용하는 생약의 방향성을 암시하는 것이다.

이들의 오미오성(五味五性)에 바탕을 둔 사고방식은 금(金)·원(元)시대의 음향오행론과 인경보사론(引經報使論)으로서 이론화되어 청대(淸代)(1694년)의 『본초비요(本草備要)』에 간단명료하게 정리되어 있다[주3]. 이 약능론은 현대의 중의학과 일본의 후세파에 있어서 「잡병계질환」의 병리에 대한 중약의 작용을 논하는 근거가 되고 있다.

이상 본장에서는 「잡병계질환」에 대한 전통의료의 병리와 약능에 바탕을 둔 처방의 분류법을 정리했다. 또한 생약의 효능을 「약능과 약리」로 구별하여 논해야 한다는 것을 제창했다.

더구나 1~4장의 총론에 있어서 단일화합물인 서양약제와 복합물인 한방제제의 수비(守備)범위를 정리한 셈이다(그림 4-6). 한방제제를 현대의료에 응용할 때에는 서양의학의 특징을 이해하면서 중국전통의학(중의학, 일본한방)의 진단법(변증법)도 가미하는 것이 바람직하다고 생각한다(표4-4).

주2) 상약은 군약(君藥)이라고도 하며 생명을 보양하는 것이고 약용인삼, 감초, 황기, 대추, 복령, 출(朮), 택사, 서여(薯蕷)(산약), 계(피)등이 분류되어 있다.

　　중약은 신약(臣藥)이고 체력을 보양하고 건강을 유지하기 위한 것이고 갈근, 마황, 행인, 시호, 지실, 목단피, 도인, 치(산치자), 방기, 당귀, 천궁 등이다.

　　하약(下藥)은 반하, 대황, 부자등 병의 치료를 목적으로 하는 약물이고 이들은 작용이 강하므로 연용(連用)에 주의해야 할 약물이다.

　　이들 군·신·좌·사약은 (1:2:3:5)의 비율로 처방하는 것이 좋다고 한다. 그렇지만 「상한론」처방의 전부가 이 비율이 되는 것은 아니다.

주3) 이들의 일부는 실감적으로 승인할 수 있다. 그렇지만 생약의 「기미(氣味)」가 결정된 근거는 명확하지 않고 역대의 『본초서(本草書)』에 따라서 서로 다른 것도 있다. 또 생약의 형상, 색조, 맛에서 음양오행설의 원칙에 따라 효능을 유추한 약능론(약능)은 신용하기 어려운 점도 많다. 그렇지만, 이들의 경험적인 효능론(약능)에는 임상경험에서 정리된 것도 있으므로 「미과학」정보이기는 하지만 기각해 버리는 것도 문제가 있다.

　　현대의 「한방엑기스제요법」에서는 소재(고전에 기록된 생약과 현재 사용하고 있는 생약 및 현대 중국의 중약과 일본규격의 생약)의 규격이 서로 다른 경우가 있으므로 이들을 너무 신봉하지 말고 그 개략(槪略)을 응용하는 태도가 필요하다.

이하의 각론에서는 서양의학, 중의학, 일본한방을 대비하면서 각 증후에 따른 한방제제의 운용법을 정리한다.

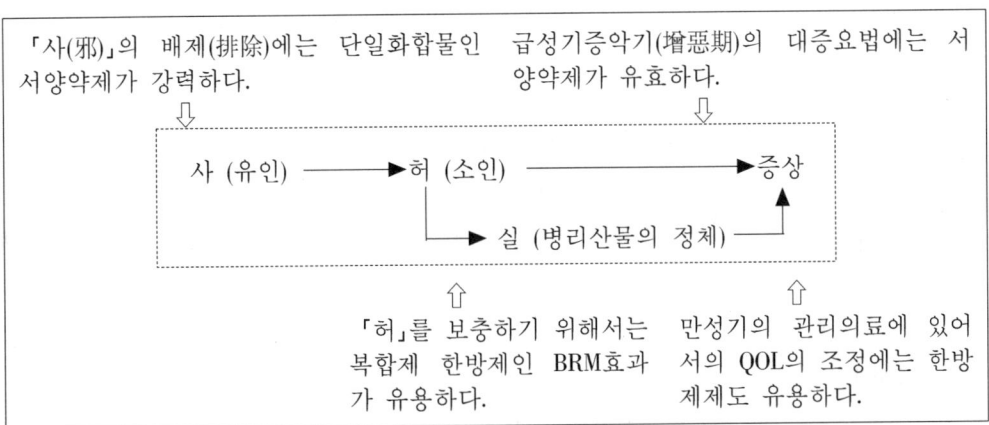

BRM : Biological response modifier ; QOL : Quality of life

그림 4-6 한방제제와 서양약제의 수비범위

표 4-4 중국전통의료의 변증법

	중의학	일본한방
• **경과변증** : 증후의 경시적(經時的)변화 ┄┄┄┄┄【**경과의 음양**】 　양병기(주로 열증) ; 음병기(주로 한증)		◎
• **병성변증** : 생약을 선별하는 증후특징┄┄┄┄【**병성의 한열**】 　열증(일본한방의 양증) : 차게 하면 좋아지는 증후(←한량 　　　　　　　　　　　　　　　　　　　　　약) 　한증(일본한방의 음증) : 따뜻하게 하면 좋아지는 증후(← 　　　　　　　　　　　　　　　　　　온열약)	○	○
• **병리변증** : 증후에서 병리를 상정하고 약능에 따라서 생약을 선택 ┄┄┄┄┄┄┄┄┄┄┄┄┄┄┄┄┄┄┄┄┄┄【**병리의 허실**】 　기 ┌ 기체(←이기)　혈 ┌ 혈어(←활혈)　수 ┌ 수체(←이수) 　　 ├ 기허(←보기)　　 ├ 혈허(←보혈)　　 ├ 담음(←화담) 　　 └ 양허(←보양)　　 └ 음허(←보음)　　 └ 음허(←보음)	◎	어혈, 수독(수체), 기역(기체) 등 수종(數種)의 병리만 이용
• **체력변증** : 체력의 여력정도를 분류　　　　　【**체력의 허실**】 　실증 : 투사형, 복력(腹力)(＋)→양실증(열증의 증후를 갖는 　　　　　　　　　　　　　　　　실증환자) 　허증 : 허약형, 복력(腹力)(±)→음허증(한증의 증후를 갖는 　　　　　　　　　　　　　　　　허증환자)		◎

* 중의학의 음허는 「음액(陰液)이 허(虛)한 병리」이고 혈허의 병리에 허열증을 갖는 상태이다. 일본한방의 음허증은 「체력의 허증환자에 있어서의 음증(늑한증)의 증후」를 뜻하고 있고 그 병성은 실증이다 (이 상태는 중의학의 양허와 기허, 혈허의 병리에 해당한다).

──── 참고문헌

1) 谿 忠人 「현대의료와 한방약」의약저널사, pp. 90~100 (1988)

2) 有地 滋, 谿 忠人 : 어혈의증 ─ 그 과학적 해명과 현대의료에의 응용 ─. 의학과 약학, 9(1), 313~322 (1983)

3) 谿 忠人 : 현대의료와 한방약(25) 당뇨병을 관리하는 생약. 의약저널, 23(6), 1247~1253 (1987)

각론

제 5 장

오한과 열감을 개선하는 생약

발열의 원인

오한(惡寒)과 열감(熱感)은 발한(發汗)과 함께 발열(發熱)에 바탕을 둔 주요한 증후이다.

중국전통의료에서는 발열의 정도를 체온계로 정량적(定量的)으로 표현할 수 없었기 때문에 이들 증후로부터 발열의 각종 원인을 유추했을 것이라고 생각된다.

체온을 일정하게 하는 것은 인체의 항상성을 유지하기 위해 중요한 것이다.

체온은 골격근과 간장(肝臟)에서 대사항진을 중심으로 한 화학적 발열기구와 피부, 기도(氣道)로부터의 폭사(輻射), 전도(傳導), 대류(對流), 발한(發汗)을 개재(介在)시킨 물리적 방열(放熱)기구가 신경적으로 억제되어 있다.

이 시상(視床)하부에 있는 체온조절수준(set-point)이 상승하는 원인에는 표5-1에 나타낸 것처럼 감염증이 일반적이고 그 위에 비(非)감염성의 질환군과 일사병, 열사병 및 중노동처럼 열(熱)의 유입과 산생(産生)이 방산(放散)보다 과잉되었을 경우와 열의 방산이 두드러지게 억제되었을 때에도 발열이 나타난다.

현대 의료에서는 이와 같은 발열의 병리를 확인하기 위한 진단이 우선되는데 고온(38.5℃이상)이 지속될 경우에는 대증요법(對症療法)으로서의 해열(解熱)도 필요하게 된다. 증상이 심한 발열질환은 서양의학적 관점에서 대처되어야 하고 중국전통의료사상(병리변증과 증후변증)과 소재(여기에서는 한방제제)의 응용은 보조적인 것이 된다.

표 5-1 발열을 동반하는 질환과 증후군

감염증	◎ 상한계질환(외감열병) ←경과변증
• 감기증후군 • 마진, 풍진, 유행성 이하선(耳下腺)염 • 뇌염, 수막염, 간염 • 편도염, 폐렴, 급성기관지염	급성기는 예방적 화학요법의 시비(是非)를 판단한 후 한방제제를 보조적(대증요법)으로 사용한다. 급성기의 발열은 한방제제의 적용은 아니다.
• 심내막염 • 패혈증, 균혈증(菌血症), 장티푸스 • 요로감염증, 담낭염(膽囊炎) • 결핵 • 바이러스, 세균이외의 감염증	급성기는 항생제가 필수이고 한방제제는 보조적이다. 만성기 또는 손쉬운 감염성의 개선을 위한 관리의료(管理醫療)에 한방제제를 사용할 수 있는 영역도 있다.
비감염성 질환	◎ 잡병계 질환(내상잡병) ←병리변증
• 교원병(SLE, 결절성동맥주위염) • 악성종양, 백혈병, 악성육아종증(호지킨병) • 용혈성빈혈, 과립구감소증(granulocytopenia) • 발열중추장애에 의한 중추성발열 뇌외상, 두개내(頭蓋內)출혈, 수두증 등 • 갑상선기능항진증	이들 질환군에 있어서 증상이 현저할 때는 한방제제가 제 1선택약제가 되는 것은 아니지만 만성기의 관리의료 중에서는 전신증상개선을 위해 사용할 수 있는 영역도 있다.
• 월경전 발열 • 정신신경성발열 • 일사병, 열사병	이와 같은 기질적 병변(病變)이 부족한 발열과 고혈압증을 동반하는 「열감」은 한방제제의 적응으로 된다.

감기 증후군의 오한과 열감에 사용되는 생약과 처방

감염증에 의한 발열 중에서 한방제제요법의 대상이 되는 것은 감기증후군이다.

감기증후군은 외사(外邪)의 침습을 주(主)로 하는 「상한계질환(외감열병)」이므로 「경과변증」이 주체가 된다(그림5-1). 바이러스감염이 자극이 되어 열산생(産生)계와 열방사계(熱放射系)의 평형이 평상시보다 높은 레벨에 있을 때에 발열하는데,

- 체온의 상승기에는 오한과 오풍(惡風)을 동반하고, …
- 고온의 지속기와 하강기에는 열감과 오한 및 발한(發汗), …이 나타난다.

초기의 오한을 주(主)로 하는 기간은 태양병기의 표한증에 해당되고, 지속기는 태양병기의 표열증[주1], 하강기는 감기증후군 후반의 소양병기에 해당한다.

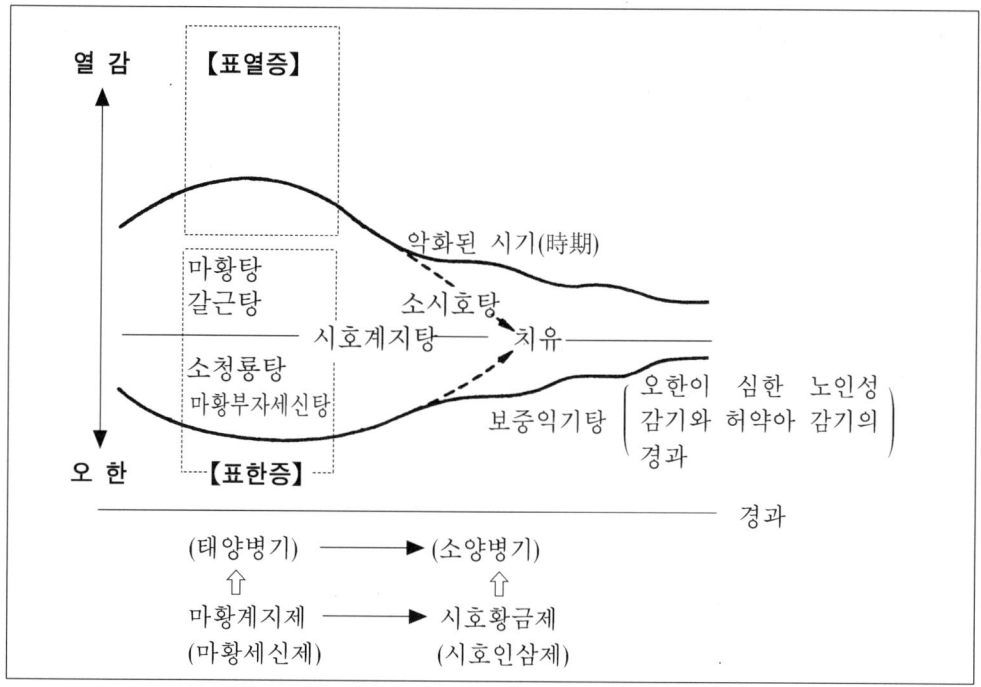

그림 5-1 감기증후군의 경과변증

감기증후군의 초기 열감과 염증성 병변(病変)이 현저한 「표열증(表熱證)」에 대한 「신량해표제(辛涼解表劑)」는 일본한방에서는 그다지 사용되지 않고 있다. 이 「표열증」은 현대의료에서는 항생제의 투여를 고려해야 할 상태라고 생각하고 있다.

오한과 열감이 있고 수양성 콧물을 동반하는 일반감기는 「표한증(表寒證)」에 해당한다. 이때의 증후는 일본한방에서는 중증도(重症度)에 따라서…

• 마황탕류가 적용되는 「상한(傷寒)」[주2]과 … • 계지탕이 적용되는 「중풍(中風)」…으로 분류되어 있다[주3].

주1) 초기의 증후(태양병기 : 표증)는 「병유발열오한자발어양야(病有發熱惡寒者發於陽也) 무열오한자발어음야(無熱惡寒者發於陰也)…」
(『상한』변태양병맥증병치상)에 따라서 오한과 열감의 정도에서 「표열증과 표한증」으로 분류된다(표 5-2). 이 분류는 이미 논의해온 것과 같이 일본한방(고방파)과 현대의 중의학에서 서로 차이가 있음이 인정된다.

주2) 「상한(傷寒)」은 「상한유오(傷寒有五) 유중풍유상한유습온유열병유온병기소고각부동(有中風有傷寒有濕溫有熱病有溫病其所苦各不同)」(『난경(難經)』제 58)과 같이 한사(寒邪)로 인한 증후(외감열병의 총칭)를 뜻하는 광의(廣義)의 용법과 마황탕류의 적응으로 되는 「표한 실증(表寒實證)」을 뜻하는 협의(狹義)의 용법, 두 종류가 있다.

주3) 『상한론』의 「태양병발열한출오풍맥완자명중풍(太陽病發熱汗出惡風脈緩者名中風)」, 「태양병혹기발열혹미발열필오한체구구역맥음양구긴자명상한(太陽病或已發熱或未發熱必惡寒体痛嘔逆脈陰陽俱緊者名傷寒)」의 기문(記文)을 여기에서는 증후의 중증도(重症度)의 정도로 했다. 또한 『상한론』에서는 외감병에 대한 이 이병명(二病名) 이외에 중갈(中暍), 중습(中濕), 경병(痙病), 온병(溫病) 등이 기록되어 있는데 일본한방에서는 중시되지 않는다.
중의학에서는 이 원인분류 중에서 「온병(溫病)」은 「상한(傷寒)」과는 다른 관점에서 변증을 해야 한다고 강

이 태양병기에는 마황과 계지(현재는 계피)가 배제(配劑)된 처방이 사용된다.

이들은 표 5-2에 예시(例示)한 주요증후에 따라서 구별지어 사용하는데 각(各)방제를 사용하기 위한 「주요증후와 경과(經過), 체력(体力)」을 포함한 종합진단이 일본한방의 「증(證)」의 개념이다. 이 증은 각(各)방제가 효과를 나타내기 위한 조건이라고 할 수 있다.

표 5-2 감기증후군의 초기(태양병기 · 표증)의 오한과 열감에 이용하는 한방제제

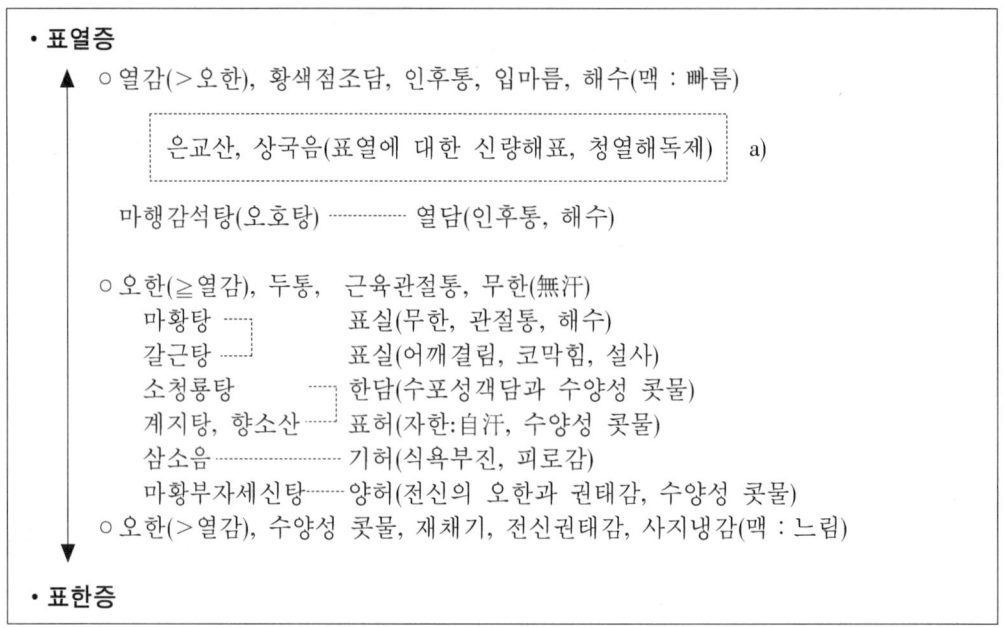

a)의 영역은 『상한론』을 주(主)로 하는 일본한방에서는 계지이월비일탕과 같은 마황 · 석고제를 합쳐서 대처해 왔다. 표열증에서 표한증의 분류는 단계적이고 일본한방에서 마황탕의 적응증후는 계지탕과 마황부자세신탕보다는 양증 증후에 사용하는 처방으로 한다. 그렇지만 본방 (本方)은 중의학적으로는 계지탕과 같이 표한증에 사용하는 신온해표제(辛溫解表劑)로 되어있다.

삼소음(參蘇飮)과 마황부자세신탕은 이증(기허와 양허)을 동반하는 표한증(表寒證)이다.

마황(麻黃)은 감기증후군 초기의 오한을 개선하는 주요한 생약이다.

마황에는 각종 경험적 효능(약능)이 상정되어 있는데(표 5-3), 기본적으로는 그 약성(藥性)이 「온(溫)」하므로 표한증을 「산한(散寒)」시키는 데 사용되어온 약물이다.

이 약능은 마황탕과 갈근탕을 시초로 하는 「신온해표제」에 관련된 것이고 그 일부는 마황에 함유된 ephedrine의 adrenaline양작용(교감신경흥분작용)으로 뒷받침할 수 있다[주4].

조하고 있다.

주4) 『상한론』에는 「발한후오한자허고야작약감초부자탕주지(發汗後惡寒者虛故也芍藥甘草附子湯主之)」와 같이 오한을 주(主)로 할 때는 「거한약(祛寒藥)」인 부자(附子)가 배제(配劑)된 처방이 사용되고 있다.
이 조문(條文)의 「허(虛)」는 중의학의 「양허(양기의 기능과 양(量)이 허쇠(虛衰)한 상태)」라는 병리를 뜻

표 5-3 마황(麻黃) (Mahuang, Ephedrae Herba)의 규격과 약능과 약리

약전(1985년) : *Ephedra sinica* STAPF. *E. intermedia*, *E. equisetina*의 건조초질경(乾燥草質莖)
JP. XI : *E. sinica* 또는 기타 동속(同屬)식물(Ephedraceae)의 지상경(地上莖)
      (일본에서 현재 사용되고 있는 마황의 대부분은 중국에서 수입한 것이다)

중의학 : (성미:性味)신(辛), 조금씀, 온(溫) : (귀경)폐(肺), 방광경(膀胱經)
일본한방 : 주치천해수기야(主治喘咳水氣也), 방치오풍(旁治惡風), 오한(惡寒), 무한(無汗),
      신동(身疼), 골절통, 일신황종(一身黃腫)(『약징(藥徵)』)

중의학의 약능(「약징」)	약리(藥理)
발한산한(發汗散寒)(겸치오풍오한무한) ………	발한작용(ephedrine)
마황탕, 갈근탕	체온상승(수전엑기스, ephedrine)
소청룡탕, 마황부자세신탕	입모근수축작용(ephedrine)
선폐평천(주치천해수기) ………………	기관지확장작용, 진해작용(전액, ephedrine)
마황탕, 마행감석탕, 오호탕	항(抗)알레르기작용 : 탈(脫)과립억제(수제엑기스)
소청룡탕	
이수소종(주치‥수기(水氣), 겸치신동골절통)…	이뇨작용(수제엑기스, pseudoephedrine)
월비가출탕, 마황탕, 소청룡탕	항염증작용(抗炎症作用)
마행의감탕, 의이인탕(薏苡仁湯)	모세혈관투과성항진억제(MeOH엑기스)
	칼리크레인(kallikrein)부종억제〔수제엑기스, 총(總)
	알칼로이드(alkaloid), pseudoephedrine〕
	아쥬밴트(adjuvant)관절염 억제(전액)

또 마황은 마황탕, 마행감석탕(가상백피 : 오호탕), 소청룡탕, 신비탕등 해수(咳嗽)를 목표로 사용하는 처방에 배제(配劑)되어 있는 점에서 「선폐평천」(宣肺平喘)이라는 약능이 상정되어 있다.

이것은 일본한방에 있어서 『상한론』처방의 임상경험에서 배제생약의 효능으로 도출된 「마황주치천해수기야(麻黃主治喘咳水氣也)」라는 『약징(藥徵)』의 약능론에 해당한다.

이 약능은 ephedrine의 기관지평활근(氣管支平滑筋)에 대한 β 작용과 항(抗)알레르기작용으로 설명할 수 있다.

그리고 마황의 「이수소종(利水消腫)」이라는 약능의 일부는 이뇨작용과 초기염증 모델에 있어서의 소염(消炎)작용에 관련된 것이다. 이것은 마황탕과 월비가출탕, 마행의감탕, 의이인탕 등을 관절 등의 염증성질환에 사용할 때의 약리학적인 판단자료가 된다.

하고 있다. 한방제제요법에서는 전신의 오한과 권태감, 수양성 콧물, 재채기 등을 개선하기 위해 마황부자세신탕(양허감기에 대한 보양거한제)이 사용된다.

또한, 일본한방에서는 마황부자세신탕의 적응증후는 「음허증(체력의 허증환자인 음증의 증후)」으로 습칭(習稱)되고 있으므로 양(兩)학파의 「음양허실」의 자의(字義)와 용법과의 차이에 유의할 필요가 있다.

또한 마황은 감초와 계지(계피)와의 편성을 기본으로 하고 그 위에 행인, 석고 등도 편성되어서 목적에 따른 처방군(마황제)이 형성되어 있다(그림 5-2).

감기증후군이 아급성기(亞急性期)~만성기(慢性期)가 되면 오한과 열감이 교대로 나타나는 일이 있다[주5].

그렇지만 현대의 보통감기 치료에는 초기에 서양약제를 사용하므로 정형적(定型的)으로 증후가 변화하는 것은 적다. 일반적으로 감기증후군의 후반에는 미열감, 식욕부진, 입이 쓰다(구내염), 코와 귀의 염증증후의 유발과 악화[주6], 흉협부(胸脇部)의 팽창감, 어깨 결림 등을 지표로서 초기의 태양병기에서 후기의 소양(少陽)·양명병기(陽明病期)로 이행(移行)했다고 생각하고 있다.

이때에는 소양병기의 주방(主方)으로 되어 있는 소시호탕(과 시호계지탕[주7])을 기본처방으로서 상기도(上氣道)의 염증성 병변을 동반하는 발열에는 소시호탕가길경석고[1], 바이러스감염증인 헤르펜기나(herpangina)를 동반하는 발열에는 황련해독탕[2]을 사용하는 등, 증후(症候)의 「한열(寒熱)」과 체력의 「허실(虛實)」에 따라서 표 5-4에 예시한 처방군(處方群)이 사용된다[3].

주5) 이것은 『상한론』에 「상한오육일(傷寒五六日) 왕래한열(往來寒熱) 흉협고만(胸脇苦滿) 묵묵불욕음식(默默不欲飲食) 심번희구(心煩喜嘔)……혹불갈(或不渴) 신유미열(身有微熱)……소시호탕주지(小柴胡湯主之)」 (변태양병맥증병치중)과 「신열(身熱) 한자출(汗自出)불오한(不惡寒) 반오열야(反惡熱也)」 (변양명병맥증병치)와 「본태양병불해(本太陽病不解) 전입소양자(轉入少陽者) 협하경만건구불능식(脇下硬滿乾嘔不能食) 왕래한열(往來寒熱)…여소시호탕(與小柴胡湯)」으로 예시되어 있는 것을 보면 일본한방에서는 중시되어온 증후이다.

주6) 『상한론』에는 「양명중풍(陽明中風)… 협하급심통(脇下及心痛)… 소변난유조열(小便難有潮熱) 시시얼이전후종(時時噦耳前後腫)… 여소시호탕(與小柴胡湯)…」(변양명병맥증병치)과 「소양중풍양이무소문(少陽中風兩耳無所聞)…」(변소양병맥증병치) 등이 있고 감기 증후군의 후기에 이하선, 중이염 등이 유발되는 점이 예시되어 있다. 이들을 참고로 해서 소시호탕(합향소산, 갈근탕, 오령산)과 형개연교탕이 사용된다.

주7) 『상한론』에는 「상한육칠일(傷寒六七日) 발열미오한(發熱微惡寒) 지절번동(肢節煩疼) 미구심하지결(微嘔心下支結) 외증미거자(外證未去者) (변태양병맥증병치하(變太陽病脈證併治下))」와 같이 반표반리증과 외증(늑표증)의 겸증(兼證)에는 시호계지탕을 사용한다는 지시가 있고, 시호계지탕은 소양병기의 주력(主力)인 소시호탕과 태양병기에 사용하는 계지탕과의 합제(合劑)라고도 생각할 수 있다.

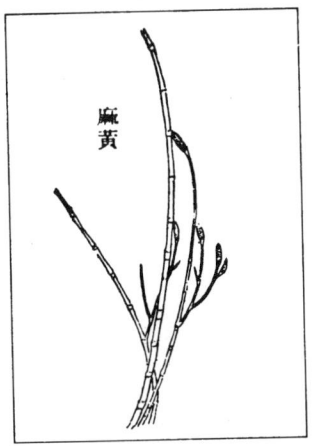

『식물명실도고』(오기준, 청대, 1848년)에 그려진 마황의 그림
• 속새(Equisetum속 식물)를 그린 것 같으며 저자가 원식물을 실제로 관찰했는지 의심스럽다

마행감석탕(점조담, 해수)

마황탕 (관절통, 해수)

석고

갈근탕(어깨 결림, 코막힘)

계피 | 마황, 감초

갈근 대추 생강
작약
세신 건강 반하
오미자

행인(杏仁)

소청룡탕(수양성 콧물과 가래)

그림 5-2 마황계피, 마황감초, 마황행인, 마황석고의 편성을 주로 한 처방의 관련(關連)

마황 이외의 배제생약에 따라서 방제의 특징이 서로 다르다. 소청룡탕은 비교적 장기연용(連用)에 적합한 조성(組成)의 마황제이다.
또한 월비가출탕도 마황 석고 감초를 주약으로 한 처방이다.
또 갈근탕은 계지탕(계피, 작약, 대추, 감초, 생강)에 마황과 갈근을 배합한 처방이고 계지탕의 관련처방 이기도 하다. 또 소청룡탕도 계지탕 관련처방으로 되는 경우도 많다.

표 5-4 감기증후군 후기의 오한과 열감

체력의 실증 · 증후의 열증(일본한방의 양실증)

• 방풍통성산 : 두통, 어깨결림, 부(副)비강염, 얼굴의 상기감

• 소시호탕 : 미열(왕래한열), 입이 씀(口苦), 식욕부진, 어깨결림,

황련해독탕(시호해독탕)ᵃ⁾ : 구내염, 입이 씀(口苦), 얼굴의 상기감, 두통

합(合)
갈근탕 (시갈탕)ᵇ⁾ : 코막힘, 어깨결림
계지탕 (시호계지탕) : 미열, 두통, 식욕부진, 상복부통
반하후박탕(시박탕) : 인후두이상감증, 기침
향소산 (시소음) : 식욕부진, 두통, 어깨결림

• 시호계지건강탕ᶜ⁾ : 미열, 두한(頭汗), 입이 씀, 피로감, 오한
• 맥문동탕ᵈ⁾ : 만성해수(점조담, 마른기침), 목의 건조감
• 보중익기탕 : 전신권태감, 식욕부진, 하지탈력감(下肢脫力感), 오한(저녁무렵의 미열)

체력의 허증 · 증후의 한증(일본한방의 음허증)

a) 『상한론』의학에서는 시호와 황련(및 시호와 마황)을 동일처방으로 배제(配劑)하는 것은 드물다. 그렇지만 중국전통의료의 대부분의 처방집 속에는 이 원칙을 탈출한 처방도 인정된다.
b) 인후두염과 점조담을 동반할 때에는 소시호탕합마행감석탕과 시함탕, 신비탕을 사용한다. 또 소

시호탕가길경석고와 갈근탕을 합하면 시갈해기탕(柴葛解肌湯)의 방의(方意)에 가까워진다.

c) 오한, 수양성 콧물, 위장허약을 동반할 때에는 영감강미신하인탕(苓甘姜味辛夏仁湯)도 유용하다. 본방(本方)은 소청룡탕의 마황과 계피라는 표증 약미(藥味)를 제외한 방의(方意)의 처방 (한담에 대한 온폐화담제)이다.

d) 죽여온담탕, 자음지보탕, 자음강화탕도 비슷한 처방이다(음허에 바탕을 둔 보음보기제).

오한과 열감에 있어서의 전통의료의 병리

예전의 결핵성 조열(潮熱)과 같이 저녁에 국한된 발열이 있고 피로권태감이 있는 경우에는 삼소음(參蘇飮)과 보중익기탕 등이 사용된다. 이들은 「상한계질환」이어도 치료가 지체되었을 때에는 「병리변증」도 필요하게 된다는 점에서 「기허」에 대한 「보기(補氣)」를 치료방침의 바탕에 둔 것이다.

현대의료에서는 감염증이 지연되는 원인(기허와 양허라는 병리의 허증)을 갖는 개체(個體)의 미열감, 오한, 권태감, 식욕부진, 끈질긴 해수(咳嗽) 등의 근심에 대한 관리의료가 한방제제의 주된 수비범위라고 생각한다.

이 목적을 위해 시박탕, 보중익기탕, 맥문동탕, 죽여온담탕 등이 사용되고 있다.

이상과 같이 「상한계질환」의 감기증후군에 따르는 오한과 열감에 대해서 「경과변증(태양병기와 소양병기)」을 고려하여 정리하였다.

한편, 고혈압증과 불특정근심호소증후군 등의 「잡병계 질환」에도 오한과 열감을 동반하는 것이 있다. 이들에게는 중국전통의료의 「병리변증」을 행하고 기・혈・수(氣・血・水)의 실조(병리의 허실)에 대응하는 약능(藥能)에 따라서 중약과 그것을 편성한 방제군(方劑群)이 선별(選別)된다.

예를 들면,

- 고지질혈증(高脂質血症)을 동반하는 성인병과 부인갱년기 장애의 열감, 얼굴의 상기감등은 「어혈, 혈열, 기체」라는 병리를 상정해서 대황제와 활혈제를 적응(適応)하고, …

- 체력허약자의 식은땀, 입의 건조감, 무릎의 탈력감(脫力感), 손과 발바닥의 「화끈거림」은 「음허에 의한 허열증(오심번열)」[주8]으로 변증하여, 「보음청허열제」인 삼물황금탕(三物黃芩湯)을 사용하며,

- 체력허약자의 사지(四肢), 허리, 전신(全身)의 냉감(冷感)과 편두통 등의 증후는 「기

주8) 이 경우의 「음허」는 『소문(素問)』의 「음기소이양기승(陰氣少而陽氣勝) 고열이번만야(故熱而煩満也)」(역조론)와 「음허이양실(陰虛而陽實) 고선열이갈(故先熱而渴)」(학론)에 예시된 「음액이 허한 상태」를 뜻하는 중의학적인 용법이다.

허, 혈허, 수체」증이므로 오수유탕과 당귀사역가(加)오수유생강탕… 등이 「병리와 약
능」에 따라서 분리되어 사용된다(표 5-5).

표 5-5 잡병계질환에서의 오한(냉증)과 열감(얼굴의 상기감)에 대한 병리와 약능, 방제

◎ 일본한방의 양실증 (고지질혈증경향) : 열감
- 고혈압증, 고지질혈증을 동반하는 얼굴의 상기감, 안면홍조, 초조감, 불면, 복부팽만감
  (혈어, 혈열 ← 활혈, 양혈:凉血) 삼황사심탕, 황련해독탕, 계지복령환, 온청음
- 부인갱년기장애와 고지질혈증을 동반하는 얼굴의 상기(냉상기증), 잦은분노, 불면
  (혈어, 기체 ← 활혈, 이기:理氣) 통도산, 도핵승기탕, 계지복령환, (가미소요산)

- 체력허약자의 입마름, 손과 발바닥의 열감, 현기증, 심장이 두근거림, 피부건조
  (음허 ← 보음청허열) 삼물황금탕, 자음강화탕, 당귀음자, 자감초탕, 온경탕

- 위장허약자의 전신과 사지의 냉감(冷感)저림, 손쉬운 감염성, 권태감, 복부팽만감
  (기허, 양허 ← 보기, 보양) 보중익기탕, 인삼탕, 오적산, 오수유탕, 진무탕
- 빈혈경향자의 전신(全身)과 사지의 냉감저림, 피로감, 불면
  (혈허, 기허 ← 보혈, 보기) 십전대보탕, 인삼양영탕, 귀비탕(산조인탕)
- 체력저하자의 부종을 동반하는 전신(全身)과 사지(四肢)의 냉감저림, 현기증, 두중감
  (頭重感)
  (수체, 기허, 혈허 ← 이수, 보기, 보혈) 당귀작약산, 반하백출천마탕, 당귀사역가오수
  유생강탕, 영강출감탕, 청심연자음, 진무탕

◎ 일본한방의 음허증(빈혈경향) : 냉감(冷感)

이들 잡병계질환의 오한(냉증)과 열감(얼굴의 상기감)의 조정은 한방제제가 유용(有用)
한 영역인데 그 자세한 것에 대해서는 제6장에서 논하기로 하자.

───── 참고문헌

1) 瀨長良三郎, 川島壓平, 水原春郎외 : 소아상기도염에 대한 소시호탕가길경석고의 임상치험
   (治驗)성적에 대해서. 소아임상, 38(6), 1409~1413(1985)
2) 內本榮光 : Herpangina에 황련해독탕엑기스제제. 현대동양의학, 8(1, 임증) 242~243 (1987)
3) 鎌田慶市郎 : 상기도(上氣道), 하기도(下氣道)의 급성염증과 한방치료. JOHNS, 6(4), 546~
   548(1990)

제6장

냉증과 냉상기증을 개선하는 생약

「냉증(冷症)」과 「냉성(冷性)」

「냉증(冷症)」은 「냉성(冷性)」이며; 개인차가 커서 그 정의는 애매하지만, 일반적으로 신체 전체와 수족(手足), 허리 등 특정부분에 냉기를 느껴서 괴로운 증후군이다[1].

전신(全身)과 국소(局所)가 차가워지는 상태는

- 빈혈증, 저혈압증, 심부전, 혈전증, Burger병 등의 혈액혈관계(血液血管系)질환과…
- 하수체기능부전증(Simmonds병), Sheehan증후군, Addison병, 갑상선기능저하증 등 호르몬 생산장기의 이상(異常)…
- 만성 관절류머티즘 등, 만성의 소모성질환 및 그것에 동반하는 Raynaud증후군…과 같은 기질적 병변(病變)의 미증상(微症狀)으로서의 「냉증」도 있다.

이와 같은 경우에는, 원(原)질환에 대한 서양의학적인 치료를 주(主)로 하고, 냉감에 대해서는 니코틴산제제(製劑), 비타민E, PG제제와 순환호르몬제제(kallikrein) 등의 순환개선제가 사용된다. 이를 위해 현대의료에서는 「냉증」도 서양의학의 병리진단을 먼저 행하고, 서양의학적 처치를 우선하는 것과, 한방제제를 병용(倂用)할 수 있는 것을 변별(辨別)하는 것이 필요하다.

냉증에 사용되는 생약과 처방

한방제제의 주요한 적응이 되는 것은, 특별하게 뚜렷한 질환을 동반하지 않는 냉증이고, 정신적 스트레스와 부인갱년기의 내분비환경의 가벼운 혼란에 의해서 수족(手足)과 허리의 혈관운동신경이 실조(失調)됐다고 생각되는 증후이다[주1),2)].

이와 같은 냉증은 국부(局部)가 반드시 저온인 것은 아니고, 「냉감과민(冷感過敏)」을 배경으로 하고 있는 것도 많다.

그 때문에 환자의 개성과 그 시점의 증후에 따라서 방제(方劑)를 선별하는 전통의료의 사상을 응용하면 한방제제만으로도 어느 정도의 효과를 얻을 수 있는 경우도 많다.

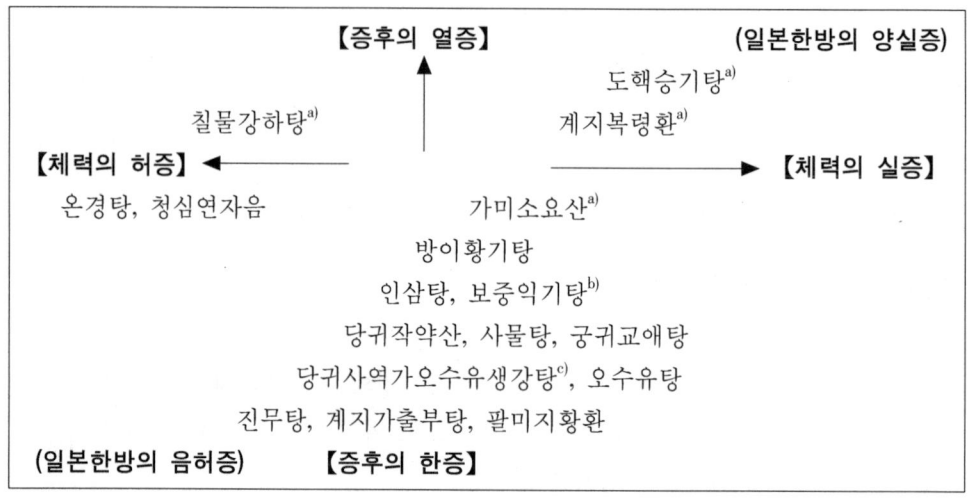

a) 이들은 냉상기증(冷上氣症)에도 사용된다(그림6-3).

b) 복부의 냉증에는 이들 처방 이외에도 소건중탕, 대건중탕, 당귀건중탕, 황기건중탕 등의 건중탕류와 진무탕이 사용된다.

c) 허리, 등(背)의 냉증을 주(主)로 하는 경우에는, 본방(本方)에 덧붙여서 소경활혈탕, 영강출감탕, 오적산, 팔미지황환, 우차신기환, 당귀탕 등도 사용된다.

그림 6-1 냉증에 사용하는 처방의 증후와 체력

단, 두드러진 부정수소(不定愁訴)를 동반하는 냉증에는 우선 자율신경조정제와 향정신제(마이너 트랭퀼라이저:tranquilizer)와 한방제제를 병용하고, 이어서 한방제제를 주(主)로 하고 서양약제를 점차 줄여 가는 것도 현실적이다.

또한, 냉증을 호소하는 사람은 비교적 체력이 없고, 여름에도 두꺼운 양말을 신고, 냉방바람이 직접 닿는 것을 피하고, 따뜻한 음식물을 선호하며, 겨울에는 두꺼운 옷을 입고 전기담요를 사용한다.

주1) 감기증후군과 같은 「외감병(상한계질환)」에 바탕을 둔 전신의 오한과 오풍(惡風)이라는 주소(主訴)에 사용되는 마황부자세신탕 등에 대해서 이미 정리했기 때문에 본장에서는 주로 비감염성인 기능성질환에 따른 냉증〔내상잡병(內傷雜病) : 잡병계질환〕에 대해서 논하기로 한다.

이와 같은 망진(望診)과 문진(問診)으로 얻은 환자의 전체상(全体像)은 한방의학적인 투약목표(특히 일본한방의 음허증의 판단)로서 유용(有用)하다.

냉증에 자주 사용되는 한방처방은, 일본한방의 증후(병성의 한열)와 체력진단(체력의 허실)으로 표시된 좌표의 제3분면에 정리되는 것이 많다(그림6-1). 이들 처방 중에서는 야윈 여성의 냉증에는 당귀작약산[3,4]이 범용(汎用)되고 있고, 또한 사지(四肢)의 냉증을 주증상으로 하고, 한랭(寒冷)에 따라서 악화되는 두통, 요통, 복통에는 당귀사역가오수유생강탕[5~7]을 음용한 보고(報告)도 많다.

이들은 모두 당귀천궁을 주약(主藥)으로 하고 있는 점에서 사물탕, 궁귀교애탕과 비슷한 처방이다.

또, 인삼제(人參劑), 건중탕류(建中湯類), 부자제(附子劑)등도 이용되는데,
- 이른바 복부의 냉증에는 인삼탕[주2),8], 보중익기탕, 오수유탕, 대건중탕[주3),9]과 소건중탕[10], 오적산 및 진무탕··
- 허리의 냉감(冷感)에는 영강출감탕[주4),11], 팔미지황환[12),13], 계지가출부탕[14],··
- 등(背)의 냉감에는 당귀탕,···과 같이 차가워지는 부위에 따라서 구분하여 사용하고 있다.

이들 중에서 부자(附子)와 오두(烏頭)[주5]를 배제(配劑)한 진무탕과 팔미지황환 등의 처방은, 일본한방에서는 『상한론』의 소음병과 궐음병(厥陰病)의 증후를 목표로 해서 사용되고 있다.

냉증, 권태감등 음병기의 증후는 생체기능의 저하상태를 상기(想起)시키는 것이고, 부자(附子)와 오두(烏頭)는 「이수(축수)」라는 약능을 개재(介在)시켜서 냉증과 동통을 개선한다고 생각하고있다.

한편, 중국에서는 부자류(附子類)생약은 「양허(陽虛)」[주6]라는 병리에 대한 「보양약(회양구역약)」으로 생각하고 있다.

주2) 수족(手足)의 냉증을 동반하고 권태감, 식욕부진, 위부(胃部)정체감, 설사경향의 만성 위염에 주효한 예(例)가 보고되고있다.
주3) 냉증을 동반하는 노인성 이레우스(ileus)에 사용되고 있다.
주4) 냉증과 수종(水腫)을 동반하는 요하지(腰下肢)의 동통(疼痛)에 사용된다.
주5) 생약학적으로는 Aconitum속(屬)식물의 자근(子根)을 부자(附子), 모근(母根)을 오두(烏頭)라 불렀다. 현재는 감독(減毒)처리(수치 : 修治)가 된 생약을 부자(포부자, 염부자), 수치 되어있지 않은 것을 오두(천오두)라고 한다. 현재의 규격(規格) 의료용 한방제제(醫療用 漢方製劑)에는 오두를 배제(配劑)한 처방은 사용되고 있지 않다.
주6) 일본한방에서는 『상한론(傷寒論)』 기문(記文)의 병리에 관한 부분을 중시하지 않기 때문에, 「양허」라는 병리를 뜻하는 술어는 그다지 사용되고 있지 않다. 그렇지만, 일본한방의 중요한 교과서인 『상한론』에는 「소음병(少陰病) 맥미(脈微) 불가발한(不可發汗) 망양고세(亡陽故世) 양기허척맥약삽자(陽己虛尺脈弱澁者) 복불가하지(腹不可下之)」로 되어있으며, 현대중의학의 양허(陽虛)에 해당하는 병리가 「망양(亡陽)」으로서 나타나 있다.

이와 같은 부자오두류(附子烏頭類)생약의 경험적 약능의 일부는, 함유성분의 실험적 약리로 계속 밝혀지고 있는데, 신진대사를 활성화하는 보양(補陽)이라는 약능의 해명(解明)은 앞으로의 검토과제이다(표6-1, 그림6-2).

표6-1 부자(附子)(Fuzi, Aconiti Radix Lateralis Preparata)의 규격과 약능과 약리

약전(1985년) : *Aconitum carmichaeli* DEBX.의 자근(子根) 가공품

가공부자(加工附子) : *A. carmichaeli* 와 기타 근연식물(Ranunclaceae)의 괴근(塊根)을 감독(減毒)처리한 것이다.

현재 일본의 의료용 한방제제에 배제(配劑)되어있는 부자(附子)는, 상기(上記)한 가공부자 및 같은 방식으로 조제된 수치부자(修治附子)라고 부르고 있는 것이다.

또, 상기(上記)한 중국산 부자(附子)의 분말(포부자말)도 조제원료로서 일부 사용되고 있다.

중국에서는 *Aconitum*속(屬)식물의 괴근(塊根)을 건조시킨 오두(천오두 : *A. kusnezoffi*)와 감독(減毒)처리를 한 부자(포부자, 부편, 쾌편 ; 염부자)로 구분하여 사용하고 있다.

신농본초경(神農本草經) : 미신온(味辛溫) 주풍한해역사기(主風寒欬逆邪氣) 온중(溫中) 금창(金瘡) 파류견적취혈하(破瘤堅積聚血瘕) 한습위벽(寒濕踒躄) 구련슬통불능행보(拘攣膝痛不能行步)

중의학(中醫學) : (성미;性味) 신감(辛甘) 대열(大熱), 유독(有毒), (귀경;歸經) 귀심(歸心) 신(腎) 비경(脾經) (주치;主治) 회양구역(回陽救逆) 보화조양(補火助陽) 축풍한습사(逐風寒濕邪)

일본한방 : 주축수야(主逐水也) 고능치오한(故能治惡寒) 신체사지급골절동통(身體四肢及骨節疼痛) 혹침중(或沈重) 혹불인(或不仁) 혹궐냉방치복만(或厥冷旁治腹滿) 실정(失精) 하리(下痢)

약 능(藥能)	약 리(藥理)
회양구역(回陽救逆), 보화조양(치(治)오한, 궐냉) ············	강심(强心)작용(higenanine, coryneine)
계지가출부탕	혈압상승작용(aconitine)
진무탕, (사역탕)	혈관확장작용(aconitine)
팔미지황환, 우차신기환	신진대사촉진작용(aconitine)
	뇌회백질(腦灰白質)의 조직호흡촉진
	간(肝)단백생합성촉진(蛋白生合成促進)
	면역활성작용(非알칼로이드성분)
축풍한습사(치(治)…신체사지골절동통)············	진통작용(mesaconitine)
계지가출부탕	국소마취작용(aconitine)
대방풍탕	항염증작용(mesaconitine, 非알칼로이드성분)
팔미지황환, 우차신기환	
┈┈┈┈┈┈┈┈┈	혈당강하작용
┈┈┈┈┈┈┈┈┈	항(抗)스트레스 궤양작용

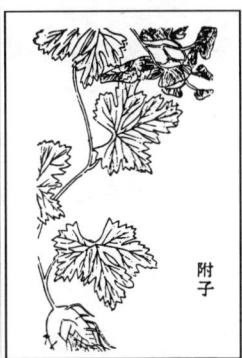

『식물명실도고』(오기준, 청대 1848년)에 그려져 있는 부자의 그림
• *Aconitum*속(屬)식물의 특징이 그려져 있다.

附子

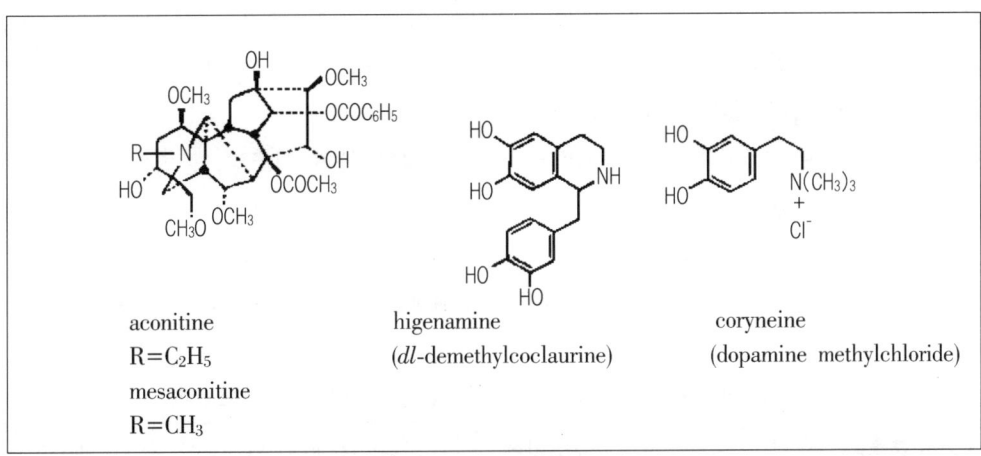

aconitine
R=C₂H₅
mesaconitine
R=CH₃

higenamine
(*dl*-demethylcoclaurine)

coryneine
(dopamine methylchloride)

그림 6-2 부자(附子), 오두(烏頭)의 활성성분

냉증에 있어서의 병리의 허증(虛證)과 처방

냉증은 전신(全身)과 사지(四肢)의 냉감이라는 자각증상 이외에 안면창백과 빈뇨다뇨(頻尿多尿)[주7] 등으로도 확인된다. 중의학에서는 냉증의 병리는 생체의 기능(양기 : 기)과 구성성분(음액 특히 혈 : 血)의 허쇠상태(병리의 허증)라고 생각하고있다.

주7) 『상한론』변태음병(辨太陰病)에는 빈뇨는 「한증(寒證)」으로 하고 「자리불갈속태음(自利不渴屬太陰) 이기장유한고야(以基臟有寒故也) 당온지(當溫之)」, 『금궤요략(金匱要略)』에는 맑은 콧물이 있는 상태도 「한증」으로 하고 있다 「부중한가희흠(夫中寒家喜欠) 기인청체출(其人淸涕出)…」. 또한 『소문(素問)』지진요대론(至眞要大論)에는 소변이 맑은 상태는 「한증」이라고 한다.
「…수액혼탁개속간열(水液渾濁皆屬干熱) 제병수액징청랭개속간한(諸病水液澄淸冷皆屬干寒)」

즉, 표6-2에 예시한 것처럼,

- 권태감, 무기력, 동계(動悸)로 숨이참, 전신사지(全身四肢)의 냉감, 빈뇨(야간빈뇨), 이상변(泥狀便) 등의 증후는 「기허(氣虛)와 양허(陽虛)」로 상정(想定)되므로 인삼을 주(主)로 하는 인삼탕, 대건중탕, 오수유탕과, 계지가출부탕, 진무탕, 대방풍탕 등의 인삼 및 부자를 포함하는 「보기보양제(補氣補陽劑)」의 적응으로 되고,

- 안면창백으로 입술색이 엷고 피부와 함께 건조경향이 있고, 현기증, 동계(動悸)로 숨이참, 불면, 수족(手足)의 저림과 냉감(冷感), 월경량(月經量)이 적은 것은 「혈허(血虛)」[주8]로 상정되므로 당귀(當歸), 지황(地黃)을 주(主)로 하는 사물탕(四物湯)에 관련되는 「보혈제(補血劑)」(궁귀교애탕, 십전대보탕, 귀비탕) 등이 사용된다.

이와 같은 「기허, 양허, 혈허」등 병리의 허증(≒일본한방의 체력의 허증)을 갖고 있는 환자는 「한사(寒邪)와 습사(濕邪)」의 침습(侵襲)을 받기 쉬우므로[주9], 이와 같은 요인이 있는 환자에게 「한증」이 자주 발현(發現)한다.

또한, 「혈허(血虛)」의 증후에 손, 발바닥의 열감, 입과 목의 건조감, 불면 등의 「가열증(假熱證) (허열증(虛熱證))」이 나타나는 경우는 「음허(陰虛)[주10]가 되는데, 이 경우에는 한증(寒證)과 가벼운 열증(熱證)이 뒤섞여 「냉상기(冷上氣)」로 된다. 온경탕, 칠물강하탕, 삼물황금탕, 육미환 등의 지황제(「자음보혈제(滋陰補血劑)」)가 사용된다(그림6-3).

표6-2 냉증에 있어서의 병리의 허증(虛證)과 조정방제(調整方劑)

> - **기허(氣虛)** (무력감, 말수가 적다, 목소리에 힘이 없다, 동계(動悸), 숨이 참, 식욕부진)
>   **←보기(補氣)**
>   　인삼탕 (권태감, 식욕부진, 복부팽만감, 차가워지면 배가 아프다, 연변경향:軟便傾向, 냉증, 빈뇨)[a]
>   　소건중탕 (권태감, 안색이 나쁘고 불활발:不活發, 식욕이 줄고 대변 일정하지 않음, 복통, 토분변:兎糞便)
>
> - **양허(陽虛)** (만성질환과 나이 먹는데 따른 생리기능의 저하상태, 기허의 증후＋한증) ←
>   **보양(補陽)**

주8) 「…혈탈자(血脫者) 색백요연불택(色白夭然不澤) 기맥공허(基脈空虛)…」(『영추(靈樞)』결기(決氣)) 에 혈탈(혈허)에 의해서 안면창백하고 피부가 건조하며, 아름다움이 없어지는 것이 예시되어있다.
　또 망진(望診)에 의해서 안면이 흰것은 한증(寒證)이라고 기록되어있다 (…시기오색(視其五色)…황적위열백위한(黃赤爲熱白爲寒)…)『소문(素問)』거통론(擧痛論).

주9) 「…풍우한열부득허사불능독상인(風雨寒熱不得虛邪不能獨傷人)」『영추(靈樞)』(백병시생:百病始生)으로, 사(邪:발병원인 또는 유인)만으로는 발병하지 않고 허(虛)(생리기능의 저하 상태)를 지닌 사람에게 사(邪)가 침입해서 발병한다고 여기고 있다. 이것은 현대의 면역학의 사고방식과 통하는 점이다.

주10) 이 「음허(陰虛)」는 생체(生体)의 구성성분(음액)이 허쇠한 상태를 뜻하는 중의학적 용법(中醫學的 用法) 이다 : 음기소이양기승(陰氣少而陽氣勝) 고열이번만야(故熱而煩滿也)
　〔『소문(素問)』역조론(逆調論)〕

진무탕 (권태감, 기력저하, 복냉통(腹冷痛), 연변(軟便), 진흙상태의 변, 수양변 설사, 하지(下肢)의 부종(浮腫))

팔미지황환(권태감, 정력과 시력의 감퇴, 허리와 사지의 탈력(脫力)감과 냉감, 야간 빈뇨)

- **혈허(血虛)** (안색이 나쁘고 윤기가 없다, 피부건조, 현기증, 동계, 저림) ← **보혈(補血)**

  사물탕 (안면창백, 피부건조, 침침한 눈, 동계(動悸), 사지(四肢)의 냉감, 저림, 생리불순)

- **기허혈허(氣虛血虛)** (기허의 증후＋혈허의 증후)   ← **보기보혈(補氣補血)**

  십전대보탕(식욕부진, 안면창백, 빈혈경향, 피부건조, 현기증, 사지의 냉감과 저림)

  온경탕 (입술의 건조, 손바닥의 화끈거림[b] : 피부건조, 사지의 냉감과 저림, 생리불순)

a) 오수유탕(구기, 두통, 복냉감), 대건중탕(복냉감, 복부팽만감), 당귀탕(등과 사지의냉감, 복냉통) 등도 관련된 인삼제이다.

b) 이들은 「혈허음허」에 바탕을 둔 가열증(仮熱證)이고, 칠물강하탕, 가미(加味)귀비탕, 삼물(三物)황금탕 등의 목표증후와 유사하다.

냉증에 있어서의 병리의 실증(實證)과 처방

또 「기허(氣虛)와 혈허(血虛)」라는 병리의 허증은 결과로서 병리의 실증(수체담음과 혈어)을 동반하는 「허실착잡(虛實錯雜)」상태가 되므로, 「기허와 혈허」에 대한 배려가 이루어진,··

- 이수화담제(복령음, 영강출감탕, 방기황기탕, 당귀작약산, 당귀사역가오수유생강탕) 와··

- 활혈제(계지복령환, 여신산, 가미소요산, 소경활혈탕, 온경탕)···등도 사용된다(표6-3)

병리의 실증을 주(主)로 하는 냉증은, 냉상기증(冷上氣症)이 되는 일이 많다[주11]

표6-3 냉증에 있어서의 병리의 허실착잡상태(虛實錯雜狀態)와 조정방제

- **기허담음(氣虛痰飮)**(기허의 증후＋현기증, 두통, 메스꺼움, 상복부의 답답함, 위부진수음 : 胃部振水音)   ← **보기화담(補氣化痰)**

  반하백출천마탕(두중감 : 頭重感, 현기증, 메스꺼움, 식욕부진, 복부팽만감, 냉증경향)[a]

주11) 특수한 예로서 입과 혀의 건조감, 변비, 복부팽만감 등의 「열증(이열증)」이 현저한데도 불구하고 수족(手足)의 냉증을 호소하는 경우에, 석고제(石膏劑)의 백호탕과 대황망초제(大黃芒硝劑)의 대승기탕(大承氣湯)이 사용되는 일이 있다. 이때에는 맥증(脈證)(빠름, 有力)과 설증(舌證)(설태황, 건조), 복증(腹證)(복력있음)을 확인할 필요가 있다 : 「상한맥활(傷寒脈滑)이궐자(而厥者) 이유열(裏有熱) 백호탕주지(白虎湯主之)」『상한론(傷寒論)』궐음병(厥陰病).

- **혈허수체(血虚水滞)[b]** (혈허의 증후+현기증, 두통, 부종)　　　← **보혈이수(補血利水)**
  당귀작약산(현기증, 두중감, 피로감, 어깨 결림, 복통, 하지의 부종, 생리불순)
  당귀사역가오수유생강탕(두통, 배·허리·사지의 냉통감, 레이노 증상 동창:凍瘡, 생리불순)

- **혈허혈어기체(血虚血瘀氣滯)**　　　　　　　　← **보혈활혈이기(補血活血理氣)**
  가미소요산(냉상기:冷上氣, 두통, 어깨 결림, 불면 등의 호소로 정서불안정, 생리불순)

a) 육군자탕, 복령음도 관련처방이다.

b) 현기증을 동반하는 냉증에는, 경험적으로 사물탕과 영계출감탕의 합방(연주음;連珠飮)이 사용되고 있다.

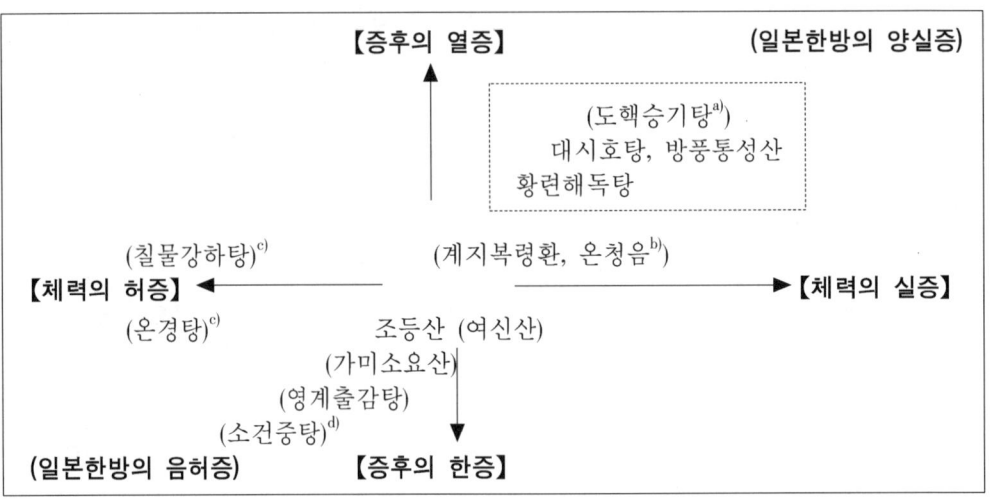

( )내의 처방은 주로 「냉상기(冷上氣)」에 사용되는 것이다.

a) 통도산, 대승기탕 및 삼황사심탕도 비슷한 처방이고, 「혈어(혈열)」와 함께 「기체(氣滯)」가 관여한 얼굴상기증(上氣症)에 사용된다.

b) 청상방풍탕도 비슷한 처방이고, 안면에 좌창(여드름)을 동반하는 얼굴상기증에 사용된다.

c) 가미(加味)귀비탕도 비슷한 처방이고, 빈혈경향으로 심계항진(心悸亢進), 불안감을 동반하는 냉상기감(冷上氣感) (「음허」에 의한 가열증:假熱證)에 사용된다.

d) 본 방(方)은 과민성장증후군(過敏性腸症候群)과 같은 「냉복(冷腹)」에 사용되는 처방인데 『금궤요략(金匱要略)』에는 「수족번열(手足煩熱), 목과 입의 건조」등의 가열증(≒냉상기증)에 사용하는 것이 예시되어 있다.

점선으로 묶은 처방은 서양의학의 A형 행동패턴에 해당하는 증후를 목표로서 사용된다.

그림6-3 얼굴상기감(上氣感)과 냉상기증(冷上氣症)에 사용되는 처방의 체력과 증후

예를 들면, 두통, 어깨 결림과 함께 안면홍조, 설하정맥노장(舌下靜脈怒張), 소복경만(少腹 硬滿), 소복급결(少腹急結), 제방압통(臍傍壓痛) 등의 소견(所見)에 따른 냉상기증(冷上氣 症)은 부인갱년기 증후군으로 본다. 특히 부인갱년기의 주 증상인 hot flushes(안면의 홍조 와 열감)에는 계지복령환과 가미소요산(加味逍遙散)이 유용(有用)하다는 보고(報告)가 있 다[주12),15~17].

이와 같은 증후(症候)는 고지질혈증(高脂質血症)의 성인병(특히 A형행동)으로도 보고,「혈 어(血瘀)와 기체(氣滯)」에 바탕을 두고 있으므로, 이것을 조정(調整)하기 위해 도핵승기탕, 통도산, 삼황사심탕, 황련해독탕, 가미소요산 등의 「활혈이기제(活血理氣劑)」가 체력에 따 라 사용되고 있다(그림6-3).

한편 냉상기증(冷上氣症)에는 앞에서도 언급했듯이 허증병리(虛證病理)의 「음허(陰虛)」 에 의한 가열증(仮熱證)도 상정(想定)되어 있으므로,「병리(病理)와 체력(体力)의 허실(虛 實)[주13),18]」을 개개(個個)의 증례로 판단하는 것이 필요하다.

이처럼 냉증(冷症)의 병리(病理)에는, …

• 생리기능(生理機能)의 허쇠상태(虛衰狀態)와, …

• 발병유인(發病誘因)의 침습(侵襲)과 축적(蓄積)〔한사(寒邪)라는 외부요인과 수체담음 (水滯痰飲)이라는 병리산물(病理産物)〕…

이 관여하고 있으므로, 병리의 허증에 대한 보약(補藥)과 병리의 실증(實證)에 대한 사 약(瀉藥)을 편성한 각종 방제가 이용된다[19].

──── 참고문헌

1) 寺澤捷年 : 한방의학에 있어서의 냉증의 인식과 그 치료. 생약, 41(2), 85~96 (1987)

2) 谿 忠人 : 증후군과 한방제제(5) 오한과 열감을 개선하는 생약. 약국, 39(9), 1335~1340 (1988)

3) 槇本 深, 小國親久 : 냉증등을 주소(主訴)로 하는 증례(症例)에 대한 TJ23, TJ24의 치료효과. 진찰과 신약, 18(2), 473~481 (1981)

4) 馬嶋恒雄, 小川雅利, 秦 宏樹 외 : 부정수소 증상에 대한 한방제제의 적응과 그 한계. 산과 (産科)와 부인과, 49(3), 400~405(1982)

5) 岩田宏敏, 笠松隆洋, 宮下和久 외 : 일본한약(和漢藥)당귀사역가오수유생강탕이 말초 순환기 능에 미치는 영향. 진찰과 신약, 20(11), 2625~2635(1983)

주12) 이들 활혈제(活血劑)는 갱년기장애의 에스트로겐(estrogen)이나 남녀혼합 호르몬 치료에 있어서의 고지질 혈증(高脂質血症)에 응고항진(凝固亢進) 상태를 목표로 한 병용제(併用劑)로서도 유용하다.

주13) 본서에서는 허실(虛實)을, 중의학의 병리변증에 따라서 사용할 때에는 「병리의 허실」로 하고, 일본한방의 체력 여력의 정도를 나타낼 때에는 「체력의 허실」로 칭하고있다.

6) 小野孝彦, 松本克彦, 西本 隆 외 : 교원병의 말초순환장애에 대한 당귀사역가오수유생강탕
　　의 효과. 화한의약학회지(和漢醫藥學會誌), 3(2), 77～82(1986)

7) 木下 勤 : 부인냉증치험(治驗). 현대동양의학, 6(1임증), 186～187(1985)

8) 若狹一夫 : 만성위염의 한방치료경험. 한방의 진찰, 5(3), 28～30(1986)

9) 原敬二郞, 山下靑史朗 : 노인환자의 이레우스(ileus) 합병에 대한 한방약치료의 경험. 일동의
　　지(日東醫誌), 33(4), 199～204(1983)

10) 關 症威 : 수술 후 장유착증의 한방방제에 의한 치료경험과 수술적응에 대해서. 화한의약
　　학회지(和漢醫藥學會誌), 4(2), 94～99(1987)

11) 伊藤不二夫 : 요하지통에 대한 영강출감탕, 기초와 임상, 18(1), 295～307(1984)

12) 鎌野俊彦, 靑木 稔, 伊藤和光 : 만성요통에 대한 계지복령환, 팔미지황환의 치료경험. 신약
　　과 임상, 29(9), 1493～1498(1980)

13) 仁科文男 : 요추골조송증(粗鬆症)에 대한 팔미지황환, 진무탕 등의 효과. 한방 진료, 6(5),
　　36～39(1987)

14) 小川秀道, 猪俣 光孝, 保坂 眞 외 : 계지가출부탕 및 소경활혈탕의 병용에 의한 만성요통
　　의 치료경험. 현대동양의학, 2(3), 93～98(1981)

15) 堀好 博, 杉山正子, 杉浦正彦 외 : 갱년기장애와 한방요법. 산과(產科)와 부인과, 47(11),
　　1659～1666(1980)

16) 柳沼俁忢 : 갱년기 증상에 대한 한방약의 효과. 산부인과치료, 43(3), 329～331(1981)

17) 村田高明 : 한방에 의한 갱년기장애의 치료. 산부인과치료, 47(1), 1～8(1983)

18) 谿 忠人 : 증후군과 한방제제(2) 중의학과 일본한방의 음양허실의 자의(字義)와 용법. 약국,
　　39(6), 901～905(1988)

19) 村田高明 : 냉성(冷性). 진단과 치료, 74(11), 2355～2359(1986)

제 7 장

두통을 개선하는 생약

서양의학(西洋醫學)과 전통의학(傳統醫學)에 있어서의 두통의 분류

두통은 두개(頭蓋)내외(內外) 혈관의 확장과 근육의 지속적 수축 등 그 병태(病態)에 따라서 각종 관점으로 분류되고 있다(표7-1)[1]. 이들 중에서 빈도가 높은 것은,

- 두경부(頭頸部) 골격근(骨格筋)의 지속적 긴장에 의해 양측성(兩側性)의 심하게 죄는 통증을 동반하는 근(筋) 수축성 두통과,…
- 두개외(頭蓋外) 동맥의 확장에 의한 박동성(拍動性) 및 발작성 편두통…이다.

두통의 서양의학적인 치료에서는 발증(發症) 방법과 통증부위 및 성상(性狀)과 함께 각종 수반증상을 문진(問診)하여,

- 돌발성으로 깨질 것 같은 심한 통증과 함께 수막 자극증상이 있으면 지주막하출혈,…
- 새벽에 심한 안와통(眼窩痛)과 눈물, 메스꺼움을 동반하는 삼차신경(三叉神經)일지(一枝)에 따른 두통은 녹내장…

을 의심하는 등, 두개(頭蓋)내외(內外)의 두터운 기질병변(器質病変)을 검색하고 기초질환에 대처하는 것이 필요하다.

그 이외에는 대증요법적인 진통제가 투여되는데, 편두통에 대해서는 혈관수축제(에르고타민제제, 지히도로에르고타민제제)가 유효하다.

이들 두통의 치료에 한방제제를 응용하기 위해서는, 이와 같은 두터운 기질성 질환에 의한 두통을 제외(除外)한 후에, 중국전통의료의 병리관에 따라서 두통을 분류하고, 적응할 수 있는 영역을 전망하는 것이 필요하다. 지금까지의 보고에 의하면 한방제제의 대상

이 되는 것은,

- 감기증후군과 그것에 수반하는 코와 귀 등의 염증에 따른 두통에 사용되는 것이 많고,
- 심인(心因)의 관여가 큰 심인성두통, 편두통, 근(筋)수축성 두통과 새벽의 후두부의 두통을 특징으로 하는 고혈압성 두통… 등이다.

여기에서는 전자(前者)를 「상한계 두통」으로 하고, 후자(後者)를 「잡병계 두통」으로 한다. 만성두통의 태반은 기능성 두통이며, 이들은 「잡병계 두통」에 해당한다.

표 7-1 두통의 분류와 한방제제의 운용

```
┌─────────────────────────────────────────────────────────────────────────┐
│ 혈관성 두통                                                              │
│                                                                          │
│  편두통(20대 여성에 많다) ┄┄┄┄┄┄┄┄┄┄◀── 대증요법으로는 주석산(酒石酸)에르고타민이 유용  │
│    전형적, 보통형                       하지만, 원인이 되는 스트레스의 경감(輕減)에는 한  │
│                                        방제제도 유용                      │
│                                                                          │
│  군발(群發)두통(20~40세의 남성)    ◀── 기질적 병변이 분명한 두통은 서양의학적 처치가 우선 │
│  비(非)편두통성 혈관두통          ◀── 감기증후군 등에서는 한방제제도 유용         │
│    발열을 동반하는 감염증          ◀── 강압제(降壓劑)의 보제(補劑)로서 한방제제도 유용   │
│    고혈압성 두통                  ◀── 한방제제의 뇌순환 개선효과도 분명해지고 있다      │
│    뇌혈관장애 두통                                                        │
│                                                                          │
│ 견인성(牽引性) 두통                                                      │
│  근(筋)수축성 두통  ┄┄┄┄┄┄┐                                              │
│  심인성 두통        ◀┄┄┄┄┘  ◀── 부정수소(不定愁訴)증후군의 전신요법으로서 한방     │
│                               제제가 유용                                 │
│  귀·코·이·눈의 이상에 따른 두통  ◀── 만성으로 경과하는 것은 한방제제도 유용         │
│  각종 신경통                                                             │
│  삼차신경통(중년이후)                                                    │
└─────────────────────────────────────────────────────────────────────────┘
```

두통에 사용되는 생약과 처방

두통에 사용되는 한방처방 중에서,

- 마황탕, 갈근탕, 갈근탕가천궁신이, 계지탕, 시호계지탕 등은 주로 「상한계 두통」에 사용되고,…
- 삼황사심탕, 황련해독탕, 조등산, 가미소요산, 오수유탕[주1] ; 도핵승기탕, 계지복령환, 당귀사역가오수유생강탕 ; 오령산, 영계출감탕, 반하백출천마탕 등은 주로 「잡병계 두통」…에 사용되는 처방군이다(표7-2).

천궁다조산(川芎茶調散)[2,3]과 향소산(香蘇散)[4], 삼소음(參蘇飮)은 「상한계 두통」에 사용되는데, 이들은 「기체(氣滯), 기울(氣鬱), 기허(氣虛)」의 병리에 바탕을 둔 「잡병계 두통」에도 응용된다. 이들 처방은 모두 두통을 호소하는 환자의 체력과 수반하는 증후 및 병리를 종합적으로 판단(변증:辨證)해서 운용하는 것이 바람직하다.

표7-2 중국전통의료에 있어서의 두통의 분류와 범용처방

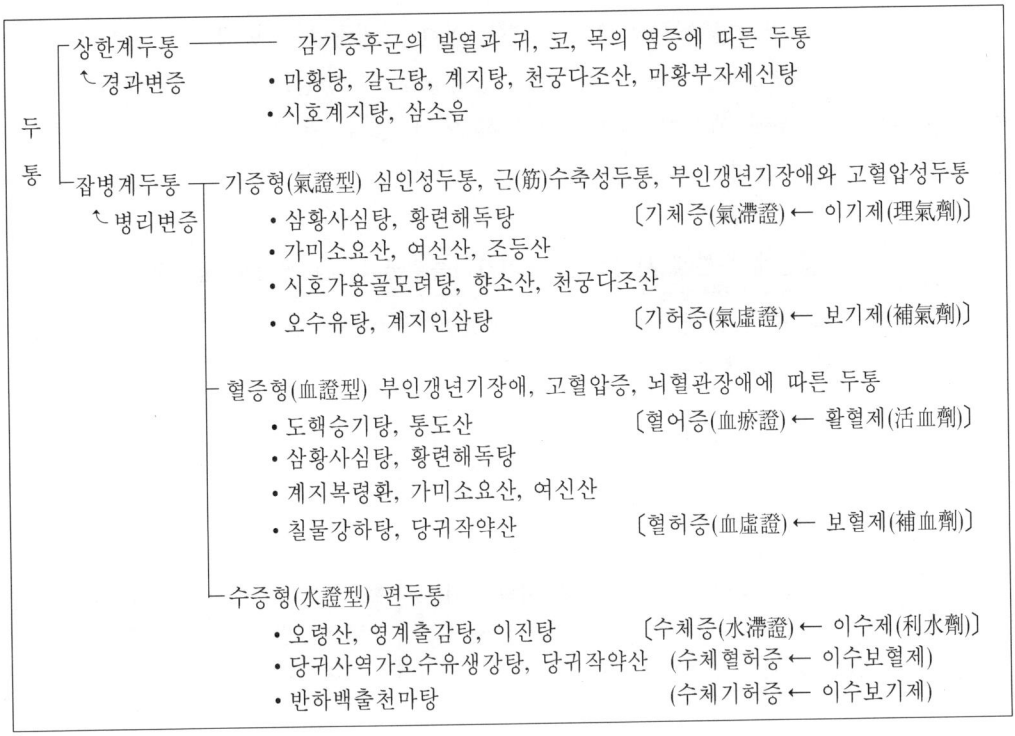

서양의학의 병명을 전통의료의 입장에서 정리하면, 복수(複數)의 병리를 상정할 수 있으므로 각종 병형(病型)으로 분류된다. 마찬가지로 다수의 생약을 배합한 한방제제는 각종 약능(藥能)을 갖게 되므로 여러 곳으로 분류된다.

상한계 질환의 초기(태양병기)의 두통

「상한계 두통」은 『상한론』에 예시된 「경과변증」에 따라서 방제의 운용을 생각하는 질환군이다(제3장). 「상한계 두통」중에서 일상진료로 볼 수 있는 것은 감기증후군에 따른

주1) 오수유탕, 계지인삼탕, 당귀사역가오수유생강탕은 모두 「한사(寒邪)」의 침습에 의한두통에 사용하는 처방인데, 이들은 환자의 「기허 와 혈허」가 발병의 주요인이 되고 있으므로 「잡병계 두통〔기증형(氣證型)〕」에 사용하는 처방으로 했다.

두통이다.

급성두통 중에서, …

- 발열, 근육통, 권태감 등의 전신증상··
- 콧물, 코막힘, 재채기, 기침, 인두통 등의 국소(局所)증상,··
- 인두의 발적(發赤)이라는 타각소견(他覺所見)··· 등을 동반하는 경우는 감기증후군의 두통으로 진단된다.

이들은 안전하게 지키면 세균의 2차 감염에 의한 합병증을 동반하는 일없이 치유되는 경우가 많지만[주2] 대증요법적으로는 증후의 「경과(經過)와 한열(寒熱)」을 고려해서 한방제제가 운용된다. 표7-3에 예시한 처방은 본 강좌에서 정리해온 「표증(表證)」에서 반표반리증(半表半裏證)」에 사용하는 처방군과 같다.

표7-3 상한계 두통에 사용하는 처방(감기증후군의 경과변증을 중심으로)

초기(태양병기, 표증) 아(亞)급성기(소양병기, 반표반리증)

▲ 풍열두통〔표열증 : 열감≧오한, 눈의충혈, 입마름, 인두통(咽頭痛)〕

상국음(桑菊飮), 은교산(銀翹散), 천진감모편(天津感冒片) 등 [a]

마황탕(오한, 발열, 관절통, 코막힘, 기침)
갈근탕(오한, 발열, 목덜미 어깨 결림, 코막힘)
갈근탕가(加)천궁신이(코막힘, 콧물, 목덜미 어깨 결림)

시호해독탕[b](구내염, 입안이 쓴)
형개연교탕(부(副)비강염의유발 악화)
시호계지탕(미열, 식욕부진)

계지탕(오풍(惡風), 발열, 콧물, 재채기)
천궁다조산(오한, 발열, 관절통)
향소산[c](신경성 위염, 위장형 감기)

시호계지건강탕(오한, 미열, 식은땀)
삼소음(가슴이 답답함, 메스꺼움, 미열)

▼ 마황부자세신탕[c](오한, 권태감, 수양성콧물)
풍한두통〔표한증 : 오한≧열감, 관절통, 탈력감(脫力感)〕

a) 표열증에 대한 신량해표제(辛涼解表劑)는 일본한방에서는 사용되지 않았다. 단, 발열이 두드러진 표열증은 현대의료에서는 항생제가 필요한 증후라고 생각하고 있다.

b) 소시호탕과 황련해독탕과의 합제(合劑)

c) 이들은 한사(寒邪)의 침습이라는 「외감병(상한계질환)」의 두통에 사용되는 처방인데, 향소산은 「비위기체」를 주(主)로 하는 「표한증」에 대한 「이기해표제」이고, 마황부자세신탕은 「양허증」을 조정하는 「보

주2) 감기증후군은 이와 같은 자연스러운 경과(經過)에 따라 치료하는 것이 좋다고 생각되는데, 현재는 해열진통제를 투여하여 생리적인 발열을 억제하기 때문에 오히려 개운하지 않은 상태로 되는 경우도 많은 것 같다. 단, 발열이 현저하거나 (38℃이상) 편도염(扁桃炎)과 편도(扁桃)주위 농양(膿瘍)이 의심되는 경우는 항생제 투여가 필요하다.

양거한제」이다. 이들 방제의 적응증후는 내부요인의 관여가 큰 내상잡병(잡병계질환)으로 병리를 변증하는 것도 필요하다고 생각하고 있다.

한방엑기스제제 요법에서는 감기증후군의 두통에 마황탕과 갈근탕이 흔히 사용되고 있다.

갈근탕은 고전(古典)의 주치(主治)에 「항배강(項背强)」인 점에서 「잡병계 두통」의 근육긴장성 두통에도 응용되고 있다[6].

계지탕은 『상한론』의 기본처방으로 일본한방을 배우는데 중시되어왔으나, 「한방엑기스제요법」으로는 그다지 사용되고 있지 않다. 그렇지만 본방(本方)은 마황탕과 향소산 등과, 합방(合方)해서 사용하면 응용이 넓어질 것이라고 생각된다.

마황부자세신탕은 오한, 수양성 콧물과 권태감이 두드러진 감기증후군, 특히 노인성감기의 초기두통에 사용되고 있다.

이들 감기증후군을 동반하는 급성두통에 덧붙여, 헤르페스(herpes) 초기 증후성의 삼차신경통과 슬상(膝狀)신경통(Ramsey-Hunt's syndrome) 및 수막염에 의한 박동성(拍動性) 두통도 「상한계 두통」으로 분류할 수 있다. 전이자(前二者)의 심한 통증은 신경블록이 필요한데, 약물요법에서는 칼바마제핀(Carbamazepine)과 비타민 B_{12}가 사용되고 있다.

한방제제에서는… •갈근탕(합오령산 또는 계지가출부탕)… •시령탕〔소시호탕합(合)오령산〕[주3),7] …이 사용되는 일도 있다.

한편, 수막염은 항생제요법(과 스테로이드제 요법)이 주체이고, 한방제제의 대상은 아니다.

교통사고에서 볼 수 있는 편타성 손상후(損傷後)의 두통도 「상한계 두통」으로 분류할 수 있다. 초기에는 삼황사심탕과 도핵승기탕, 치타박일방(治打撲一方) 등의 대황제(활혈제)가 사용된다[주4)].

상한계 질환의 후기(소양양명병기:少陽陽明病期)의 두통

발열 염증성 질환의 후반에도 미열, 식욕부진과 함께 두통을 호소하는 일이 있다.

주3) 헤르페스는 면역력의 저하상태에서 발증(發症)하기 때문에 이것을 개선하기 위한 소시호탕(小柴胡湯)과, 피진국소(皮疹局所)가 「수증(水證)」인 점에서 오령산(五苓散)을 가미한 시령탕(柴苓湯)도 유용(有用)하다고 생각된다.

주4) 이들은 외상(外傷)과 타박증을 급성인 「어혈(혈어)」로 생각한 투약지침이다. 〔谿 忠人(著) 『현대의료와 한방약』(의약저널사) 제IV장 전통의료 병리관의 현대 의료에의 응용〕.
또한, 이들 두통이 만성화된 상태는 심인(心因)에 의한 근육수축성 두통과 각종 부정수소(不定愁訴)도 가미되므로 「잡병계 두통」으로 취급하여 「기증(氣證)과 혈증(血證)」을 상정해서 계지복령환, 가미소요산, 여신산, 억간산가진피반하 등의 전신상태를 개선하는 한방제제가 사용되게 된다.

이 시기는 「경과변증」에서는 소양병기라고 생각되므로 소시호탕을 중심으로 하는 시호제가 사용된다. 악화된 감기증후군에서는 소시호탕에,

- 황련해독탕 (→ 시호해독탕 : 미열, 구내염, 입안이 쓴 증상을 동반하는 두통) ‥
- 갈근탕 (→ 시갈탕 : 어깨 결림, 코 막힘, 식욕부진을 동반하는 두통) ‥
- 계지탕 (→ 시호계지탕 : 미열, 식욕부진, 복통을 동반하는 두통) ‥
- 향소산 (→ 시소음 : 식욕부진, 메스꺼움, 복부팽만감과 함께 기분이 울적하면서 두통) …

을 병용하고, 두통이외의 각종증후와 체력에 대응하는 것도 유용(有用)하다(표5-4).

이들 중에서 시호계지탕이 감기증후군 후반의 두통과 위통(胃痛), 식욕부진 등의 위장증상의 개선에 범용(汎用)되고 있다[8]. 시호계지탕은 소시호탕가(加)계지(계피)작약의 구미(九味)로 되어 있고 (그림7-1), 계지(桂枝)가 「표증(表證)」[주5]에 사용되는 점에서 상한계 질환의 「표증(두통)에서 반표반리증(식욕부진, 구기:嘔氣)」에 걸쳐서 사용되고 있다[주6),9].

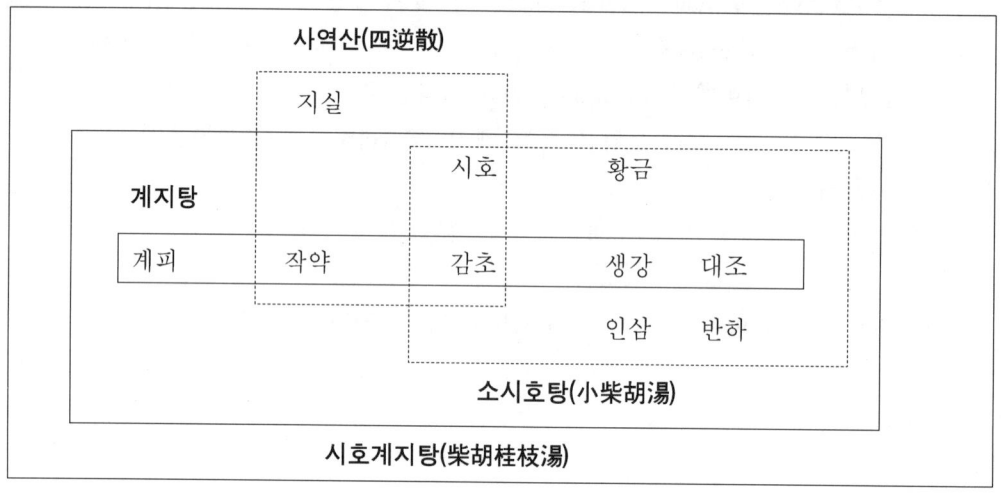

그림7-1 시호계지탕의 배제생약과 관련처방

시호계지탕의 구성은 소시호탕합계지탕 또는 소시호탕가계피작약으로 생각할 수 있다.

시호와 황금의 1일 용량은 소시호탕보다 적으므로 소시호탕을 계지탕에 타서 묽게 하여 순하게 했다고 생각된다. 또, 시호계지탕에는 작약감초탕의 방의(方意)가 포함되어, 사역산과 관련된 처방(이기화해제:理氣和解劑)이기도 하다.

주5) 『상한론』의 시호계지탕의 적응증후는 「상한육칠일(傷寒六七日) 발열미오한(發熱微惡寒) 지절번동(肢節煩疼) 미구심하지결(微嘔心下支結) 외증미선자(外證未先者)… 〔변태양병맥증병치하(辨太陽病脈證倂治下)〕」와 같이 「표증」대신에 「외증」이라는 말이 사용되고 있다.

주6) 더구나, 계피에는 소화성궤양 모델의 예방치료 작용과 장관(腸管)의 파파베린(papaverine)모양의 이완작용이 있다(표7-4). 또한, 작약을 배제(配劑)함에 따라 진통작용이 있는 작약감초탕의 방의(方意)가 포함되므로 시호계지탕은 내장의 통증과 소화성궤양의 관리의료에 사용되고 있다.

또, 평소에도 소화기 계통이 약한 사람(기허증)이 감기에 걸려, 그것이 심해져서 식욕부진, 피로감, 메스꺼움 등과 함께 두통이 있을 때에는 삼소음(보기해표제)이 적용된다.

감기증후군이 부(副)비강염을 유발, 점점 악화되는 경우가 있으며, 여기에 따른 두통에는,

- 초기는 갈근탕과 갈근탕가(加)천궁신이가 사용되고, ‥
- 농(膿)콧물이 되어버린 후기에는 형개연교탕(또는 십미패독탕과 갈근탕가(加)천궁신이합(合)소시호탕) …이 사용된다.

이때, 체력이 있고, 변비경향이면 방풍통성산도 적용된다. 형개연교탕은 소염효소제에 해당하는 것인데, 점점 악화되는 시기에는 항생제가 필요하다.

이상과 같이 감기증후군을 비롯한 발열성 질환에 따른 두통(상한계 두통)에는 마황탕, 갈근탕 및 시호계지탕과 같은 계지(桂枝)가 배제(配劑)된 처방이 사용된다. 또, 한방전제요법(韓方煎劑療法)에서는 계지가(加)계탕처럼 얼굴 상기증 (상충:上衝) 두통에 계지탕에서 계지를 증량(增量)한 처방이 사용되어 왔다. 이와 같이 계지는 두통과 관련 깊은 한방 용약이라고 생각하고 있다[주7].

이같은 점에서 『약징(藥徵)』에서는 계지의 약능으로서 분돈(奔豚)[주8),10)]과 함께 두통이 기록되어 있다. 이와 같은 정신신경증후를 개선하기 위한 시호계지탕, 시호가(加)용골모려탕, 황련탕, 시호계지건강탕, 계지가(加)용골모려탕, 여신산 등의 계지배합 방제를 일본 한방에서는 「기제(氣劑)」로 칭하고 있다[주9].

그런데 『상한론』에서는 계지탕을 비롯하여 마황탕, 갈근탕, 소청룡탕에 계지〔계(桂): *Cinnamomum*속(屬) 식물의 소지(小枝)〕를 사용하라는 지시가 기재되어 있다. 현재, 일본 규격 한방 엑기스제제에는 고전(古典)의 계지는 모두 계피〔계의 수피(樹皮) : 일본 약국방의 계피, 중약의 육계[주10)]〕로 대용되고 있다.

중의학에서는…
- 계지는 「발한해표(發汗解表)」라는 약능으로 「표증」에, ‥
- 계피(육계)는 「보양산한(補陽散寒)」이라는 약능으로 「이증(裏證)」에…사용하는 것이

주7) 계지는 「잡병계 두통」을 개선하는 시호가용골모려탕, 계지인삼탕, 도핵승기탕, 계지가용골모려탕, 여신산, 당귀사역가오수유생강탕 : 오령산, 영계출감탕에도 배제되어 있다.

주8) 교감신경 과(過)긴장상태의 신경증에서 볼 수 있는 안면의 홍조, 두통을 동반하고, 배에서 가슴으로 무언가가 처올라오는 느낌을 말한다. 또한, 분돈(奔豚)은 중의학의 기체와 음허장항(陰虛腸亢), 내풍(內風)에 해당한다고 생각된다.

주9) 계지(모계(牡桂))는 『신농본초경』에도 「이기와 보기」에 관한 약능이 기재되어 있다.
    또한 중의학에서는 기제(氣劑)는 기체에 대한 이기제와 기허에 대한 보기제로 대별(大別)되는데, 일본한방의 기제의 개념은 「이기제(와 중의학의 안신제, 식풍제)」의 개념에 가깝다.

주10) 중약의 육계는 일본의 계피에 해당하는 것이고, 일본의 육계(*C. sieboldii*의 근피)와는 이물동명품(異物同名品)이다.

원칙으로 되어 있다[주11].

이 양쪽 중약의 「산한(散寒)」이라는 약능의 일부는, 혈관확장작용 이라는 약리로 뒷받침되고 있다. 또한 근래, 계피성분에는 항(抗)알레르기 작용에 바탕을 두고 신장 기능장애 병태(病態)를 개선하는 작용이 있는 것이 분명해 졌는데, 이 작용에 해당하는 약능은 불분명하다

(표7-4).

한편, 『상한잡병론』에서 계지는,

- 마황탕과 갈근탕, 소청룡탕 등과 같이 감초, 마황과의 편성, ··
- 계지탕, 계지가(加)작약탕, 소건중탕처럼 작약, 감초와의 편성, ··
- 오령산, 영계출감탕, 시호가용골모려탕, 팔미지황환, 계지복령환처럼 복령과 배합된 처방, ··
- 도핵승기탕, 계지복령환, 온경탕 등의 도인(桃仁), 목단피제(활혈제) ···

등으로 편성되어 목적에 걸 맞는 처방군이 형성 되어있다(그림7-2)[주12].

표7-4 계지(Guizhi, Cinnamomi Ramulus)와 계피(Guipi, Cinnamomi Cortex)의 규격 및 약능과 약리

약전(1985년)	: 육계와 계지 *Cinnamomum cassia* PRESL의 건조수피 및 눈지(嫩枝)
JP. XI	: 계피 *C. cassia* BLUME 또는 기타 동속(同屬)식물(Lauraceae)의 수피(樹皮)를 그대로,또는 주피(周皮)를 조금 뺀 것
	(현재의 일본시장품은 중국, 베트남으로부터의 수입품이다)
신농본초경	: (모계:牡桂) 미신온(味辛溫) 주상기해역(主上氣欬逆) 결기후비토흡(結氣喉痺吐吸) 이관절(利關節) 보중익기(補中益氣)
중의학	: 육계(肉桂) (성미:性味) 신(辛) 감(甘) 대열(大熱) ; (귀경:歸經) 신(腎), 비(脾), 심(心), 간경(肝經)
	: 계지(桂枝) (성미:性味) 신(辛), 감(甘), 온(溫) ; (귀경:歸經) 심(心), 폐(肺), 방광경(膀胱經)
일본한방	: 계지(桂枝) 주치충역야(主治衝逆也) 방치분돈(旁治奔豚), 두통(頭痛), 발열(發熱), 오풍(惡風), 한출신통(汗出身痛) (『약징(藥徵)』)

주11) 그렇지만 현대 중국의 처방집(處方集)에 의하면 『상한론, 금궤요략』의 처방은, •해표제(마황탕, 갈근탕, 소청룡탕, 계지탕)를 비롯하여, •이수제(오령산, 영계출감탕, 목방기탕), •화해제(시호계지탕, 시호계지건강탕, 황련탕), •활혈제(도핵승기탕, 계지복령환, 온경탕)와 •온리제(소건중탕, 계지가작약탕, 당귀사역가오수유생강탕)와 •보익제(자감초탕, 팔미지황환)에서, 「표리(表裏)」를 묻지않고 조문(條文)대로 계지가 사용되고 있는 것 같다. 『상한잡병론』이외의 처방집에 기재되어 있는 오적산과 십전대보탕, 인삼양영탕 등에는 육계가 배제(配劑)되어 있다.

주12) 이와 같이 계지는 상한계 질환에 사용하는 마황계지제 이외에 각종 방의(方意)의 처방에 배제(配劑)되어 있다. 이들 중에서 도핵승기탕, 계지복령환, 시호가(加)용골모려탕 등을 제외하고 기본적으로는 그림 7-2 의 제3분면에 기재된 일본한방의 「음허증」에 사용하는 처방군이 주체이다. 이들은 계피의 「산한(散寒), 보양(補陽)」이라는 약능과 혈관확장작용 및 중추흥구작용(中樞興舊作用)이라는 약리가 관여되어 있는 처방군(處方群)이다.

약 능	약 리(계피와 그 성분에 관한 작용)
발한해기(發汗解肌) (계지:桂枝), 산한지통(散寒止痛) (육계:肉桂) --------------- 　갈근탕, 소청룡탕, 계지탕 　시호계지탕, 시호계지건강탕	혈관확장작용(정유:精油, 케이알테히드)
활혈통경(活血通經) (육계:肉桂) --------------- 　도핵승기탕, 계지복령환 　치타박일방, 여신산	혈관확장작용(정유, 케이알테히드) 혈소판 응집억제작용(수제엑기스)
보화조양(補火助陽), 산한(散寒) (육계:肉桂), 조양화기(助陽化氣) (계지) --------------- 　계지인삼탕, 안중산, 소건중탕, 당귀탕 　당귀사역가오수유생강탕, 온경탕, 오적산 　팔미지황환, 계지가출부탕 　십전대보탕, 자감초탕	혈관확장작용(정유, 케이알테히드)
☐ (주치충역야(主治衝逆也) ☐ 방치분돈두통(旁治奔豚頭痛) --------------- 　시호가용골모려탕, 여신산, 　계지가용골모려탕	중추진정작용(中樞鎭靜作用) 　　　　　(정유, 케이알테히드) 스트레스궤양예방작용(정유, 케이알테히드)
시호계지탕, 안중산, 시호계지건강탕 ☐	진경작용(鎭痙作用) 마삼신염경감작용(馬杉腎炎輕減作用)
시령탕, 오령산, 목방기탕 팔미지황환	항보체작용(抗補体作用) (정유) 혈중요소(尿素)질소량(BUN)저하작용

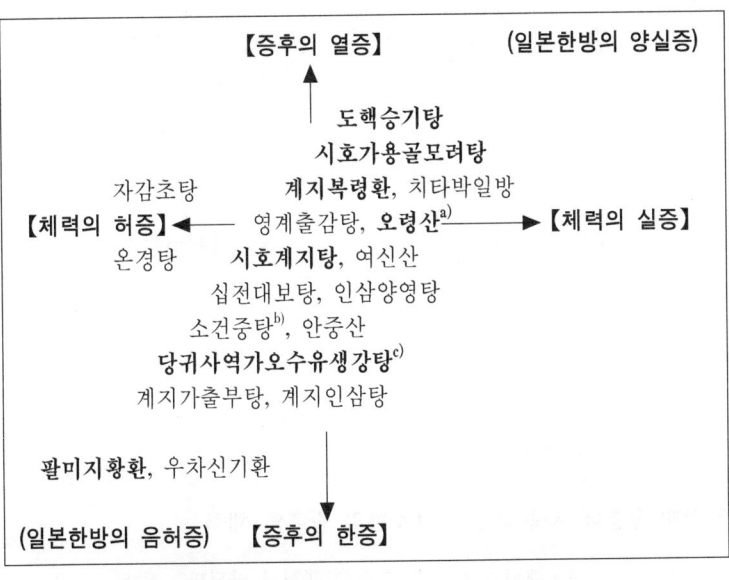

【증후의 열증】　　　　(일본한방의 양실증)

↑

도핵승기탕
시호가용골모려탕
계지복령환, 치타박일방

자감초탕

【체력의 허증】 ← 영계출감탕, **오령산**[a] → 【체력의 실증】

온경탕　**시호계지탕**, 여신산
십전대보탕, 인삼양영탕
소건중탕[b], 안중산
당귀사역가오수유생강탕[c]
계지가출부탕, 계지인삼탕

↓

팔미지황환, 우차신기환

(일본한방의 음허증)　【증후의 한증】

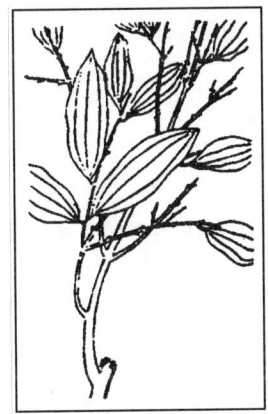

『식물명실도고』(오기준, 청대 1848년)에 그려진 계지 그림
• 세 개의 엽맥이 두드러진 *Cinnamomum*속(屬) 식물이 그려져 있다.

그림7-2 계지(계피)배제처방
(잡병계 질환에 사용하는 처방을 중심으로서)
굵은 글자로 쓴 처방이 두통에 많이 사용하는 처방이다. 이 그림에서는 잡

병계 질환에 사용하는 처방을 중심으로 했기 때문에, 상한계 질환에 사용하는
마황계피제(월비가출탕, 마황탕, 갈근탕, 소청룡탕 등)는 생략했다.

a) 위령탕, 인진오령산, 목방기탕, 시령탕 등도 여기에 위치한다.
b) 계지가작약탕, 당귀건중탕도 유사한 처방이다.
c) 당귀탕, 오적산도 유사한 처방이다.

잡병계 두통에 있어서의 전통의료의 병리

기능성인 「잡병계 질환」에서는 병리변증에 따라서 「기혈수(氣血水)의 허실」로 변별하는 것을 논해 왔으므로, 본 항에서는 「잡병계 두통」도 「기증형, 혈증형, 수증형」으로 분류했다[주13),11)]. 이 방법에 따르면, 기능성 두통에 사용되는 대부분의 한방제제는 표7-2에 나타냈듯이 약능에 따라서 분류정리 할 수 있다. 단, 「기혈수(氣血水)」의 「허실」은 다양하게 변증되고, 또 많은 생약을 포함하는 처방도 각종 약능을 지니고 있으므로 병명과 처방은 복수항목으로 분류되는 일도 있다.

이들 「잡병계 두통」에 사용되는 처방을 일본한방 입장에서, 체력의 「허실」과 증후의 「한열(음양)」에 바탕을 두고 정리한 것이 그림7-3이다.

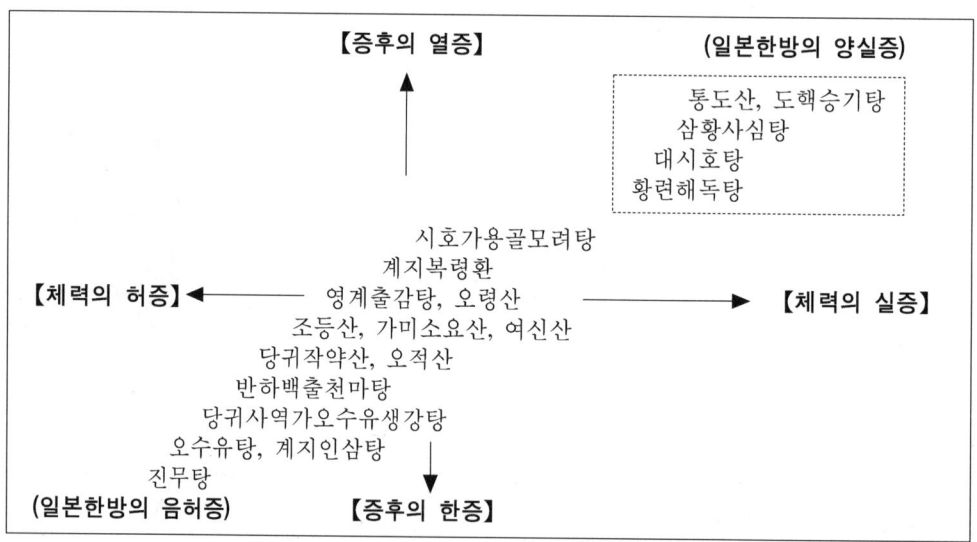

그림 7-3 잡병계 두통에 사용되는 한방처방의 증후와 체력

점선으로 묶은 처방은 A형 행동패턴의 증후를 지표로 해서 투약된다.

주13) 잡병계 질환을 이와 같이 「기혈수(氣血水)」의 실조(병리의 허실)에 바탕을 두고 분류하는 것은 피부과(皮膚科) 영역(領域)과 이비과(耳鼻科) 영역(領域)에서 시도되고 있다.

잡병계 기증형(氣證型)두통

기증형 두통은, …

- 기체증(氣滯證) : 심인성 관여가 큰 근(筋)수축성 두통[주14]과 고혈압성 두통 및 월경전 긴장증과 부인 갱년기 증후군에 따른 두통, ‥

- 기허증(氣虛證) : 소화기계(系)의 기능이 저하되고, 소위 체력저하 상태에서 냉증을 동반하는 편두통…으로 대별(大別)된다.

기체증 두통(氣滯證 頭痛)에는, 자율신경계의 흥분상태(안면홍조, 초조감, 다노:多怒, 얼굴의 상기감, 불안감, 불면)에 따른 두통이 해당된다.

이들 증후는 「기(氣)」의 실증병리인 「기체증(氣滯證)」을 상정하는 지표가 되는 자각 증상이다[주15]. 이와 같은 증후를 동반하는 근(筋)수축성 두통과, 고지질혈증(高脂質血症), 고혈압증에 따른 「조조(早朝)두통[12]」이면, 대시호탕[13], 삼황사심탕, 황련해독탕[14], 조등산[15], 시호가(加)용골모려탕[16] 등의 「이기제(理氣劑)」가 적응으로 된다. 「이기제」는 마이너 트랭퀼라이저〔tranquilizer〕신경안정제]에 해당하므로, 이와 같은 약물요법은 근(筋)수축성 두통으로 인한 불안감, 정신적 긴장상태를 풀기 위해 항불안약(抗不安藥)을 사용하는 서양의학의 약물요법과 같다.

조등산(釣藤散)은 서양약제에서 혈압을 체크받고 있는 고혈압증 환자의 두통, 얼굴 상기감(上氣感) 등의 자각증상 개선제로서 사용되고 있고[17], 혈청중성지방(血淸中性脂肪)을 저하(低下)시키는 작용이 있는 것도 임상적으로 보고되고 있다[18]. 기초적으로도 조등산(釣藤散)은 α-blocker작용과 Ca채널(channel) 길항작용(拮抗作用)[19]에 바탕을 둔 혈관확장작용이 있다는 보고가 있다[주16),20)].

주14) 근(筋)수축성 두통은 일상진단에서 많이 볼 수 있는 것으로, 경부근육(頸部筋肉)의 긴장을 동반하는 만성 기능성 두통의 총칭이다. 이 두통은 후두부(後頭部)에서 경부(頸部)에 걸쳐 꽉죄는 듯한 아픔을 오후부터 저녁까지 자각(自覺)하는 일이 많다. 이 두통은 피로와 자세이상 및 흥분에 따라 악화되고, 심인성 두통, 이비과 두통, 안과두통, 부인갱년기 두통과 고혈압 두통 등과도 관련이 있다. 치료에 즈음하여 정신(精神)과 근육의 긴장을 이완하기 위해 심료내과적(心療內科的) 및 이학적 처치(理學的 處置) 등이 유용하다. 약물요법에서는 근(筋)이완제를 기초약으로서 항(抗)불안약과 항울약(抗鬱藥)이 사용되고 있다.

주15) 『소문(素問)』(장기법시론:臟氣法時論)에는 「……간기역즉측두통(肝氣逆則頭痛)……」이라고 쓰여져 있고, 「기(氣)」의 순환이 나쁜 병리와 두통dml 관련이 예시(例示)되어 있다.

주16) 또한 조등산(釣藤散)에 배합(配合)되어있는 조등구에는 중추(中樞) 셀로토닝(serotonin) 2수용체기능(受容体機能)을 억제하는 작용이 있는 것도 보고되고 있다.
한편, 중추(中樞) 셀로토닝(serotonin)의 활성(活性)이 항진(亢進)하면 진정수면상태(鎭靜睡眠狀態)로 되는 점에서, 조등산(釣藤散)의 항(抗) 셀로토닝(serotonin)작용은 울(鬱)상태의 개선에 관련 있는 것이라고 생각된다. 시호가용골모려탕도 같은 식으로 뇌내(腦內)의 셀로토닝 량(量)을 감소시키는 효과가 있다는 것이 보고되고 있다.

표7-5 잡병계기증형(雜病系氣證型)〔기체증(氣滯證)〕두통에 사용하는 처방

증후의 열증〔얼굴상기감, 초조, 입마름(口渴)……일본한방의 양실증〕

↑ 통도산, 도핵승기탕[a]〔고지질혈증과 갱년기장애에 따른 얼굴상기감, 불면, 어깨
  결림, 복부팽만감〕

대시호탕〔고지질혈증과 성인병에 따른 불면, 얼굴상기감, 어깨 결림, 복부팽만감〕

삼황사심탕, 황련해독탕[b]〔고지질혈증과 성인병에 따른 안면홍조, 초조, 불면,
  출혈경향〕

시호가(加)용골모려탕〔고혈압경향의 심인성 동계(動悸), 불안감, 기울감(氣鬱感),
  소리에 민감, 불면, 다몽(多夢), 식욕부진〕

여신산[c]〔냉상기감, 초조, 기울감(氣鬱感), 복부팽만감, 불면, 생리불순〕

조등산[d]〔고혈압 경향의 어깨 결림, 얼굴상기감, 초조, 다노(多怒), 불면, 건망증〕

가미소요산〔냉상기감, 어깨 결림, 불안감, 정서불안 등 호소, 불면, 생리불순〕

↓ 오적산[e]〔위장허약, 메스꺼움, 복부팽만감, 냉증, 요냉통(腰冷痛)〕

반하백출천마탕[f]〔현기증, 두중감(頭重感), 식욕부진, 메스꺼움, 피로감〕

증후의 한증〔전신 및 사지(四肢)의 냉감, 저림……일본한방의 음허증〕

a) 이들은 기체혈어의 병리(病理)에 바탕을 둔 증후를 목표로 하므로 혈어두통(血瘀頭痛)에 대한 처방이
기도 하다(표7-6참조).

b) 이들은 간기울결(肝氣鬱結)에 관련하는 심간화왕(心肝火旺)에 대한 청열사화제(淸熱瀉火劑)이므로 이
기제(理氣劑)로 분류했으나 활혈제이기도 하다. 또한, 일본한방의 치두통일방(治頭痛一方)〔황금(黃
芩), 황련(黃連), 대황(大黃), 지실(枳實), 건강(乾薑), 오수유(吳茱萸), 반하(半夏), 감초(甘草)〕도 관련처
방이다.

c) 본방(本方)은 목향(木香), 향부자(香附子)라는 이기약(理氣藥)을 주체(主体)로 하는데, 황금(黃芩), 황련
(黃連) : 인삼, 감초 : 계피, 목향 등 각종 약능(藥能)이 있는 생약이 배제(配劑)되어 있는「이기활혈제
(理氣活血劑), 기혈쌍보제(氣血双補劑)」이다.

d) 본방(本方)은 중의학에서는 간양화풍(肝陽化風)에 의한 초조, 다노(多怒)에 사용되는 식풍제(熄風劑)이
므로, 기증형(氣證型) 두통에 사용하는 처방으로 했다.

e) 오적산(五積散)은 이기산한제(理氣散寒劑)이지만, 평위산(平胃散), 반하후박탕(半夏厚朴湯), 영계출감탕
(苓桂朮甘湯), 당귀작약산(當歸芍藥散) 등에 관련한「보혈화담제(補血化痰劑)」로도 분류할 수 있다.

f) 본방(本方)은「이기화담제(理氣化痰劑)」인 이진탕(二陣湯)에 보기약(補氣藥)-(인삼,황기(黃耆), 감초(甘
草))과 이수약(利水藥)-(백출(白朮), 창출(蒼朮), 택사(澤瀉)을 포함한 것이고, 기허담음(氣虛痰飮)에
대한「보기화담제(補氣化痰劑)」이기도 하다.

또한, 기체(氣滯)의 두통에는 혈어(血瘀)와 수체(水滯)(담음:痰飮)의 병리도 관계하므로,

• 부인 갱년기장애에 따른 것에는 통도산(通導散), 도핵승기탕(桃核承氣湯), 여신산(女神
散), 가미소요산(加味逍遙散)[21] 등의「이기활혈제(理氣活血劑)」··

• 메스꺼움, 식욕부진 등의 소화기증상(消化器症狀)을 동반하는 것에는 향소산(香蘇散),
오적산(五積散), 반하백출천마탕(半夏白朮天麻湯)[8] 등의「이기화담제(理氣化痰劑)」···

가 증후(症候)의「한열(寒熱)」과 체력의「허실(虛實)」에 따라 구분하여 사용된다(표7-5).

기허증(氣虛證) 두통에는 오수유탕[22]과 계지인삼탕 등의 「보기거한제(補氣祛寒劑)」가 사용된다. 이들은 편두통에 많이 사용되고, 「기허수체증(氣虛水滯證)」의 병리도 상정되므로 「수증형 두통(水證型 頭痛)」에서 논하기로 한다.

잡병계 혈증형(雜病系 血證型) 두통

혈증형 두통(血證型 頭痛)은 병리의 「허실(虛實)」에 바탕을 두고,
* 혈어증(血瘀證) : 월경전 긴장증(緊張症)과 부인갱년기 증후군의 두통 및 고혈압증, 뇌동맥경화증에 따른 혈관성(血管性) 두통[주17] ··
* 혈허증(血虛證) : 빈혈증에 따른 두통두중감(頭痛頭重感)···으로 분류된다(표7-6).

혈어증 두통(血瘀證 頭痛)에는 「이기활혈제(理氣活血劑)」에 덧붙여 온청음(溫淸飮)과 계지복령환(桂枝茯苓丸) 등의 「활혈제(活血劑)」도 사용된다.

표7-6 잡병계 혈증형 (혈어증, 혈허증) 두통에 사용하는 처방

혈어두통(血瘀頭痛) 〔고지질혈증(高脂質血症)경향 : 일본한방의 양실증〕

 도핵승기탕 통도산〔고지질혈증(高脂質血症)과 갱년기장애에 따른 얼굴상기감, 불면, 어깨 결림, 복부팽만감〕

 삼황사심탕, 황련해독탕〔고지질혈증(高脂質血症)과 성인병에 따른 안면홍조, 초조, 불면, 출혈경향〕

 온청음[a]〔피부건조, 냉상기, 불면, 초조, 입 마름, 출혈경향〕

 계지복령환〔냉상기, 어깨 결림 : 도핵승기탕을 순하게 한 관련방제〕

 여신산〔냉상기증, 초조, 기울감, 복부팽만감, 불면, 생리불순〕

 가미소요산〔냉상기증, 어깨 결림, 불안감, 정서불안정 등 호소, 불면, 생리불순〕

 칠물강하탕[b]〔고혈압경향, 피부에 윤기가 없다, 사지(四肢)의 저림, 얼굴상기증, 현기증〕

 당귀작약산[c]〔안색이 나쁘고 쉽게 지친다, 어깨 결림, 현기증, 얼굴과 수족(手足)의 부종(浮腫), 냉증, 빈뇨〕

 당귀사역가(加)오수유생강탕〔편두통, 전신요사지(腰四肢)의 냉감(冷感)저림감, 동창(凍瘡), 빈뇨〕

혈허두통(血虛頭痛) 〔빈혈·냉증경향, 일본한방의 음허증〕

a) 본방(本方)은 황련해독탕과 사물탕의 합제이고, 중의학적(中醫學的)으로는 「혈열혈허(血熱血虛)」에 대한 청열보혈활혈제(淸熱補血活血劑)이고, 「간양상항(肝陽上亢), 간화상염(肝火上炎)」에 바탕을 둔 두통에 사용된다.

주17) 지주막하출혈(蜘蛛膜下出血)과 경막하혈종(硬膜下血腫)에 의한 두통도 혈어형 두통(血瘀形頭痛)인데, 이들은 서양의학적인 처치가 우선한다.

b) 본방(本方)은 보혈제(補血劑)의 기본처방인 사물탕에 조등구, 황백(黃柏), 황기(黃耆)를 가미(加味)한 것이다.

c) 본방(本方)은 보혈이수제(補血利水劑)이고, 연주음(連珠飮) (사물탕합영계출감탕:四物湯合苓桂朮甘湯)의 관련처방이다.

표7-7 뇌혈관장애의 관리의료와 한방처방의 작용

뇌기능개선		
• 뇌순환개선(혈류량증가)[a]	트라피질	**황련해독탕(黃連解毒湯)**
혈액점도개선(血液粘度改善)	우로키나아제, 트라피질	대시호탕(大柴胡湯), 계지복령환(桂枝茯苓丸), 삼황사심탕(三黃瀉心湯)
적혈구변형능개선 (赤血球変形能改善)	빈포세틴, 펜토키시피린	**계지복령환(桂枝茯苓丸)**, 소시호탕(小柴胡湯), 보중익기탕(補中益氣湯)
혈소판응집억제 (血小板凝集抑制)	프로핀카민, 트라피질, 시크로(cychlo)피딘	대시호탕(大柴胡湯), 계지복령환(桂枝茯苓丸), 도핵승기탕(桃核承氣湯)
혈관평활근이완 (血管平滑筋弛緩)	니셀고린, 트라피질, PG제제(製劑)	조등산(釣藤散)
• 뇌신경전달기능개선	디하이드로에르고트키신	
도파민(dopamine)대사촉진	비페메란, 아마타딘	
아세틸콜린(acetylcholine)증가	인디로키사딘, 비페메란	당귀작약산(當歸芍藥散)
노르아드레날린(noradrenalin)저하억제	비페메란, 호퍼틴산	
세로토닝(serotonin)(5-HT)대사촉진	비페메란, 인디페논	
• 뇌(腦)에너지대사(代謝)개선		
글루코스(glucose)이용율 (利用率)개선	인디페논, 비페메란, 빈포세틴	
ATP산생촉진(産生促進)	인디페논, 비페메란, 빈포세틴	
자각증상개선(自覺症狀改善) : 두통, 얼굴상기감	항(抗)파킨슨제	대시호탕(大柴胡湯),삼황사심탕(三黃瀉心湯), 황련해독탕(黃連解毒湯) 조등산(釣藤散), 억간산가진피반하(抑肝散加陳皮半夏)
정신증상개선(精神症狀改善) : 감정흥분, 쉽게 화를 냄, 억울기분(抑鬱氣分), 불안감	정신안정제(精神安定劑), 항울제(抗鬱劑)	시호가용골모려탕(柴胡加龍骨牡蠣湯)

a) 국소혈액량(局所血液量)을 증가시키기 위해서 이론적으로는 「혈관구배(血管勾配)」를 크게 하고, 「혈관장(血管長)」과 「혈액점도(血液粘度)」를 작게 하면 좋아진다. 현실적으로는 혈관평활근(血管平滑筋)을 이완시키는 것과, 혈액점도(血液粘度)를 저하시키기 위해 적혈구막변형능(赤血球膜変形能), 혈소판응집능(血小板凝集能), 혈청지질(血淸脂質)과 피브리노겐(Fibrinogen)량이 조정된다.

뇌혈관 장애로 인한 두통도 혈어증(血瘀證)으로 분류된다. 이 질환에서는 우선 서양의 학적으로 병태(病態)를 분명히 할 필요가 있고, 그것에 바탕을 두고, 뇌순환, 뇌신경 전달기구, 뇌내(腦內) 에너지대사 등을 조정하기 위한 치료가 행해진다(표7-7)[23].

최근, 뇌혈관장애에 따른 두통(얼굴상기감, 초조 등의 증후)을 개선하기 위해 황련해독탕(黃連解毒湯)이 임상적으로 유용(有用)하다는 것이 보고되었다[24].

황련해독탕(黃連解毒湯)에는, …

• 뇌혈류량(腦血流量)을 개선하는 작용이 있는 점과[24], ‥

• 항응고 작용(抗凝固 作用)이 있고, 배제생약(配劑生藥)인 산치자(山梔子), 황련(黃連), 황금(黃芩)에는 혈소판(血小板)응집억제작용(凝集抑制作用)[25]이 있는 점이 기초적으로 명백히 밝혀져 있다.

이와 같은 점에서 황련해독탕(黃連解毒湯)은 표7-7의 뇌순환 개선약에 해당하는 것이라고 생각된다.

한편, 미소순환(微小循環)을 개선하는 한방제제로서, …

• 응고계(凝固系)를 조정하는 대시호탕(大柴胡湯), 삼황사심탕(三黃瀉心湯), 팔미지황환(八味地黃丸)[25]‥

• 고지질혈증(高脂質血症)을 동반하는 고점도혈증(高粘度血症)을 개선하는 방제(方劑)로서 대시호탕(大柴胡湯), 삼황사심탕(三黃瀉心湯)[26], 계지복령환(桂枝茯苓丸)[27]‥

• 평활근 이완(平滑筋 弛緩)작용이 있는 조등산(釣藤散)[19]…이 보고되고 있다.

또, 뇌동맥경화증(腦動脈硬化症)에 따른 만성두통에는 조등산(釣藤散)이 유용(有用)하다는 것도 임상적으로 보고되고 있다[28,29].

혈허증 두통(血虛證 頭痛)에는 당귀작약산, 당귀사역가(加)오수유생강탕. 연주음(連珠飮)(사물탕합영계출감탕:四物湯合苓桂朮甘湯) 등의 당귀(當歸), 지황(地黃)제가 사용된다.

잡병계수증형(雜病系水證型) 두통

수증형 두통(水證型 頭痛)의 대표적인 예(例)는 편두통이다. 편두통은 근긴장성 두통(筋緊張性 頭痛)과 함께 일상적으로 자주 볼 수 있는 기능성 두통(機能性 頭通)이다. 중국전통 의료에서는 편두통에 따른, …

• 현기증, 메스꺼움(惡心), 수양물(水樣物)의 구토(嘔吐), 위부(胃部)의 답답함 등에서「수체(水滯)」를 상정하고, 오령산(五苓散)[30], 영계출탕(苓桂朮湯) 등의「이수제(利水劑)」‥를 기본으로 하며,

또한 배경인자(背景因子)로서, …

- 수체(水滯)의 원인(原因)이 되는 소화기 기능(消化器 機能)의 허약상태(虛弱狀態) (「기허(氣虛)」가 인정될 때에는, 기허(氣虛)에 대한 배려가 이루어진 반하백출천마탕(半夏白朮天麻湯), 계지인삼탕(桂枝人參湯), 오수유탕(吳茱萸湯)과‥
- 안면창백, 현기증, 불면 등에서 「혈허(血虛)」를 상정할 수 있을 경우에는, 당귀작약산, 당귀사역가(加)오수유생강탕, 연주음(連珠飮) 등의 「보기이수제(補氣利水劑)」가 사용되고‥
- 불안감, 기울감(氣鬱感), 불면 등의 정신신경증상(精神神經症狀)을 동반하는 예에서는, 「기체(氣滯)」에 대한 배려도 되어있는 반하백출천마탕(半夏白朮天麻湯), 육군자탕(六君子湯), 시호가용골모려탕, 가미소요산…

등을 운용(運用)의 지침(指針)으로 삼아왔다[32](표7-8). 이들 한방제제의 편두통 병리에 대한 약리작용(藥理作用)에 대해서는 확실하지 않은 점도 많다.

한편, 서양의학 치료에서는

- 뇌혈관 수축을 동반하는 전구증상(前驅症狀)에 대해서 Ca길항제(拮抗劑)와 α차단약(遮斷藥)이 예방적으로 사용되고, ‥
- 발작기(發作期)의 두개외혈관(頭蓋外血管)의 확장에 대해서 에르고타민제제(ergotamine 製劑) 아스피린의 정주용제제(靜注用製劑)이 사용되고‥
- 예방적(豫防的)으로는 삼환계항울제(三環系抗鬱劑) …가 사용되고 있다[33].

발작기(發作期)에는 서양약제가 유용(有用)한 점도 많지만, 예후(豫後;병을 치료한 후의 경과)와 예방적(豫防的)인 용법(用法)으로서는 한방제제도 유용(有用)하다.

표7-8 잡병계수증형 〔수체(水滯), 담음증(痰飮證)〕 두통에 사용하는 처방

증후(症候)의 열증(熱證) (일본한방의 양실증)

황련해독탕(黃連解毒湯)과 대시호탕(大柴胡湯)에 오령산(五苓散)이 병용된다.

오령산(五苓散)[a] 〔입마름(口渴), 메스꺼움, 위내정수(胃內停水), 요량감소(尿量減少)〕

영계출감탕 〔현기증, 메스꺼움, 위내정수, 동계(動悸), 약간냉증〕
이진탕[b] 〔메스꺼움, 현기증, 동계(動悸)〕

반하백출천마탕[c] 〔두중감(頭重感), 현기증, 메스꺼움, 식욕부진, 피로감, 냉증〕
당귀작약산 〔안색이 나쁘다, 쉽게 피로함, 얼굴과 손발의 부종(浮腫), 냉증, 빈뇨〕
당귀사역가오수유생강탕 〔전신, 허리, 사지의 냉감, 저림, 동창(凍瘡), 빈뇨〕

증후(症候)의 한증(寒證) (일본한방의 음허증)

a) 소시호탕(小柴胡湯) (→시령탕:柴苓湯) 과 평위산(平胃散) (→위령탕:胃苓湯)이 합방(合方)된다.

b) 일본한방에서는 본방(本方)을 단독으로 사용하는 일은 드물지만, 본방(本方)의 방의(方意)는 반하후박탕(半夏厚朴湯), 오적산(五積散), 당귀작약산(當歸芍藥散), 반하백출천마탕(半夏白朮天麻湯), 육군자탕(六君子湯) 등에 포함되어 있다.

c) 본방(本方)은 기허(氣虛)와 기체(氣滯)에 따른 담음(痰飮)에 사용하는 「보기이기화담제(補氣理氣化痰劑)」이다 (표7-2참조).

잡병계 두통(雜病系 頭痛)에는,

- 계지(桂枝) (계피:桂皮) : 여신산(女神散), 도핵승기탕(桃核承氣湯), 계지복령환(桂枝茯苓丸), 오령산(五苓散), 계지인삼탕(桂枝人參湯), 당귀사역가오수유생강탕(當歸四逆加吳茱萸生薑湯), 오적산(五積散)
- 천궁(川芎) : 여신산(女神散), 천궁다조산(川芎茶調散), 당귀작약산(當歸作藥散), 오적산(五積散), (향궁탕:香芎湯, 청상견통탕:淸上蠲痛湯)
- 백지(白芷) : 천궁다조산(川芎茶調散) (청상견통탕:淸上蠲痛湯)
- 오수유(吳茱萸) : 오수유탕(吳茱萸湯), 당귀사역가오수유생강탕(當歸四逆加吳茱萸生姜湯),(치두통일방:治頭痛一方)
- 국화(菊花) : 조등산(釣藤散), (청상견통탕:淸上蠲痛湯, 만형자산:蔓荊子散)
- 천마(天麻) : 반하백출천마탕(半夏白朮天麻湯)

등이 사용된다.

이들 중에서 천궁(川芎)[주18](표7-9)과 오수유(吳茱萸)(표7-10)에 대해 생약(生藥)의 규격(規格) 및 경험적 약능(經驗的 藥能)과 실험적 약리(實驗的 藥理)를 대비(對比)해서 정리했다.

표7-9 천궁(川芎) (Chuanxiong, Cnidii Rhizoma)의 규격, 약능, 약리

약전(藥典)(1985년) : *Ligusticum chuanxiong* HORT의 건조근경(乾燥根莖)
JP. XI　　　　　　　: *Cnidium officinale* MAKINO(Umbelliferae)의 근경(根莖)(보통 뜨거운 물에 살짝 데친 것) : 〔현재 일본에서는 홋카이도(北海道)에서 재배된 일본규격의 천궁(川芎)이 사용되고 있고, 중국규격의 천궁(川芎)은 JP. XI에 적합하지 않으므로 의료용 한방제제에 사용되는 일은 없다〕.
신농본초경(神農本草經) : 미신온(味辛溫) 주중풍입뇌두통(主中風入腦頭痛) 감비(感痺) 근격완급 (筋擊緩急) 금창(金瘡) 부인혈폐무자(婦人血閉無子)
중의학(中醫學) : (성미:性味) 신온(辛溫), (귀경:歸經) 간(肝), 담(膽), 심포경(心包經)

주18) 한편 중약(中藥)의 천궁(川芎)과 일본한방제제에서 사용하고있는 천궁(川芎)과는 기원규격(基源規格)이 서로 다르므로, 한방제제요법에서는 일본규격의 천궁(川芎)을 사용한 치험연구논문(治驗研究論文)에 바탕을 두고 그 효능과 적응영역(適応領域)을 논의해야한다.

(약능:藥能) 활혈행기(活血行氣), 거풍지통(祛風止痛)
(주치:主治) 월경부조(月經不調), 경폐통경(經閉痛經), 유하복통(瘤瘕腹痛),
　　　　흉협자통(胸脇刺痛), 질박종통(跌撲腫痛), 풍습비통(風濕痺痛)
일본한방(日本漢方) : 〔『약징(藥徵)』……불가개위치혈지약야(不可槪爲治血之藥也) : 효능을
　　　　반드시 치혈(治血)로 한정(限定) 할 수 없다〕

약 능(藥 能)	약 리(藥 理)
활혈(活血) —————————————	항염증작용(抗炎症作用)
치타박일방(治打撲一方), 여신산(女神散)	혈관확장작용, 혈액증가작용
온경탕(溫經湯), 소경활혈탕(疎經活血湯)	혈소판응집억제작용(중약의 천궁:川
	芎, tetramethylpyrazine)
(사물탕(四物湯), 궁귀교애탕(芎歸膠艾湯)	
당귀작약산(當歸作藥散))	
행기(行氣) —————————————	헥소바르비탈(hexobarbital - 진정제,
	최면제) 수면연장작용
여신산(女神散)	
억간산(抑肝散), 억간산가진피반하	
(抑肝散加陳皮半夏) (향궁탕(香芎湯))	
오적산(五積散), 천궁다조산(川芎茶調散)	
(청상견통탕(淸上蠲痛湯))	
지통거풍(止痛祛風) —————————	진통작용(鎭痛作用), 평활근이완작용
	(平滑筋弛緩作用)
천궁다조산(川芎茶調散)	중추성 근 이완작용(中樞性 筋 弛緩作用)
▭ —————————————	방사선장애(放射線障碍)예방효과
사물탕(四物湯), 십전대보탕(十全大補湯)	tumor sensitizer 활성(活性)

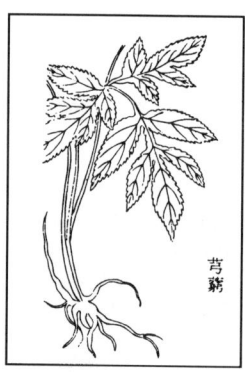
芎藭

『식물명실도고』(오기준, 청대 1848년)에
그려진 천궁(川芎) 그림
• 약용(藥用)으로 하는 지하부(地下部)의
형상(形狀)은 적절하지 않고, 미나리 과
(科) 식물이 그려져 있다.

표7-10 오수유(吳茱萸) (Wuzhuyu, Evodiae Fructus)의 규격, 약능, 약리

약전(藥典)(1985년) :	*Evodia rutaecarpa* Bdnth. *E. rutaecarpa* Benth. var. *officinalis* Huang. *E. rutaecarpa* Bdnth. var. *bodinieri* Huang의 건조한 성숙과실(成熟果實)
JP. XI	: *E. rutaecarpa* Bdnth. *E. officinalis* Dode (Rutaceae)의 과실(果實) (현대 일본시장품(市場品)은 중국으로부터의 수입품이 주체이다)

신농본초경(神農本草經) : 미신온(味辛溫) 주온중(主溫中) 하기(下氣) 지통(止痛) 해역(欬逆) 한열 (寒熱) 제습혈비(除濕血痺) 축풍사(逐風邪) 개주리(開腠理)

중의학(中醫學) : (성미) 신(辛), 고(苦), 열(熱), 유소독(有小毒) (귀경:歸經), 간 (肝), 비(脾), 위(胃), 신경(腎經)

(약능) 산한지통(散寒止痛), 강역지구(降逆止嘔), 조양지사(助陽止瀉)

(주치) 궐음두통(厥陰頭痛), 한산복통(寒疝腹痛), 한습각기(寒濕脚 氣), 완복창통(脘腹脹痛), 구토향산(嘔吐香酸), 오경설사(五更泄瀉), 외 치구창(外治口瘡)

일본한방(日本漢方) : 주치구이흉만야(主治嘔而胸滿也)(『약징(藥徵)』)

약 능(藥 能)	약 리(藥 理)
산한지통(散寒止痛), 조양(助陽) ———————	혈류증가작용(에타놀 엑기스)
당귀사역가오수유생강탕(當歸四逆加吳茱萸生姜湯)	진통작용(鎭痛作用)(에타놀 엑기스)
오수유탕(吳茱萸湯), 온경탕(溫經湯)	교감신경흥분작용 (synephnine. higenamine)
강역지구(降逆止嘔) ———————————	
오수유탕(吳茱萸湯)	

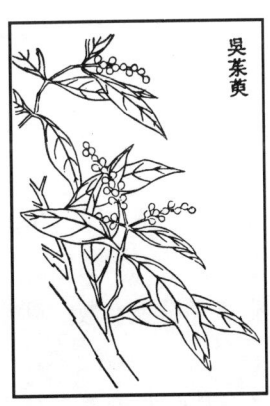

『식물명실도고』(오기준, 청대 1848년)에 그려진 오수유(吳茱萸)그림
• 화서(花序)의 형상(形狀)은 적절하지 않다.

——— 참고문헌

1) 千葉健一, 東儀英夫 : 두통의 여러 가지. 종합임상. 35(4). 617~622 (1986)

2) 野田俊作 : 정신과 영역(精神科 領域)의 두통에 대한 천궁다조산(川芎茶調散)의 효과. 신약과 임상, 31(8), 1357~1360 (1982)

3) 大塚治夫, 中村正彦 : 갱년기 장애에 대한 천궁다조산(川芎茶調散)의 시용 경험 (試用 經驗). 산부인과의 세계, 35(9), 1001~1005 (1983)

4) 野口和男 : 임부(妊婦)의 감기증후군에 대한 한방약의 사용경험(使用經驗). 한방진료, 2(6), 61~67 (1983)

5) 豊田 一 : 삼소음(參蘇飮)에 의한 감기 치험(治驗). 한방진료, 6(6), 23~25(1987)

6) 高畑與四夫 : 만성(慢性) 동통환자(疼痛患者)에 대한 한방약 병용(併用)의 시도. 한방 진료, 8(3), 41~44 (1989)

7) 五味俊彦, 田中 信 : 대상포진(帶狀疱疹) 및 포진 후 신경통(疱疹後 神經痛)에 대한 시 령탕(柴苓湯)의 진통(鎭痛)효과. 기초(基礎)와 임상(臨床), 22(10), 3211~3214 (1988)

8) 金城貫龜 : 두통의 한방요법, 한방진료, 5(2), 26~31 (1986)

9) 水野修一 : 시호계지탕(柴胡桂枝湯)에 의한 소화성궤양(消化性潰瘍)의 재발예방에 대 해서. Pharma Medica, 14 (신춘증간호), 172~176 (1986)

10) 寺澤捷年, 土佐寬順, 檜山幸孝 외 : 분돈기병(奔豚氣病)에 관한 고찰(1) 분돈기병(奔 豚氣病)의 치료경험과 문헌적(文獻的)고찰. 일본동양의학회 잡지(雜誌), 38(1), 1~ 10 (1987)

11) 谿 忠人 : 「현대의료와 한방약」(제 12장과 제 13장) 의료저널사 (1988)

12) 山口武典, 長谷川泰弘 : 혈압과 두통, 치료학. 15(6), 837~840 (1985)

13) 高山宏世 : 고혈압 환자에 대한 한방약의 효과. 한방의학, 10(8), 25~29 (1986)

14) 木下恒雄 : 안면(顔面)의 열감을 호소하는 고혈압증의— 치험예(治驗例). 일본 동양의 학잡지, 35(1), 59~63 (1984)

15) 渡辺賢一, 柴田 昭 : 고혈압과 한방 - 대시호탕(大柴胡湯), 조등산(釣藤散), 시령탕(柴 苓湯)을 주(主)로 -. Pharma Medica, 6(2, 증간호), 29~32 (1988)

16) 永田勝太郎 : 악성고혈압에 주효(奏効)한 한방병용 요법의 1예. 현대동양의학. 10(1, 증), 35~36 (1989)

17) 松岡賢也 : 갱년기 및 고혈압증에 따른 두통, 항배통(項背痛)에 조등산(釣藤散). 현대 동양의학, 6(1, 증), 37~39 (1985)

18) 假野隆司, 石井權二, 黑部佳子 외 : 조등산(釣藤散)과 본체성(本体性)고혈압증(임상연 구 제1보(報)혈압(血壓)과 혈중지질(血中脂質) 및 전해질(電解質)에 미치는 영향에

대해서). 화(和)한의약학 회지, 3(2), 123~128 (1986)

19) K. Ishi, T. Kanno, J. Ando : Pharmacological effect of Diao-Teng-San, a blended traditional Chinese herb medicine, in spontaneously hypertensive (SHR) and normotensive Wistar-Kyoto (WKY) rats. J. Med. Pharm. Soc. for WAKANYAKU, 4(2), 107~115 (1987)

20) a) 山脇成人 : 조등산(釣藤散), 억간산(抑肝散)의 중추(中樞)셀로토닝(serotonin) 수용체 기능(受容体機能)에 미치는 효과 – 항(抗)울 작용의 가능성을 찾는다-.한방의학, 10(9), 20~25 (1986)

   b) 伊藤忠信 : 시호가용골모려탕(柴胡加龍骨牡蠣湯) 및 가미소요산(加味逍遙散)의 중추(中樞)셀로토닝(serotonin) 관련 물질(物質)에 미치는 영향. 한방의학, 10(9), 14~19 (1986)

21) 筒井末春, 西澤道元, 坪井康次 외 : 자율신경실조증(自律神經失調症)에 대한 시 호계지건강탕(柴胡桂枝乾姜湯), 가미소요산(加味逍遙散)의 효과. 의학과 약학, 11(2), 599~610 (1984)

22) 森下宗司 : 두통과 오수유탕(吳茱萸湯), 현대동양의학, 6(1,임증), 180~182 (1985)

23) 戶部昭廣 : 최근의 뇌(腦) 대사부활제(代謝賦活劑)의 약리작용. Therapeutic Research, 8(2), 385~394 (1988)

24) 小暮久也, 川島孝一郎, 長澤治夫 : 뇌(腦)혈관장애(血管障碍)에 대한 황련해독탕 (黃連解毒湯)의 효과 – 기초(基礎)및 임상(臨床) –. Pharma Medica, 6(2, 증간호), 33~37 (1988)

25) 櫻井信男, 湯淺和典, 高橋 薰 외 : 화한약 〔특히, 지혈약(止血藥) 및 신질환(腎疾患)치료약]의 응혈학적(凝血學的) 검토. 최신의학, 38(6), 1184~1188(1983)

26) 谿 忠人, 大野智子, 井上一美, 有地 滋 : 스테로이드 호르몬제의 혈액성상(血液性狀)에 대한 영향과 한방제제의 개선작용 및 작용성분 (제5보) Betamethasone 연용(連用)랏트(Rat)에 대한 소시호탕(小柴胡湯), 대시호탕(大柴胡湯), 삼황사심탕(三黃瀉心湯)과 clofibric acid와의 작용(作用) 비교. 한약잡지, 108(9), (1988)

27) 谿 忠人, 岩永正子, 大野智子 외 : 스테로이드 호르몬제의 혈액성상(血液性狀)에 대한 영향과 한방제제의 개선작용 및 작용성분 (제2보) 계지복령환(桂枝茯苓丸)의 개선작용. 생약학잡지(生藥學雜誌), 38(2), 166~174 (1984)

28) 神山 展, 取訪邦彦, 市川邦男 외 : 뇌동맥경화증에 대한 조등산(釣藤散)의 응용. 한방진료, 4(3), 34~37 (1985)

29) 山本重明 : 만성두통의 한방요법. 한방진료, 4(3), 38~41 (1985)

30) 水山武州 : 만성두통 환자의 오령산(五苓散)의 사용경험. 한방진료, 5(2), 32~

34(1986)

31) 有地 滋, 今西義則 : 시호가용골모려탕(柴胡加龍骨牡蠣湯)의 편두통에 현저한 효과를 나타낸 1 예. 현대동양의학, 8(1, 증), 138~139 (1987)

32) 栗山一八 : 두통 6 예(例). 현대 동양의학, 8(1, 임증), 140~142 (1987)

33) 濱口勝彦, 高橋晴美 : 두통, 현기증, 귀 울림. 의학과 약학, 18(2), 352~356 (1987)

제 8 장

불면을 개선하는 생약

수면장애(睡眠障碍)

입면(入眠) 및 수면유지장애(睡眠維持障碍)에는 표8-1과 같이 각종원인과 유인(誘因)이 관여하고 있다[1]. 이 중에서 수면제요법(睡眠劑療法)의 적용이 되는 것은 1과 2 항목으로 분류되는 병태(病態)이다. 현대의료에서는 benzodiazepine계(系) 약제(藥劑)의 혈중농도(血中濃度)를 측정할 수 있게 되었기 때문에,

- 입면장애(入眠障碍)에는 반감기(半減期)가 짧은 약제‥
- 숙면장애(熟眠障碍)와 조조각성(早朝覺醒)에는 반감기(半減期)가 긴 약제…를 투여하는 것이 기본으로 되어있다[2].

단, 울병(鬱病)과 정신병에 바탕을 둔 불면(不眠)은 전문의(專門醫)의 진단이 필요하다.

불면증 (또는 수면과소증:睡眠過少症) 치료는, 환자가 아침에 일어났을 때 수면에 대한 만족감과 상쾌감을 얻고, 깨어있을 때에 사회생활에 지장이 없도록 하는 것이 목적이다. 그 때문에 약효가 좋은 서양약제 뿐만이 아니라, 작용기전(作用機轉)은 명확하다고는 말할 수 없지만, 전신상태(全身狀態)를 조정하는 한방방제의 병용요법(倂用療法)도 유용(有用)하다고 생각한다.

불면증에 대한 한방제제는 표8-1의 1 항목 즉 신경질적인 성격에 의한 불면을 주로 하고 2 항목의 일부도 적용범위가 된다. 단, 한방제제에 대해서는 임상 약리학적(臨床 藥理學的) 근거(根據)에 바탕을 둔 약제(藥劑) 선택지침(選擇指針)이 없으므로, 불면을 호소하는 환자의 전신적(全身的)인 증후군(症候群)을 전통의료(傳統醫療)의, …

- 증후변증(症候辨證) (증후군:症候群, 체력판단:体力判斷, 약속처방:約束處方), ‥

• 병리변증(病理辨證) (증후군:症候群, 병리:病理, 중약:中藥의 약능:藥能)…

의 관점에서 분류하고, 여기에 환자의 체격체조(体格体調)를 가미(加味)하여, 이것을 지표로 한 방제(方劑)와 생약의 운용법(運用法)을 생각하는 것도 필요하다.

표8-1 불면 증후군의 분류

	수면약(睡眠藥)의 적용	한방제제
1. 정신생리학적 요인(精神生理學的 要因)에 의한 불면(不眠) 〔공포(恐怖), 정서적(情緖的) 쇼크, 스트레스에 의한 불면〕	○	○
2. 정신질환(精神疾患)에 따른 불면		
a. 신경증(神經症)에 의한 불면	○	○
b. 조울병(躁鬱病)등 정서장애(情緖障碍)에 의한 불면	○(항울약(抗鬱藥))	○ [a]
c. 분열병(分裂病)과 기능성 정신병(機能性 精神病)에 의한 불면	○(항정신병약(抗精神病藥))	○ [a]
3. 약물과 알콜 음주에 의한 불면		
4. 수면시 호흡기능장해에 의한 불면		
5. 수면시 미오크로누스(myoclonic syndrome) 및 하지(下肢) 불안정성 증후군(不安定性 症候群)에 의한 불면	원질환치료(原疾患治療)	
6. 신체질환, 중독성 습진 및 환경요인에 의한 불면		○ [b]
7. 소아기 발증성 불면증(小兒期 發症性 不眠症)		
8. 기타 불면증		
9. 불면증상이 없는 이상수면(異常睡眠) (객관적 수면이상이 없는 주관적 불면증)		

문헌 1)에 바탕을 두고 일부 개변(改変)했다.

a) 이 영역은 정신과적 진단(精神科的 診斷)과 치료를 기본으로 하고 환자의 체조(体調)와 증후(症候)에 따라 한방제제(漢方製劑)를 보조적으로 사용하는 영역이다.

b) 노인성(老人性) 건조성피부소양증(乾燥性皮膚瘙痒症)과 야간빈뇨(夜間頻尿) 및 손, 발바닥의 열감(熱感) 등에 의한 불면에는 한방제제도 유용하다.

불면증에 사용되는 생약과 처방

불면(不眠)을 호소하는 환자 체력의 「허실(虛實)」과 불면(不眠)이외의 증후군(症候群)을 고려해서 약속처방(約束處方)을 운용(運用)하는 입장(立場)인 일본한방에서는,

○ 체력의 「실증(實證)」환자의 불면증에는,

- 대시호탕(大柴胡湯), 시호가용골모려탕(柴胡加龍骨牡蠣湯)[3,4] 등의 시호제…
- 삼황사심탕(三黃瀉心湯), 황련해독탕(黃連解毒湯), 온청음(溫淸飮), 여신산(女神散), 죽여온담탕(竹茹溫膽湯) 등의 금련제(芩連劑) (사심탕류(瀉心湯類))…
- 황련해독탕(黃連解毒湯), 온청음(溫淸飮), 가미귀비탕(加味歸脾湯) 등의 산치자제(山梔子劑)[주1] (표8-2) …
- 대승기탕(大承氣湯), 도핵승기탕(桃核承氣湯), 통도산(通導散) 등의 대황제(大黃劑)(승기탕류(承氣湯類))를 사용하고…,

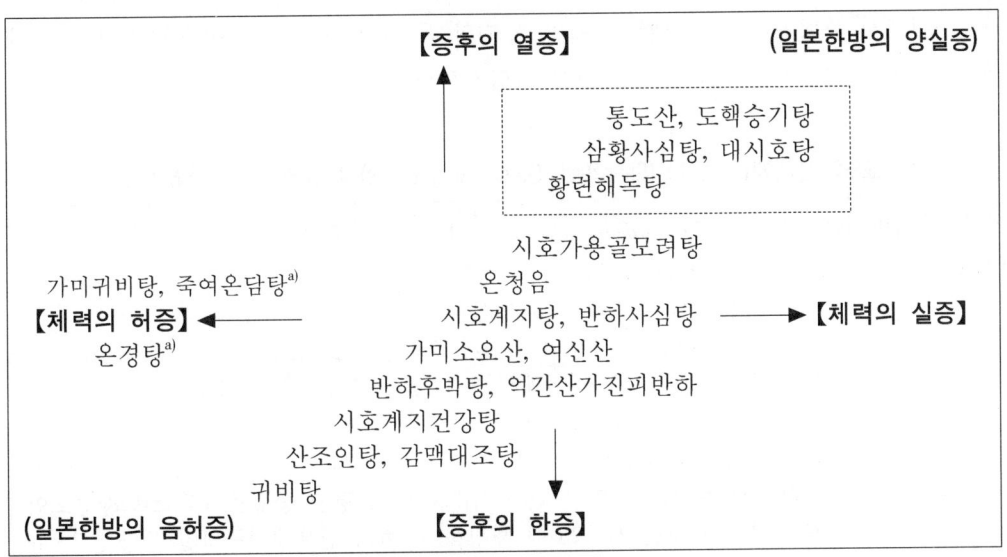

그림 8-1 불면증에 사용하는 한방제제의 증후와 체력

a) 이들 처방의 목표증후에는, 체력의 허약상태(虛弱狀態)와 한증(寒證)을 주(主)로 하고, 입마름(口渴), 냉상기증, 손, 발바닥의 화끈거림 등, 중의학의 「음허(陰虛)에 바탕을 둔 허열증(虛熱證)」이 있으므로 이 위치에 기록했다. 점선으로 표시한 처방은 서양의학의 A형 행동패턴 증후를 지표(指標)로 해서 투약된다.

○ 체력의 「허실중간증(虛實中間證)」에서 허증(虛症)」환자에게는,
- 가미소요산(加味逍遙散), 사역산(四逆散), 시호계지건강탕(柴胡桂枝乾姜湯)[5] ··
- 반하사심탕(半夏瀉心湯) (감초사심탕:甘草瀉心湯), 반하후박탕(半夏厚朴湯) (시박탕:柴朴湯), ··
- 산조인탕(酸棗仁湯)[6,7], 귀비탕(歸脾湯), 감맥대조탕(甘麥大棗湯)… 등이 사용되어 왔다.

주1) 산치자(山梔子)는 『상한론(傷寒論)』의 「…허번불득면(虛煩不得眠)…심중오뇌(心中懊憹)…」을 개선하는 치자시탕(梔子豉湯)에 배제(配劑)되고 또, 가미소요산(加味逍遙散), 가미귀비탕(加味歸脾湯)에도 사용되고 있는 점에서, 불면과 관련 있는 생약이다.

또, 노인의 불면은 뇌혈관장애(腦血管障碍)가 원인인 경우가 많으므로, 평활근 이완작용(平滑筋弛緩作用)이 있는 조구등이 배제(配劑)된 조등산(釣藤散)과 칠물강하탕(七物降下湯)등이 유용(有用)한 예(例)도 있다. 이들 처방을 일본한방의 체력의 「허실(虛實)」과 증후의 「한열(寒熱)」에 따라 분류(分類)한 것이 그림 8-1이다. 체력의 「실증(實證)」 환자용 처방군(處方群)은 그림 8-1의 제1 분면에 위치하고, 「허증(虛證)」용(用) 처방(處方)은 제3 분면으로 분류된다.

「허증(虛證)」경향의 불면증 치료는 「실증(實證)」의 예(例)보다 많은 곤란(困難)이 따르지만, 한방제제요법이 기대(期待)되고 있는 것은 이 영역(領域)이다. 그래서 전인의료(全人醫療)의 관점에서 한방진단(漢方診斷)과 처방(處方)의 특징(방의;方意)을 이해하고 환자의 개성(個性)에 맞춘 진료(診療)를 행하는 것이 바람직하다.

표8-2 산치자(山梔子) (Shanzhizi, Gardeniae Fructus)의 규격, 약능, 약리

약전(藥典)(1989년) : 치자(梔子) *Gardenia jasminoides* ELLIS의 건조성숙과실(乾燥成熟果實)

JP. XI : *Gardenia jasminoides* ELLIS 또는 기타 동속(同屬)식물 (Rubiaceae)의 과실(果實) 현재 일본에서 사용되고 있는 산치자(山梔子)는, 중국, 대만으로부터 수입한 것이다. 이것은 직경 3~5cm의 장타원형(長楕圓形)의 「수치자(水梔子)」에 해당하는 것이다. 중국에서는 길이 1~3cm의 구형(球形)~난형(卵形)의 「치자(梔子)」를 주로 사용하고 있는 것 같다.

〔한편, 상한론(傷寒論)의 기록에는 치자(梔子)는 14~15개 사용되고 있다. 일본에서 유통되고 있는 산치자(山梔子)의 평균 중량은 1.73±0.28g정도이므로, 14~15개는 24~25g에 해당하며, 현재 일본에서는 1일 용량은 3~4g 정도이다.〕

신농본초경(神農本草經) : 미고한(味苦寒) 주오내사기(主五內邪氣) 위중열기(胃中熱氣) 면적(面赤) 주포(酒皰) 사비(皶鼻) 백라적라(白癩赤癩) 창양(瘡瘍)

중의학(中醫學) : 고한(苦寒) 사화제번(瀉火除煩) 청열이뇨(淸熱利尿) 양혈해독(涼血解毒) (『약전(藥典)』)

일본한방(日本漢方) : 주치심번야(主治心煩也) 방치발황(旁治發黃) (『약징(藥徵)』)

약 능(藥 能)	약 리(藥 理)
청열(淸熱) (위중열기(胃中熱氣) 면적(面赤)	5-lipoxygenase조해(阻害)
주포(酒皰) 사비(皶鼻)	(3, 4-di-O-caffeoylquinic acid)
인진호탕(茵蔯蒿湯), 방풍통성산(防風通聖散)	
황련해독탕(黃連解毒湯)	
온청음(溫淸飮), 형개연교탕(荊芥連翹湯),	
청상방풍탕(淸上防風湯), 시호청간탕(柴胡淸肝湯)	
용담사간탕(用膽瀉肝湯), 오림산(五淋散),	
청폐탕(淸肺湯), 신이청폐탕(辛夷淸肺湯)	

사화(瀉火), 제번(除煩) (심번(心煩))

(혈압강하작용(血壓降下作用))
스트레스부하(負荷)마우스의 학습행동 저하를 예방(geniposide)

인진호탕(茵蔯蒿湯), 방풍통성산(防風通聖散)
가미소요산(加味逍遙散) 가미귀비탕(加味歸脾湯)

양혈(涼血) ————————————————— 혈소판응집억제작용(血小板凝集抑制作用)
인진호탕(茵蔯蒿湯), 방풍통성산(防風通聖散)   고지질혈증개선작용(高脂質血症改善作用)
황련해독탕(黃連解毒湯), 온청음(溫淸飮)   (genipin, crocetin)
(치발황(治發黃)) ————————————————— 이담작용(利膽作用)(geniposide)
인진호탕(茵蔯蒿湯), 황련해독탕(黃連解毒湯)

————————————————— 사하작용(瀉下作用)
인진호탕(茵蔯蒿湯), 방풍통성산(防風通聖散)   (geniposide, genipin)
가미소요산(加味逍遙散)

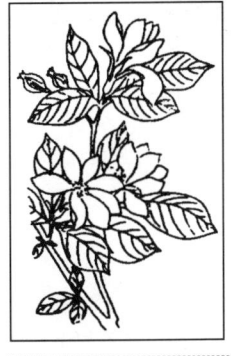

『식물명실도고』
(오기준, 청대 1848년)
에 그려져 있는 치자
(梔子)그림

불면증에 있어서의 전통의료의 병리

증후(症候)에서 병리(病理)를 상정(想定)하고, 약능(藥能)에 따라서 중약(中藥)과 처방을 운용(運用)하는 중의학의 입장에서는,
- 병리의 실증(實證) : 주로 「기체(氣滯)」(기체혈어:氣滯血瘀와 기체담음:氣滯痰飮)
- 병리의 허증(虛證) : 「기허(氣虛)」와 「혈허(血虛)」…등 각종병리가 고찰된다.

이와 같은 불면(不眠)을 동반하는 증후군(症候群)을 개선한다는 점에서는, …
- 일본한방의 처방단위(處方單位)인 「방제변증(方劑辨證)」에서도, ‥
- 중의학의 중약단위(中藥單位)인 「병리변증(病理辨證)」…에 의해서도 같은 처방이 사용된다. 단, 대부분의 불면증은 「잡병계 질환(雜病系疾患)」으로 분류되므로, 이 병리변증(病理辨證)을 주로 하고, 그 위에 일본한방의 체력의 정도를 판단하는 방제운용술(方劑運用術)도 가미하는 것이 좋다고 생각한다.

불면증에 있어서의 병리의 실증(實證)과 처방

지는 것을 싫어하고 완벽주의자인 사람은 초조감, 다노(多怒), 얼굴상기감, 불쾌감이 있으면, 사회적응에 대한 불안감을 일으키고, 수면에 장애를 받는다. 이와 같이 되면 잠들

려고 하는 초조감이 원인이 되어 수면에 대한 불안이 정착되어 잠 못 드는 것에 신경을 쓰게된다.

이와 같은 증후는 전통의료의 「기체(氣滯)」 병리(病理)에 해당한다.

「기체(氣滯)」는 「혈어(血瘀) (어혈:瘀血)」와 「수체(水滯), 담음(痰飮)」 등 「혈(血)」과 「수(水)」의 실증병리(實證病理)와 병발(倂發)하는 일이 많으므로,

- 시호(柴胡), 지실(枳實), 진피(陳皮), 후박(厚朴), 목향(木香), 향부자(香附子), 빈랑자(檳榔子) 등의 「이기약(理氣藥)」을 중심으로 해서…

- 도인(桃仁), 목단피(牧丹皮), 홍화(紅花), 산치자(山梔子), 대황(大黃), 소목(蘇木), 천궁(川芎) 등의 「활혈약(活血藥)」과, …

- 반하(半夏), 죽여(竹茹), 진피(陳皮) 등의 「화담약(化痰藥)」…

- 용골(龍骨), 모려(牡蠣), 조구등 등의 「안신식풍약(安神熄風藥)」…으로 조정(調整)된다.

이들을 편성한 처방(處方)으로,

- 통도산(通導散), 도핵승기탕(挑核承氣湯) 〔대황(大黃), 지실(枳實), 소목(蘇木), 도인(桃仁)을 포함한다], …

- 대시호탕(大柴胡湯) 〔시호(柴胡), 지실(枳實), 대황(大黃), 반하(半夏)를 포함한다],

- 시호가용골모려탕(柴胡加龍骨牡蠣湯) 〔시호(柴胡), 대황(大黃), 반하(半夏), 용골(龍骨), 모려(牡蠣)를 포함한다] …

- 죽여온담탕(竹茹溫膽湯)[주2] 〔시호(柴胡), 지실(枳實), 진피(陳皮), 향부자(香附子), 반하(半夏), 죽여(竹茹)를 포함한다] …등이 있다.

대시호탕(大柴胡湯)은 대황(大黃)과 지실(枳實)을 배제(配劑)하고 있으므로 승기탕류(承氣湯類)에 관련하는 시호제(柴胡劑)이고 (그림8-2), 협복(脇腹)의 답답함과 목, 어깨가 결리고, 두통을 동반하는 불면에 사용된다.

시호가용골모려탕(柴胡加龍骨牡蠣湯)은 불면과 함께 불안 초조감, 심기증(心氣症), 두통 두중감(頭痛頭重感), 식욕부진, 구기(嘔氣), 현기증, 동계(動悸 : 평상시보다 심한 심장의 고동), 어깨 결림 등의 호소를 목표로 하며 꿈을 자주 꾸고 한밤중에 눈이 뜨이는 상태에 사용되고 있다. 본방(本方)은 울병(鬱病)에 대한 많은 임상보고(臨床報告)[8,9]가 있고, 일부(一部) 증례(症例)에는 항울제(抗鬱劑)와 병용(倂用)되고 있다[10].

주2) 죽여온담탕(竹茹溫膽湯)은 시호(柴胡), 반하(半夏), 진피(陳皮)를 주(主)로 한 「이기화담제(理氣化痰劑)」인데, 다노(多怒), 입마름(口渴) 등의 열증에 대해서 「청열약(淸熱藥)」의 황련(黃連)과 「자음약(滋陰藥)」의 맥문동(麥門冬)을 배제(配劑)한 처방(處方)으로 되어 있다. 이와 같은 관점의 처방으로는 『상한론(傷寒論)』의 황련아교탕(黃連阿膠湯) 〔황련(黃連), 황금(黃芩), 작약(芍藥), 계자황(鷄子黃), 아교(阿膠)]이 있다. 본방(本方)은 음허(陰虛)가 주체(主体)이고 마음이 초조하여 잠들 수 없는 〔심중번(心中煩) 부득와(不得臥)〕상태에 사용하며, 「소음(少陰)의 사심탕(瀉心湯)」으로 칭하고 있다. 한편, 사심탕류(瀉心湯類)에서는 『금궤요략(金匱要略)』의 감초사심탕(甘草瀉心湯) 〔…묵묵욕면(默默欲眠), 목부득폐(目不得閉) 와기불안(臥起不安)…]도 불면에 사용되고 있다. 본방(本方)은 반하사심탕(半夏瀉心湯)에 감초가 증량(增量)된 처방내용(處方內容)이고, 한방제제요법에서는 반하사심탕(半夏瀉心湯)으로 대용(代用)할 수 있다.

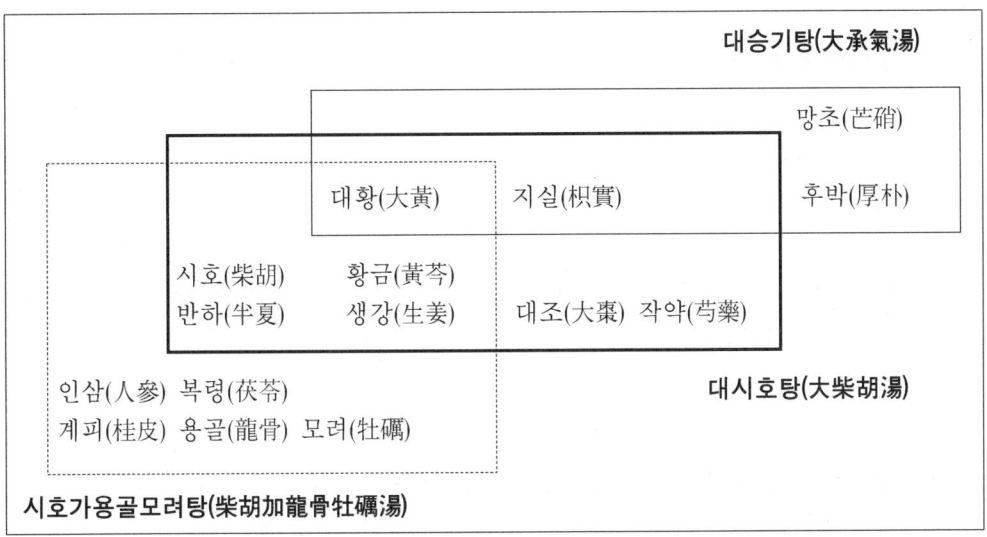

그림 8-2 대시호탕과 대승기탕과 시호가용골모려탕

표8-3 중의학의 실증병리(기체, 혈어, 담음)에 바탕을 둔 불면증에 사용되는 한방제제

기체혈어(氣滯血瘀)

통도산(通導散) (도핵승기탕:桃核承氣湯, 대승기탕:大承氣湯)

〔고지질혈증(高脂質血症)과 갱년기장애에 따른 얼굴상기감, 두통, 어깨 결림, 복부팽만감〕

삼황사심탕(三黃瀉心湯), 황련해독탕(黃連解毒湯) (대시호탕:大柴胡湯)

〔고지질혈증(高脂質血症)과 성인병에 따른 안면홍조(顔面紅潮), 초조감, 두통, 출혈경향〕

가미소요산(加味逍遙散) (여신산:女神散)

〔냉상기증, 어깨 결림, 두통, 불안감, 정서불안정 등 호소, 생리불순〕

기체담음(氣滯痰飮)

죽여온담탕(竹茹溫膽湯)[a]

〔초조감, 다노(多怒), 불안감, 복부팽만감, 감기 후의 장기적인 기침, 식욕부진〕

억간산가진피반하(抑肝散加陳皮半夏)[a]

〔초조감, 다노(多怒), 흥분경향, 두통, 동계(動悸), 메스꺼움, 쉽게 피로함〕

반하후박탕(半夏厚朴湯) (시박탕:柴朴湯))[a]

〔메스꺼움, 트림, 현기증, 인후두 이상감(咽喉頭 異常感), 불안감〕

기체기허(氣滯氣虛)

시호가용골모려탕(柴胡加龍骨牡礪湯) (시호계지탕:柴胡桂枝湯)

〔심인성 동계(動悸), 불안감, 기울감(氣鬱感), 두통두중감, 소리에 민감, 다몽(多夢), 식욕부진〕

---

a) 이들 처방은 이기화담제(理氣化痰劑)인 이진탕(二陳湯) 〔반하(半夏), 복령(茯苓), 진피(陳皮), 감초(甘草), 생강(生薑)〕의 방의(方意)가 포함되어 있는 점에서 관련 처방이라고 말할 수 있다.

또한 시호가용골모려탕(柴胡加龍骨牡蠣湯)에는 전두피질(前頭皮質)에서의 5-HT의 감소와 해마(海馬)에서의 NE의 증가 등 뇌(腦) 속의 모노아민 뉴런(neuron)계(系)에 영향을 미치고 있는 것이 기초적으로 밝혀져 있다[11].

또 중의학의 「청열(淸熱), 사화(瀉火), 해독제(解毒劑)」인 삼황사심탕(三黃瀉心湯)과 황련해독탕(黃連解毒湯)도 일본한방에서는 「혈제(血劑)」에 관련한 「기제(氣劑)늑(이기제:理氣劑)」로 분류되어 있다[주3].

이와 같은 병리의 「실증(實證)」에 사용되는 처방과 그것을 응용할 경우의 증후특성(症候特性)을 표8-3에 나타냈다.

불면증에 있어서의 병리의 허증(虛證)과 처방

전신의 권태감이 있고 빈혈경향으로 심장박동이 심하고 숨이 차며, 식욕이 줄고 복부 팽만감을 동반하는 등 심신이 피로하고 수면장애 경향이 있는 불면증이 「기허(氣虛)」와 「혈허(血虛)」의 병리(病理)에 해당한다[주4]. 이것에는,

- 인삼, 황기(黃耆), 감초(甘草), 대조(大棗), 교이(膠飴), 산약(山藥)등의 「보기약(補氣藥)」…
- 지황(地黃), 당귀(當歸), 아교(阿膠), 용안육(龍眼肉) 등의 「보혈약(補血藥)」을 주(主)로 하고, …
- 산조인(酸棗仁), 원지(遠志), 용골(龍骨), 모려(牡蠣) 등의 「안신약(安神藥)」… 이 배제(配劑)된 귀비탕(歸脾湯) 〔기혈쌍보제(氣血双補劑)〕과 산조인탕(酸棗仁湯) 〔보혈안심제(補血安心劑)〕이 사용된다(표8-4).

주3) 일본한방의 「기제(氣劑)」에는 사심탕류(瀉心湯類) 〔삼황사심탕(三黃瀉心湯), 황련해독탕(黃連解毒湯)〕, 승기탕류(承氣湯類) 〔대승기탕(大承氣湯), 도핵승기탕(桃核承氣湯)〕를 비롯하여 시호가용골모려탕(柴胡加龍骨牡蠣湯), 계지가용골모려탕(桂枝加龍骨牡蠣湯) 가미소요산(加味逍遙散), 반하후박탕(半夏厚朴湯), 감맥대조탕(甘麥大棗湯)등이 포함된다. 중의학에서 기제(氣劑)는 병리(病理)의 허실(虛實)에 따라서 보기제(補氣劑)와 이기제(理氣劑)로 나뉘어져 있다. 일본한방의 기제(氣劑)의 개념은, 중의학의 이기제(理氣劑), 안신제(安神劑), 식풍제(熄風劑)에 해당한다.

주4) 『영추(靈樞)』사객편(邪客篇)에 「…음허고목불명(陰虛故目不瞑)…」이라 하여 원인을 밝히고, 그 치료지침으로서 「보기부족(補其不足) 사기유여(瀉其有餘) 조기허실(調其虛實)…」과 같이 병리(病理)의 「허실(虛實)」을 조정하는 것이 기재되어 있다. 이경우의 「음허(陰虛)」는 「음액(陰液)이 허쇠한 상태」를 의미하는 중의학적인 병리(病理)를 뜻하는 용어이다. 또 『금궤요략(金匱要略)』「오장풍한적취병(五臟風寒積聚病)」에도 「…심기허자(心氣虛者) 기인즉외(其人則畏) 합목욕면(合目欲眠) 몽원행이정신이산(夢遠行而精神離散) 혼백망행(魂魄妄行)…」과 같이 불면(不眠), 다몽(多夢)의 병리(病理)에 「심기허(心氣虛)」가 있는 것이 논의되고 있다.

표8-4 중의학의 허증병리(기허, 혈허, 음허)에 바탕을 둔 불면증에 사용되는 한방제제

기허(氣虛)

반하사심탕(半夏瀉心湯)〔감초사심탕(甘草瀉心湯)〕
〔메스꺼움, 심하부(心下部)의 답답함, 구내염(口內炎), 복부팽만감, 복명(腹鳴), 설사 무른변〕
감맥대조탕(甘麥大棗湯)
〔불안감, 비애감(悲哀感), 잘 놀라는 등 히스테리 증상, 메스꺼움, 식욕부진〕

기허혈허(氣虛血虛)〔음허(陰虛)〕

가미귀비탕(加味歸脾湯)〔귀비탕가시호(歸脾湯加柴胡), 산치자(山梔子)〕
〔빈혈경향, 피로감등은 귀비탕의 목표증후와 유사하고 초조감, 얼굴상기감 등의 열증(熱證)이 있다〕
산조인탕(酸棗仁湯)
〔비애감(悲哀感), 소리에 민감, 잦은꿈, 식욕부진, 메스꺼움, 입마름, 얼굴상기감〕
귀비탕(歸脾湯)
〔빈혈경향, 피로감, 현기증, 불안감, 동계(動悸), 식욕부진, 복부팽만감〕
온경탕(溫經湯)
〔냉증(冷症)빈혈경향, 입술의 건조감, 피부의 건조, 복부팽만감, 생리불순〕

표8-5 산조인(酸棗仁) (Suanzaoren, Zizyphi Spinosae Semen)의 규격, 약능, 약리

약전(藥典) (1985년) : *Zizyphus spinosa* Hu의 건조성숙 종자(乾燥成熟 種子)
일본국외 생약규격(日本局外 生藥規格) : *Z. jujuba* Miller (*Z. vulgaris* var. *spinosus*) 또는 기타 근연식물 (近緣植物) (Rhamnaceae)의 종자
〔현재 일본에서 사용되고 있는 산조인(酸棗仁)은 버마, 중국으로부터의 수입품이다〕

신농본초경(神農本草經)[a] : 미산평(味酸平) 주심복한열(主心腹寒熱) 사결기취(邪結氣聚) 사지산동(四肢酸疼) 습비(濕痺) 구복안오장(久服安五臟) 경신연년(輕身延年)
중의학(中醫學) : (성미:性味) 감산평(甘酸平) (귀경:歸經) 간(肝), 담(膽), 심경(心經)
　　　　　　(약능:藥能) 보간(補肝) 영심감한(寧心斂汗) 생진(生津)
　　　　　　(주치:主治) 허번불면(虛煩不眠), 계다몽(悸多夢), 체허다한(体虛多汗), 진상구갈(津 傷口渴)
일본한방(日本漢方) : 주치흉격번조불능면야(主治胸膈煩躁不能眠也) (『약징(藥徵)』)
　　약 능(藥 能)　　　　　　　　　　　　　약 리(藥 理)
　보간(補肝)・영심(寧心) ─────── hexobarbital최면(催眠)연장작용(지방유:脂肪油)
　귀비탕(歸脾湯)　　　　　　　　진정작용(鎭靜作用) (수용성분:水溶成分)
　산조인탕(酸棗仁湯), 가미귀비탕(加味歸脾湯)

a) 산조(酸棗)로서 기재되어 있고, 근연식물(近緣植物)인 대조(大棗)와 같이 「과실(果實)」을 사용했을지도 모르지만, 현재는 종자(산조인:酸棗仁)가 사용되고 있다. 여기에 기록된 약능(藥能)은 「이기(理氣)」를 제외하고 현대의 약능과 조금 차이가 보인다. 한편, 『명의별록(名醫別錄)』에는 「주심번부득면(主心煩不得眠) 제상하통(臍上下痛) 혈전구설(血轉久泄) 허한번갈(虛汗煩渴) 보중익간기(補中益肝氣) 견근골(堅筋骨) 조음기(助陰氣) 영인비건(令人肥健)」과 같이 현대 중의학의 산조인(酸棗仁)의 약능에 해당하는 것이 기록되어 있다.

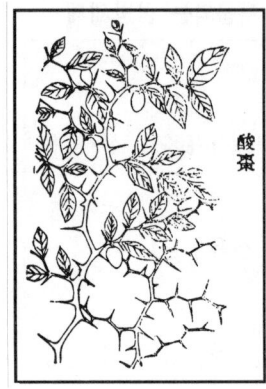

『식물명실도고』(오기준, 청대 1848년)에
그려진 산조(酸棗)그림

귀비탕(歸脾湯)은, …

• 식욕이 줄고 쉽게 피곤하고, 체력이 허약(기허증:氣虛證)하고‥

• 빈혈경향으로 건망(健忘), 현기증, 불안감, 권태감, 동계(動悸)(혈허증:血虛證), …를 동반하는 불면(不眠)에 사용되는 처방이다.

본방(本方)은 인삼제(보기제:補氣劑)인 사군자탕(四君子湯)을 기본으로 하고, 산조인(酸棗仁), 원지(遠志), 용골(龍骨)^{역자주}을 포함하는 처방이다. 귀비탕(歸脾湯)의 적응증후에 덧붙여서 초조감, 입 마름(口渴), 가슴이 답답함 등의 열증(간화왕:肝火旺)을 동반할 때에는 본방(本方)에 시호(柴胡), 산치자(山梔子)가 가미(加味)된 가미귀비탕(加味歸脾湯)을 사용한다.

산조인탕(酸棗仁湯)은 상기(上記)한 「혈허(血虛)」의 증후가 현저하고, 피로감이 강하고, 잠이 잘 안오는 불면에 사용되는 처방이다[주5]. 산조인(酸棗仁)은 산조인탕(酸棗仁湯)과 귀비탕(歸脾湯), 가미귀비탕(加味歸脾湯)에 배제(配劑)되어있는 생약(生藥)이고, 안신(安神)(영심:寧心)이라는 약능(藥能)의 일부는 약리실험상 진정작용(鎭靜作用)으로 뒷받침되고 있다(표8-5).

그렇지만, 그 효능은 서양약제의 수면약과 같은 작용기전(作用機轉)으로 불면(不眠)에 효과가 있다고는 생각하기 어렵고, 감맥대조탕(甘麥大棗湯)에 있어서의 대조(大棗)(표8-6)와 같이 생체(生体)의 「허(虛)」를 보충하고 조정하는 것에 의해 2차적으로 불면(不眠)을 개선하는 것이라고 생각된다.

또한, 시호가용골모려탕(柴胡加龍骨牡蠣湯)도 「보기(補氣)와 이기(理氣)」에 관련하는 처방이다.

그리고 이하(以下)에 나타낸 처방은, 의료용 한방제제로서 불면증(不眠症)에 대한 적응증(適応症)은 기재되어 있지 않지만,

---

역자주) 원래 귀비탕에는 용골이 없다.
주5) 산조인탕(酸棗仁湯)의 적응증후(適応症候)는 『금궤요략(金匱要略)』혈비허로병맥증병치(血痺虛勞病脈證併治) 제6에 「허로허번부득면산조인주(虛勞虛煩不得眠酸棗仁主)」라고 기재되어있다.

- 전립선 비대(肥大)경향으로 요로(尿路)가 가늘고, 배뇨시간(排尿時間)이 오래 걸리고, 야간빈뇨(夜間頻尿) 때문에 숙면장애(熟眠障害)를 호소하는 경우에 팔미지황환(八味地黃丸) 〔우차신기환(牛車腎氣丸) 또는 같은 증후로 소화기계(消化器系)의 부조(不調)를 동반하는 것에서는 청심연자음(淸心蓮子飮)〕
- 야간에 손, 발바닥의 건조함 때문에 입면장애(入眠障害)를 호소하는 경우에는 삼물황금탕(三物黃芩湯)

등도 불면(不眠)을 동반하는 증후에 응용된다. 이들도 「신허(腎虛)와 음허(陰虛)」라는 병리의 허증(虛證)을 조정(調整)하는 처방이다.

이들은 모두 「불면(不眠)에 ○○탕」이라는 것은 아니고, 전인의료(全人醫療)의 일환으로서 환자의 개성과 증후에 따라 한방제제를 활용하는 입장이다.

표8-6 대조(大棗) (Dazao, Zizyphi Fructus)의 규격, 약능, 약리

약전(藥典) (1985년) : *Zizyphus jujuba* MILL. 의 건조성숙 과실(乾燥成熟 果實)
JP. XI : *Z. jujuba* MILL. *var. inermis* REHDER 또는 기타 근연식물(近緣植物) (Rhamnaceae)의 과실(果實)이다.
〔현재 일본에서 사용되고 있는 대조(大棗)는 주로, 중국으로부터의 수입품이다〕

신농본초경(神農本草經) : 미감평(味甘平) 주심복사기(主心腹邪氣) 안중양비(安中養脾) 조십이경(助十二經) 평위기(平胃氣) 통구규(通九竅) 보소기소진액(補少氣少津液) 신중부족(身中不足) 대경사지중(大驚四肢重) 화백약(和百藥) 구복경신장년(久服輕身長年)

중의학(中醫學) : (성미:性味) 감온(甘溫) (귀경:歸經) 비위경(脾胃經) (약능:藥能) 보중익기(補中益氣) 양혈안신(養血安神) (주치:主治) 비허식소(脾虛食少) 핍력변당(乏力便溏) 부인장조(婦人臟躁)

일본한방(日本漢方) : 주치련인강급야(主治攣引强急也) 방치해수(旁治咳嗽) 분돈(奔豚) 번조(煩躁) 신동(身疼) 협통(脇痛) 복중통(腹中痛)

약 능(藥 能)	약 리(藥 理)
보중익기(補中益氣) ·············· 보중익기탕(補中益氣湯), 육군자탕(六君子湯) 등 각종 인삼제(劑)에 배제(配劑)	항(抗)스트레스 궤양작용(潰瘍作用)
양혈(養血) 귀비탕(歸脾湯), 자감초탕(炙甘草湯) 등의 지황제(地黃劑)에 배제(配劑)	
안신(安神) 감맥대조탕(甘麥大棗湯)	

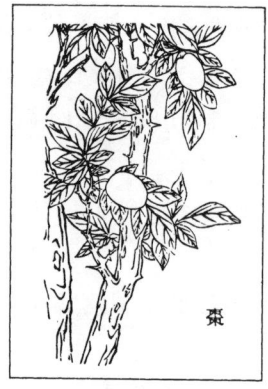

『식물명실도고』(오기준, 청대 1848년)에
그려진 대조(大棗)그림

──── 참고문헌

1) 遠藤四郎 : 불면증의 최근 분류. 임상과학, 21(3), 285~294 (1985)

2) 多田幸司, 山口 隆 : 불면증의 약물요법. 의료저널, 21(12), 2473~2476 (1985)

3) 沖山明彦 : 불면의 한방치료. 한방진료, 3(5), 46~50 (1984)

4) 大原健士郞, 深澤裕紀, 鈴木康譯 외 : 신경증에 대한 시호가용골모려탕(柴胡加龍骨牡蠣湯), 반하후박탕(半夏厚朴湯)의 임상효과에 대해서. 신약과 임상, 34(1), 131~141 (1985)

5) 橫山誠之, 川名明德, 黑崎元之 : 시호계지강탕(柴胡桂枝薑湯)이 수면에 미치는 영향. 한방의학, 6(7), 13~14 (1982)

6) 筒井末春, 坪井康次, 津久見律子 외 : 불면증에 대한 산조인탕(酸棗仁湯)의 효과. 의학과 약학, 16(1), 185~192 (1986)

7) 杵淵 彰 : 산조인탕(酸棗仁湯)을 사용한 불면의 1례(例). 현대동양의학, 8(1, 증), 152~153 (1987)

8) 坂井昭夫 : 정신과(精神科)에 있어서 시호가용골모려탕(柴胡加龍骨牡蠣湯)의 사용경험. 한방의학, 9(2), 20~27 (1985)

9) 太原浩一, 深澤裕紀, 大原健士郞 : 정신신경질환·신경증. 진단과 치료, 77(6), 1481~1486 (1989)

10) 金子善彦 : 정신과(精神科) 영역에 있어서의 한방요법―특히, 억울(抑鬱)상태와 그 주변―. 임상정신의학, 13(1), 19~32 (1984)

11) 橫田則夫, 山脇成人, 更井啓介 : 시호가용골모려탕(柴胡加龍骨牡蠣湯)이 뇌(腦)속의 모노아민 뉴런(neuron)계(系)에 미치는 성과. 화한의약학회지, 4(3), 258~259 (1987)

제 9 장

현기증을 개선하는 생약

현기증

현기증은 두통과 같이 환자의 일반적인 자각증상(自覺症狀)이고, 이비과(耳鼻科), 내과, 뇌신경외과(腦神經外科), 정신과, 산부인과, 소아과 등 많은 전문영역에 걸쳐있기 때문에 치료와 약물효과의 평가가 곤란한 증후 중 하나이다.

서양의학적인 치료에서는 먼저,

• 현기증의 유발조건(誘發條件)과 발증양식(發症樣式), ‥

• 기왕력(旣往歷) (고혈압증:高血壓症, 저혈압증:低血壓症, 빈혈증:貧血症) ‥

• 수반증상(隨伴症狀) (귀울림, 난청:難聽, 구역질, 두통)

을 문진(問診)하고,

• 안진(眼振)과 안구운동(眼球運動)의 타각소견(他覺所見)…을 얻어서 확인한다.

현기증의 병리와 증상은,

• 평형감각수용기(平衡感覺受容器) (시각:視覺, 내이:內耳, 근육절:筋肉節) 장애(障碍) : 말초성(末梢性)의 회전성(回轉性) 현기증으로 청신경장애(聽神經障碍)와 자율신경장애(自律神經障碍)를 동반하는 것과

• 중추(中樞) (소뇌:小腦, 뇌간:腦幹) 장애(障碍) ; 운동실조(運動失調)를 동반하는 비회전성(非回轉性)현기증(가성:假性 현기증)으로 분류되어 있다[1](표9-1).

표9-1 현기증의 증후분류

- 회전성(回轉性)현기증〔진성(眞性)현기증 : 귀울림 등 내이신경증상(內耳神經症狀)을 동반한다〕
  (환자의 표현 : 빙빙 돈다, 빙빙 흔들린다, 머리가 어쩔어쩔하다, 술에 취한 느낌, 배가 흔들리는 느낌)
  · 메니에르(Meniere)병 (귀울림, 귀폐쇄감, 난청을 동반한다)
  · 추골뇌저동맥부전증(椎骨腦底動脈不全症) (안전암흑증:眼前暗黑症, 시야협착:視野狹窄을 동반한다)
  · 뇌혈전(腦血栓) (와렌베르그 증후군)
- 비회전성(回轉性) 현기증 (부동성:浮動性현기증, 가성:假性현기증 : 손발의 저림과 언어장애를 동반한다)
  (환자의 표현 : 눈앞이 캄캄하다, 핑 하면서 쓰러질 것 같다, 일어섰을 때의 현기증)
  · 근 수축성(筋收縮性)두통 (두통, 어깨 결림을 동반한다)·고혈압증·저혈압증, 빈혈증·편두통·부정수소증후군(不定愁訴症候群)

이들 중에서 귀울림(耳鳴), 난청(難聽)을 동반하고 반복발작성(反復發作性)의 회전성(回轉性) 현기증을 나타내는 메니에르(Meniere)병은 난치병으로 지정되어 있다. 이 질환의 발증병리(發症病理)에는 내이(內耳) 속에 림프 수종(水腫)이 관여하고 있다고 생각된다. 이 것은 현기증이 「수체(水滯) (수독:水毒)」에 의존한다는 중국전통의료의 (상정상:想定上의) 병리관(病理觀)과 유사하다는 점에서 흥미롭다.

현기증의 치료와 관리는 발작시(發作時)와 간헐기(間欠期)에 따라 다르다(그림9-1).

발작시(發作時)에는 약의 내복이 불가능한 경우도 많으므로, 진토제(鎭吐劑)와 혈관확장제(7%중조수:重曹水)가 근주(筋注)또는 점적(点滴)으로 사용된다.

간헐기(間欠期)에는 각종(各種) 기전(機轉)의 혈행개선제(血行改善劑)와 마이너 트랭퀼라이저(minor tranquilizer)가 사용된다[2,3].

이와 같이 현기증은 전신병(全身病)의 미증상(微症狀)이기 때문에, … •환자의 증후전체를 관찰하고, … •현기증의 경과에 따라서… 적당한 약물을 선택한다는 점에서, 중국전통 의료의 진찰체계와 축을 같이하므로 큰 의의가 있다고 생각한다.

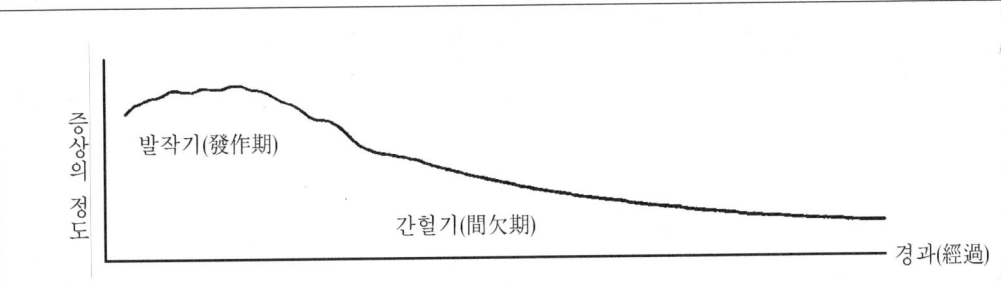

• 발작기에는 서양약제가 확실
  · 혈관확장제 : dihydroergotamine
    cinnarizine, betahistine, 7% 중조수(重曹水)
  · 향신경제(向神經劑) : bellergal, diazepam
    chlorpromazine, medazepam
  · 진토제(鎭吐劑) : metoclopramide
  · 뇌대사개선제(腦代謝改善劑) : meclofenoxate

• 만성기에는 한방제제도 유용(有用)
  · 혈관확장제 : α-blocker(ifenprodil), diphenidol
  · 장기추출(臟器抽出)호르몬제제
  · 향정신제(向精神劑)
  · 뇌대사개선제(腦代謝改善劑) : ATP, ubidecarenone
  · 비타민제, 이뇨제(利尿劑)
  · 한방제제(漢方製劑)

그림 9-1 현기증의 경과진단에 따른 투약지침

현기증에 사용되는 생약과 처방

중국전통의료에서, 현기증에 해당하는 증후는 두현(頭眩)[주1], 전현(癲眩)[주2], 도현(掉眩), 현모(眩冒), 목현(目眩)[주3], 모현(冒眩), 현훈(眩暈) 등으로 기록되어 있다. 이들은 기능성 비염증성(機能性 非炎症性)의 「잡병계질환(雜病系疾患)」이기 때문에, 사용되는 처방을 전통의료의 병리(기혈:氣血의 허실:虛實)에 따라 분류하고 논하기로 한다.

일반적으로 현기증은 「물(水)」의 정체(停滯) (수체:水滯, 담음:痰飮)라고 되어 있는데, 「기(氣)와 혈(血)」도 발증병리(發症病理)에 관련되어 있다(표9-2).

현기증에 사용되는 한방처방을 운용하기 위한 체력과 증후의 지침(指針)은 그림 9-2에 정리했다.

주1) 『상한론(傷寒論)』에는 「상한(傷寒) 약토약하후(若吐若下後) 심하역만(心下逆滿) 기상흉(氣上胸) 기즉두현(氣則頭眩) 맥침긴(脈沈緊) 발한즉동경(發寒則動經) 신위진진요자(身爲振振搖者) 복령계지백출감초탕주지(茯苓桂枝白朮甘草湯主之)」… • 「태양병(太陽病) 발한한출불해(發汗汗出不解) 기인잉발열(其人仍發熱) 심하계두현(心下悸頭眩) 신순동(身瞤動) 진진욕벽지자(振振欲擗地者) 진무탕주지(眞武湯主之)」…와 같이 일어서면 머리가 어찔어찔하고(두현頭眩), 몸이 비틀비틀 동요하고 바닥에 쓰러질 것 같은 증후가 기재되어 있다.

주2) 『금궤요략(金匱要略)』담음해수병맥증병치(痰飮咳嗽病脈證幷治)에는 「영수인제하유계(令瘦人臍下有悸) 토연말이나현(吐涎沫而癲眩) 차수야((此水也) 오령산주지(五苓散主之)」로, 제하(臍下)의 동계(動悸), 침을 흘리고, 뱉고, 현기증이 있을 때에는 「물(水)」을 처리하기 위한 오령산(五苓散)이 좋다고 기록되어 있다.

주3) 소양병(少陽病)의 정의(定義)가 되는 증후로서 「소양지위병구고(少陽之爲病口苦) 인건(咽乾)목현야(目眩也)」로서, 입(口)과 목(咽)과 눈(目)과 (귀(耳))에 증상이 있는 것이 기재되어 있다.

표 9-2 현기증에 사용되는 처방과 그 적응병리

		기(氣)		혈(血)		수(水)
		기체 (氣滯)	기허 (氣虛)	혈어 (血瘀)	혈허 (血虛)	수체(水滯), 담음(痰飮)
기체(氣滯)	통도산(通導散)	◎		◎		
	삼황사심탕(三黃瀉心湯)	◎		○		
	대시호탕(大柴胡湯)	◎		○		
	시박탕(柴朴湯)	◎	○			○
	조등산(釣藤散)	○	○			○
기허(氣虛)	보중익기탕(補中益氣湯)		◎			
	반하백출천마탕(半夏白朮天麻湯)	○	◎			○
	복령음합반하후박탕(茯苓飮合半夏厚朴湯)	◎	◎			○
혈어(血瘀)	도핵승기탕(桃核承氣湯)	○		◎		
	계지복령환(桂枝茯苓丸)			◎		○
	여신산(女神散)	○	○	◎		
	가미소요산(加味逍遙散)	○	○	○	○	
혈허(血虛)	당귀작약산(当歸芍藥散)			○	◎	○
	궁귀교애탕(芎歸膠艾湯)			○	◎	
	연주음(連珠飮)a)				◎	○
수체(水滯)·담음(痰飮)	오령산(五苓散)					◎
	이진탕(二陳湯)	○				◎
	반하후박탕(半夏厚朴湯)	○				◎
	소반하가복령탕(小半夏加茯苓湯)	○				◎
	영계출감탕(苓桂朮甘湯)		○			◎
	진무탕(眞武湯)		○b)			◎
	팔미지황환(八味地黃丸)		○b)	○	○	○

a) 연주음(連珠飮) : 사물탕합영계출감탕(四物湯合苓桂朮甘湯)

b) 기허(氣虛)에 한증(寒證)을 동반하는 양허(陽虛)의 병리(病理)에 해당한다.

각 방제(方劑)의 주요한 약능을 ◎로 나타내고, 관련하는 약능을 ○으로 나타내고 있다.

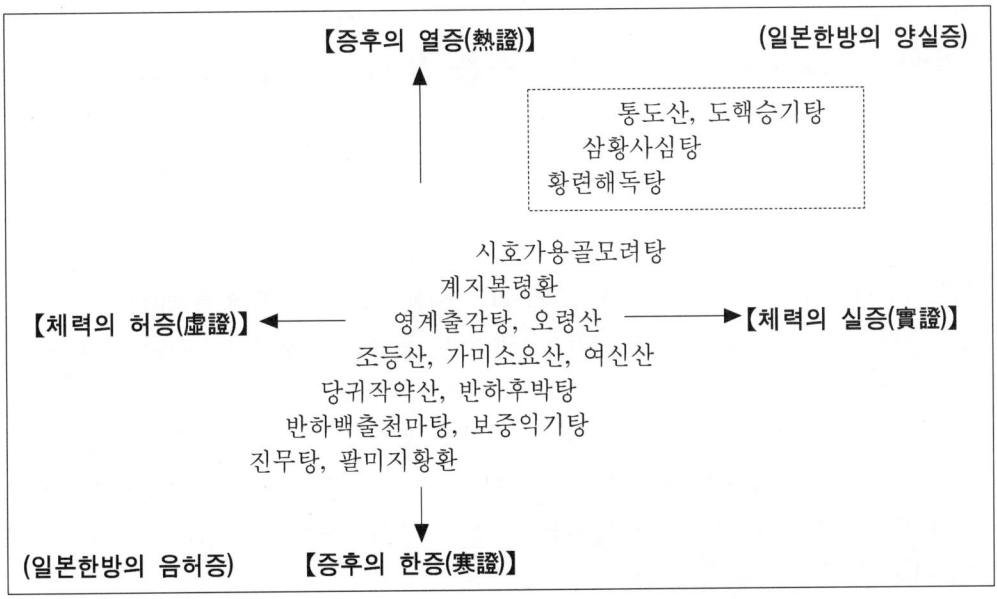

그림 9-2 현기증에 사용되는 한방처방의 적응증후와 체력에 따른 분류

점선 안의 처방은 서양의학의 A형 행동패턴의 증후를 목표로 해서 사용된다.

현기증에 있어서의 전통의료의 병리

다노(多怒), 초조감, 두통, 안면홍조, 불면, 다몽(多夢) 등을 동반하는 현기증은 「기체(간기울결:肝氣鬱結, 간양화풍:肝陽化風)」로 변증(辨證)된다. 여기에는,

- 삼황사심탕(三黃瀉心湯)과 황련해독탕(黃連解毒湯) (체력은 중간증이상:中間證以上 : 얼굴 상기감, 초조, 불면경향, 입의 건조감, 입이 씀:口苦感)

- 대시호탕(大柴胡湯) 〔체력은 중간증 이상 : 어깨 결림, 흉협부(胸脇部)의 답답함, 복부 팽만감, 본방(本方)은 대황지실작약(大黃枳實芍藥)을 포함하고 이기제(理氣劑)인 소승기탕(小承氣湯)에 관련하는 시호황금제:柴胡黃芩劑이다〕.

- 시호가용골모려탕(柴胡加龍骨牡蠣湯)[4] (체력은 중간증 : 불면, 우울병, 인후두 이상감, 걱정을 많이 함)

- 조등산(釣藤散) (체력의 허실중간증:虛實中間證 : 두통, 귀울림:耳鳴, 어깨 결림, 불면)[5,6]

등의 「이기제(理氣劑)」가 사용된다. 시박탕(柴朴湯)[7], 억간산가진피반하(抑肝散加陳皮半夏)[8]와 시호계지건강탕(柴胡桂枝乾姜湯)[9] 등도 관련처방이므로, 증례(症例)에 따라서는 현

기증에 사용된다.

또 기체와 혈어도 관련되어 있으므로, 이때에는 통도산, 여신산, 가미소요산 등의 「이기활혈제」를 체력과 증후에 맞추어서 사용한다.

피로감, 권태무력감, 숨이 참, 식욕부진, 연변(軟便)등을 동반하는 현기증은 「기허(氣虛)」로 변증(辨證)할 수 있다[주4].

위장(胃腸)이 허약하고 피로감을 주(主)로 하는 현기증에는,

- 보중익기탕(補中益氣湯)과 같은 인삼황기제(人蔘黃耆劑) (삼기제:蔘耆劑))와··
- 소건중탕(小建中湯)[10]과 황기건중탕(黃耆建中湯) 등의 ···「보기건비제(補氣健脾劑)」가 사용된다.

이들 처방은 소아과 영역(小兒科 領域)의 기립성 조절장애(起立性 調節障碍)에도 응용되고 있다. OD환자의 안색이 나쁘고, 쉽게 피로하고, 식욕부진, 멀미, 두통, 복산통(腹疝痛) 등의 증후는 「기허(氣虛)」의 병리(病理)를 상정(想定)하는 변증기준(辨證基準)과 비슷하다(표9-3).

한편, 전통의료의 「기허(氣虛)」는

- 얼굴에 윤기가 없고, 피부가 건조경향이며, 동계(動悸), 쉽게 잠들지 못하는 등의 혈허(血虛)를 병발(併發)하는 수가 있으므로, 귀비탕(歸脾湯)과 십전대보탕(十全大補湯) 등의 「보기보혈제(補氣補血劑)」의 적응이 되기도 하고,
- 두통, 두중감(頭重感), 메스꺼움, 위내정수(胃內停水) 등 「수체담음(水滯痰飮)」을 유발하는 수가 있으므로, 반하백출천마탕(半夏白朮天麻湯)[6,11~13]과 복령음합반하후박탕(茯苓飮合半夏厚朴湯) 등의 「보기화담제(補氣化痰劑)」··· 의 적응(適応)으로도 된다.

나이 드는 데 따른 피로감, 건망증, 허리와 하지(下肢)의 탈력감(脫力感), 냉감(冷感)과 함께 나타나는 현기증에는 팔미지황환(八味地黃丸)[주5,14] 등의 보신제(補身劑) (중의학에서는 우귀환:右歸丸))의 적응(適応)으로 된다.

혈증형(血證型) 현기증

점막(粘膜)의 울혈(鬱血), 암자색(暗紫色)의 소견(所見)과 출혈경향, 두통, 건망증, 불면, 손발의 저림, 복부팽만감 등을 동반하는 현기증은 「혈어(血瘀)」에 관련한다고 생각된다.

주4) 『영추(靈樞)』구문편(口問篇)에는 「···상기부족(上氣不足) 뇌위지불만이위지고명(腦爲之不滿耳爲之苦鳴) 두위지고경(頭爲之苦傾) 목위지현(目爲之眩)···」으로 쓰여져 있고 기(氣)부족 즉, 기허에 따라, 현기증, 귀울림(耳鳴) 등의 증후가 일어나는 것이 기록되어 있다.
주5) 팔미지황환(八味地黃丸)은 소아(小兒)의 기립성조절장애(起立性調節障碍)인 「일어섰을 때에 느끼는 현기증」에도 사용되고 있다.

이들에게는 도인(挑仁), 목단피(牧丹皮), 대황(大黃), 산치자(山梔子), 천궁(川芎), 당귀(當歸), 홍화(紅花) 등 각종 혈약 (파혈:破血, 활혈:活血, 양혈약:涼血藥) 이 사용된다.

일본한방에서는 「체력의 허실(虛實)」과 「증후의 한(寒:陰) 열(熱:陽)」에 따라,

• 도핵승기탕(挑核承氣湯) 〔체력은 실증(實證)경향 : 얼굴상기감, 두통, 어깨 결림, 불면, 냉상기증, 변비, 생리불순〕

• 가미소요산(加味逍遙散)[9] 〔체력은 허실중간증에서 허증 경향까지 : 초조감, 두통, 불면, 다노(多怒), 냉상기증, 정서 불안정경향 : 본방(本方)은 이기(理氣)를 주(主)로 한 활혈보혈제:活血補血劑이다〕이 사용된다.

안색이 창백하고 윤기가 없으며 손톱색깔이 좋지 않고, 피곤한 눈, 냉증, 사지(四肢)의 저림 등을 동반하는 현기증은 「혈허(血虛)」에 관련되므로 당귀(當歸), 지황(地黃), 아교(阿膠), 산조인등이 배제(配劑)된 사물탕(四物湯), 궁귀교애탕(芎歸膠艾湯), 산조인탕(酸棗仁湯)[15], 귀비탕(歸脾湯) 등이 사용된다.

『금궤요략(金匱要略)』에는 산후(產後)증후의 하나로 「울모(鬱冒)」라는 것이 있는데, 이것은 「망혈(亡血) (늑혈허:血虛)」이 원인이라고 기록되어 있다[주6]. 여기에는 사물탕(四物湯)관련방제(關聯方劑) (십전대보탕:十全大補湯, 귀비탕:歸脾湯)와 당귀건중탕(當歸建中湯), 당귀작약산(當歸芍藥散), 보중익기탕(補中益氣湯) 등의 당귀제(當歸劑)의 적응(適応)이 된다.

「혈허(血虛)」는 「수체(水滯)」와 관련하므로,

• 당귀작약산(當歸芍藥散)[16] (체력은 허증에서 허실중간증경향까지 : 쉽게 피로함, 안색이 나쁘다, 두중감(頭重感), 어깨 결림, 허리와 사지(四肢)의 냉증)

• 연주음(連珠飮) (사물탕합영계출감탕:四物湯合苓桂朮甘湯) 등의 「보혈이수제(補血利水劑)」가 사용된다.

수증형(水證型) 현기증

전통의료의 두현(頭眩)[주1]과 전현(癲眩)[주2]에는 「물(水) (수체:水滯, 담음:痰飮)」이 관여하고 있다는 것이 기재되어 있다. 「수체(水滯)」가 관여하는 현기증에는 복령(茯苓), 출(朮)등과 함께 택사(澤瀉)가 배제(配劑)된 처방이 사용되고 있다. 『금궤요략(金匱要略)』의 택사탕(澤瀉湯) (택사:澤瀉, 백출:白朮)[주7]이 기본처방이고, 본방(本方)은 당귀작약산(當歸芍藥散)

주6) 「……(신산(新產) 망혈복한(亡血復汗) 한다(寒多) 고령울모(故令鬱冒)……」
    (『금궤요략(金匱要略)』 부인산후병맥증병치(婦人產後病脈證併治))
주7) 「심하유지음(心下有支飮) 기인고모현(其人苦冒眩) 택사탕주지(澤瀉湯主之)」
    (『금궤요략(金匱要略)』 담음해수병맥증병치(痰飮咳嗽病脈證併治))

과 반하백출천마탕(半夏白朮天麻湯) 등에 포함되어 있다. 택사(澤瀉)의 규격(規格)과 약능(藥能)과 약리(藥理)는 표9-4에 정리하였고, 택사(澤瀉)를 배제(配劑)한 처방은 그림9-3에 나타냈다. 일본한방에서는 두중감(頭重感), 메스꺼움(惡心), 복부팽만감 등 「물(水)」의 실증병리(수독:水毒)에 바탕을 둔 현기증에 대해서,

- 영계출감탕(苓桂朮甘湯)[6,11] (체력은 허실중간증에서 허증경향까지 : 숨이 참, 동계:動悸, 두통, 위내정수:胃內停水, 요량감소:尿量減少 경향)
- 반하백출천마탕(半夏白朮天麻湯)[6,11~13] (체력은 허실중간증에서 허증 경향까지 : 위장허약, 메스꺼움:惡心, 복부팽만감, 두중감:頭重感, 어깨 결림, 냉증, 전신권태감 : 본방:本方은 보기:補氣를 주로 한 이기화담제:理氣化痰劑이다.)
- 진무탕(眞武湯)[17] (체력은 허증 경향 : 냉증으로 차가우면 설사를 하고, 생기가 없고 피로감이 짙다)이 사용되고, 반하후박탕(半夏厚朴湯)[9]의 관련방제(關聯方劑) (이진탕:二陣湯), 소반하가복령탕:小半夏加茯苓湯)와 오령산(五苓散)도 사용되고 있다(표9-2).

또한, 「수(水)」의 정체(停滯)는 「기(氣)와 혈(血)」의 병리와 관련하여,

- 위장허약, 식욕부진, 메스꺼움, 권태감 등 「기허(氣虛)」를 병발(倂發)할 때에는 「이수화담(利水和痰)」과 「보기(補氣)」를 겸한 처방으로 반하백출천마탕(半夏白朮天麻湯)과 육군자탕(六君子湯), 복령음합반하후박탕(茯苓飮合半夏厚朴湯)이 있고,
- 기울감(氣鬱感), 불안감(不安感), 인후두 이상감(咽喉頭 異常感) 등의 「기체(氣滯)」와 관련할 경우에는 시박탕(柴朴湯)
- 안색이 나쁘고, 냉증 경향의 「혈허(血虛)」와 관련할 때에는 당귀작약산(當歸芍藥散) (그림9-4)과 연주음(連珠飮) (사물탕합영계출감탕:四物湯合苓桂朮甘湯) 등이 사용된다.

표9-4 택사(澤瀉) (Zexie, Alismatis Rhizoma)의 규격과 약능과 약리

약전(藥典) (1985년)	: *Alisma orientalis*(SAM)JUZEP의 건조괴경(乾燥塊莖)
JP. XI	: *A. orientalis* JUZEPCZUK (Alismataceae)의 줄기, 엽기(葉基) 및 뿌리를 대부분 제거한 괴경(塊莖) 〔현재 일본에서 사용되고 있는 택사(澤瀉)는 주로 복건성, 사천성에서 수입한 것이고, 대만, 베트남, 한국산도 사용되고 있다〕
신농본초경(神農本草經)	: 미감한(味甘寒) 주풍한습비(主風寒濕痺) 유난소수(乳難消水) 양오장(養五臟) 익기력(益氣力) 비건(肥健) 구복이목총명(久服耳目聰明) 불기연년경신(不饑延年輕身) 면생광(面生光) 능행수상(能行水上)
중의학(中醫學)	: (성미:性味) 감한(甘寒) (귀경:歸經) 귀신(歸腎) 방광경(膀胱經) (약능:藥能) 이소변(利小便) 청습열(清濕熱)

: (주치:主治) 용우소변불리(用于小便不利) 수종창만(水腫脹滿) 설사뇨소(泄
瀉尿少) 담음현훈 (痰飮眩暈) 열림삽통(熱淋澁痛)

일본한방(日本漢方) : 주치소변불리(主治小便不利), 모현야(冒眩也), 방치갈(旁治渴) (『약징
(藥徵)』)

약 능(藥 能)	약 리(藥 理)

이소변(利小便) ──────────────── 이뇨(利尿) (수제엑기스, alisol A,B)
　　오령산(五苓散), 저령탕(猪苓湯),
　　인진오령산(茵蔯五苓散), 당귀작약산(當歸芍藥散),
　　반하백출천마탕(半夏白朮天麻湯)
　　팔미지황환(八味地黃丸), 육미환(六味丸)
청습열(淸濕熱) ──────────────────
　　용담사간탕(龍膽瀉肝湯), 오림산(五淋散),
　　저령탕(猪苓湯)
　　────────────── 항지방간작용(抗脂肪肝作用)(alisol A monoacetate)
　　시령탕(柴苓湯), 팔미지황환(八味地黃丸)

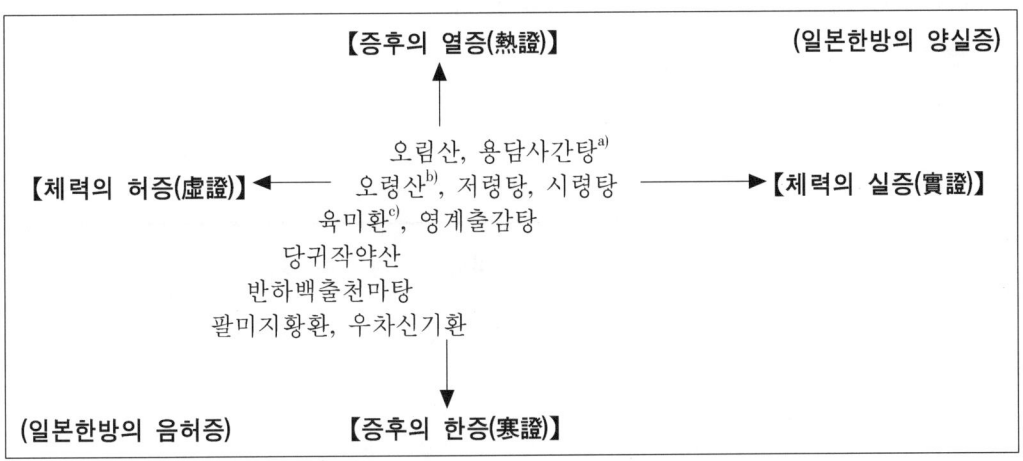

그림 9-3 택사가 배제된 처방의 증후와 체력

a) 배뇨통(排尿痛), 잔뇨감(殘尿感), 빈뇨(頻尿) 등 수액(水液)의 정체(停滯)를 동반하는 염증증상(습열:濕熱
　특히 방광습열:膀胱濕熱)에 사용되는 처방이다.

b) 위령탕(胃苓湯), 인진오령산(茵蔯五苓散)도, 이 위치에 분류할 수 있다.

c) 이들 처방의 목표증후에는 체력의 허약상태와 한증(寒證)을 주로 하고, 구갈(口渴), 냉상기증, 손, 발바
　닥의 건조감 등 중의학의 「음허(陰虛)에 바탕을 둔 허열증(虛熱證)」이 있으므로 이 위치에 기록했다.

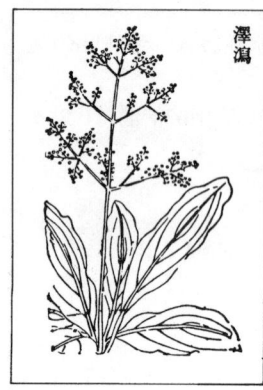

『식물명실도고』(오기준, 청대 1848년)에
그려진 택사(澤瀉) 그림

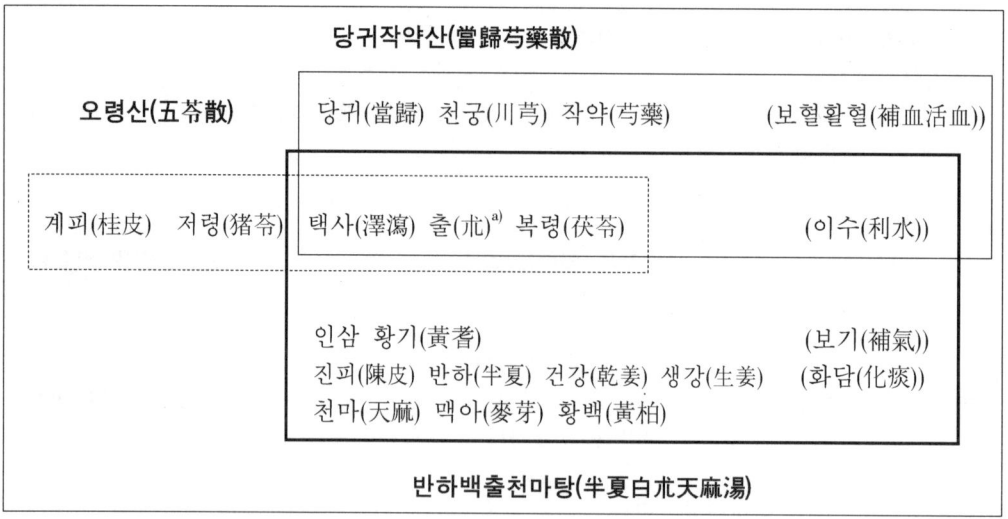

그림 9-4 택사(澤瀉)를 중심으로 한 관련처방

a) 일본에서는 창출(蒼朮)과 백출(白朮)의 사용구별(區別)은 명확하지 않고, 정품(正品) 백출(白朮)은 거의
사용되고 있지 않다. 중국에서는 당귀작약산(當歸芍藥散), 반하백출천마탕(半夏白朮天麻湯)에 백출(白
朮)이 사용되고 있다.

이상(以上), 현기증 병리(病理)에 대해 중국 전통의료의 사고방식을 정리했다. 「현기증은 수독(水毒)이기 때문에 영계출감탕(苓桂朮甘湯)을 사용한다」라는 것이 일본한방의 기본적인 사고방식이다. 그렇지만, 현기증이라는 전신증후(全身症候)에는 각종 병리(病理)가 관여하고 있으므로 「기(氣)와 혈(血)」에 대한 배려도 필요하다는 것을 강조했다.

단, 발작기(發作期)의 현기증은 서양의학적(西洋醫學的)인 약물과 처치가 우선되고, 간헐기(間欠期)의 관리의료(管理醫療)에는 개성(個性)과 증후(症候)에 맞춘 한방제제(漢方製劑)도 유용(有用)하다는 현실적인 판단도 필요하다(그림9-1).

─────── 참고문헌

1) 野末並彦 : 현기증 이명난청(耳鳴難聽). 의학과 약학, 17(3), 537~542 (1987)

2) 松永 喬 : 최근의 항(抗)현기증제. 의학저널, 21(9), 1659~1674 (1985)

3) 羽田明子, 梅田悅生, 秋永美紀子 : 현기증의 치료약. 약국, 38(9), 1397~1402 (1987)

4) 小松崎 篤, 坂田英治, 龜井民雄 외 : 만성기의 현기증에 대한 시호가용골모려탕(柴胡加龍骨牡蠣湯)과 영계출감탕(苓桂朮甘湯)의 유효성 및 안전성의 임상시험. 약리와 치료, 14(6), 4479~4495 (1986)

5) 山際幹和, 稻垣政志, 原田輝彦 외 : 한방제제에 의한 현기증의 치료성적. 이비(耳鼻)임상, 76(12), 3267~3279 (1984)

6) 田中耕一, 津田綠, 小西一夫, 張 寬正 : 이명 및 현기증에 대한 한방요법. 신약과 임상, 31(5), 791~798 (1982)

7) 野呂純一, 金丸正泰 : 부정수소(不定愁訴) 증후군에 대한 시호제(柴胡劑)의 효과. 의학과 약학, 13(1), 187~196 (1985)

8) 村松 睦 : 노년기(老年期)불면 억울(抑鬱)상태에 대한 억간산가진피반하(抑肝散加陳皮半夏)의 유효예에 대해서. 현대동양의학, 8(1, 증), 162~164 (1980)

9) 田中 茂 : 부정수소(不定愁訴)증후군과 한방치료. 한방진료, 5(4), 48~55(1986)

10) 西 美和, 田中義人, 臼井朋包 : 기립성 조절장애에 대한 소건중탕(小建中湯)의 유효성 및 안전성에 대한 검토. 소아내과 (小兒內科), 16(별책), 105~107 (1984)

11) 田口喜一郎, 平林 源, 石山哲也 : 메니엘 병(病)에 대한 한방치료의 경험. 이비(耳鼻)임상, 75 (증 5), 2337~2344 (1982)

12) 小松崎篤, 神崎 仁, 渡辺 외 : 현기증 증례에 대한 의료용 한방제제의 임상효과의 검토. 이전(耳展), 28(보 5), 497~507 (1985)

13) 阿部忠良, 大國眞彦 : 기립성 조절장애(OD)에 대한반하백출천마탕(半夏白朮天麻湯)의 사용경험. 소아내과(小兒內科), 16(별책), 93~103 (1984)

14) 馬場祀三, 山口英明 : 기립성 조절장애의 중의학적 분류와 치료. 현대동양의학, 9(1, 임증), 34~37 (1988)

15) 筒井末春, 坪井康次, 久津見津子 외 : 불면증에 대한 산조인탕(酸棗仁湯)의 효과. 의학과 약학, 16(1), 185~192 (1986)

16) 渡辺一幹 : 채찍손상에 관한 5 증례(症例). 한방진료, 2(2), 57~59 (1983)

17) 水谷 弘 : 뇌신경(腦神經)외과적(外科的) 질환에 대한 한방진료, 4(1), 71~77 (1985)

제 10 장

권태감을 개선하는 생약

권태감(倦怠感)

권태감(倦怠感)은 피로감과 함께 개인차가 큰 자각증상이다. 권태감의 원인에는 장기특이성(臟器特異性)이 없고, 표 10-1과 같이 각종요인을 생각할 수 있다.

이 중에서, …

• 감염증(感染症), 암(癌), 대사이상(代謝異常) (당뇨병과 K, Ca 등의 전해질이상), 근무력증, 간장(肝臟)과 신장기능장애, 빈혈증 등 신체병(身体病)의 미증상(微症狀)으로서의 권태감과, …

• 의욕저하, 불안감, 불면, 기울감(氣鬱感), 식욕부진 등을 동반하는 정신병의 권태감…

에 대해서는 문진(問診)과 망진(望診)을 통해서 적당한 서양의학적 검사를 행할 필요가 있다. 이들, 신체적 병변(病変)에 따른 권태감 이외에, …

• 심인(心因) 스트레스에 의한 불평, 갈등, 다노(多怒), 실망, 불만 등 정동적원인(情動的原因)에 의한 것과, …

• 장시간에 걸친 노동과 운동, 및‥

• 수면제, 진정제, 항(抗)히스타민제(劑), 항생제(mynomycin), 제암제(制癌劑) 등의 부작용… 에 의한 것도 있다.

어쨌든 권태감을 개선하기 위해서는 신체적, 정신적, 정서적 요인을 명확히 하고, 여기에 대한 원인요법(原因療法)을 행할 필요가 있다. 그렇지만, 서양의학의 병리관(病理觀)과 대응하지 않는 증례(症例)도 많으므로, 쾌식쾌면(快食快眠)과 적당한 지적(知的)자극을 가하는 등의 생활전반의 지도(指導)를 포함한 종합의료가 필요한 증후이다. 이점에서 권태감의 개선에는 전신증후에서 병리를 상정하고, 약능(藥能)과 환자의 체력에 따라 방제(方劑)를 운용하는 중국 전통의료 사상(思想)이 활용 가능한 영역이라고 생각된다.

표 10-1 피로권태감의 원인과 한방제제의 적응

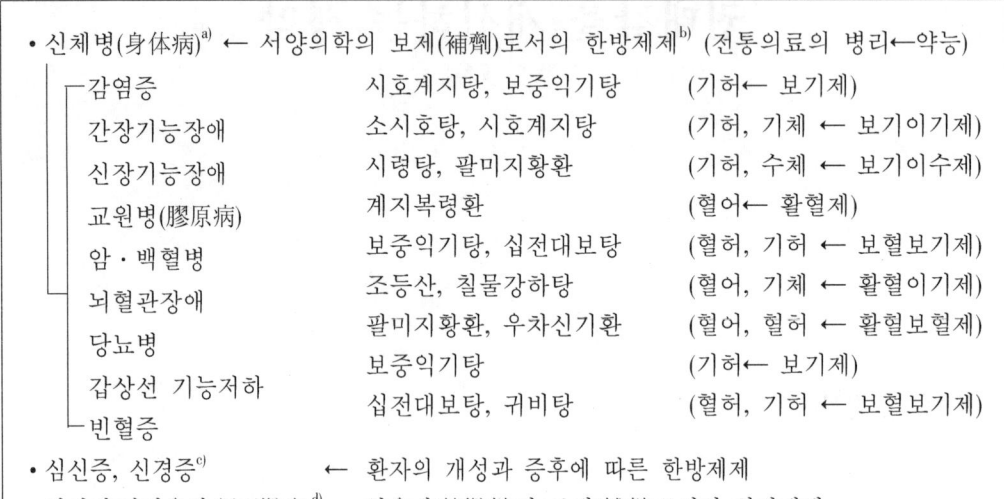

- 신체병(身体病)[a] ← 서양의학의 보제(補劑)로서의 한방제제[b] (전통의료의 병리←약능)

감염증	시호계지탕, 보중익기탕	(기허← 보기제)
간장기능장애	소시호탕, 시호계지탕	(기허, 기체 ← 보기이기제)
신장기능장애	시령탕, 팔미지황환	(기허, 수체 ← 보기이수제)
교원병(膠原病)	계지복령환	(혈어← 활혈제)
암·백혈병	보중익기탕, 십전대보탕	(혈허, 기허 ← 보혈보기제)
뇌혈관장애	조등산, 칠물강하탕	(혈어, 기체 ← 활혈이기제)
당뇨병	팔미지황환, 우차신기환	(혈어, 혈허 ← 활혈보혈제)
갑상선 기능저하	보중익기탕	(기허← 보기제)
빈혈증	십전대보탕, 귀비탕	(혈허, 기허 ← 보혈보기제)

- 심신증, 신경증[c]   ← 환자의 개성과 증후에 따른 한방제제
- 정신병(가면울병:仮面鬱病)[d] ← 항울제(抗鬱劑)의 보제(補劑)로서의 한방제제
- 기타 (과로, 수면부족, 약제 부작용)

a) 기질적 병변(器質的 病変)의 미증상(微症狀)으로서 피로권태감은 배후 질환을 확인할 필요가 있다.
b) 여기에서는 대표적인 한방제제를 예시했지만, 증후와 체력에 따라 각종 한방처방이 사용된다.
c) 불평, 실망, 스트레스 등 정신적(精神的) 정동적(情動的) 요인에 의한 피로권태감에는 전신요법(全身療法)으로서 전통의료의 병리변증(기혈수:氣血水의 허실)을 활용할 수 있다.
d) 내인성 정신병(內因性 精神病)에 대해서는 전문 영역으로의 접근이 필요하다.

간장기능장애의 권태감에 사용되는 생약과 처방

기질질환(器質疾患)과 관련이 깊은 권태감 중에 간장 기능장애를 수반하는 것이 있다.

현대의료에 있어서의 간장 기능장애 치료에는, …

- 간장 기능검사 (간 세포장애, 간엽계:間葉系, 담즙계:膽汁系, 간혈관계:肝血管系 장애)
  …

- 면역학적 검사 (간염바이러스 항원:抗原과 항체:抗體, 암태아단백:癌胎兒蛋白, 혈중자기항체:血中自己抗体, 세포성 면역능:細胞性 免疫能) …

• 형태학 검사 (병리학, 초음파 소견) … 를 구사(驅使)해서 간장 기능장애의 병리를 확인하고, 거기에 따른 치료가 행해지고 있다.

이것에 관련해서 각종요법이 시도되고 있지만[1], 안정된 고정기(固定期)의 만성 간장 기능 장애에는 장기적으로 투약해도 무난한 간장용약(肝臟用藥)[2]이 사용되고 있다(표 10-2).

표 10-2 B형 만성간염의 관리의료에 있어서의 소시호탕의 위치부여

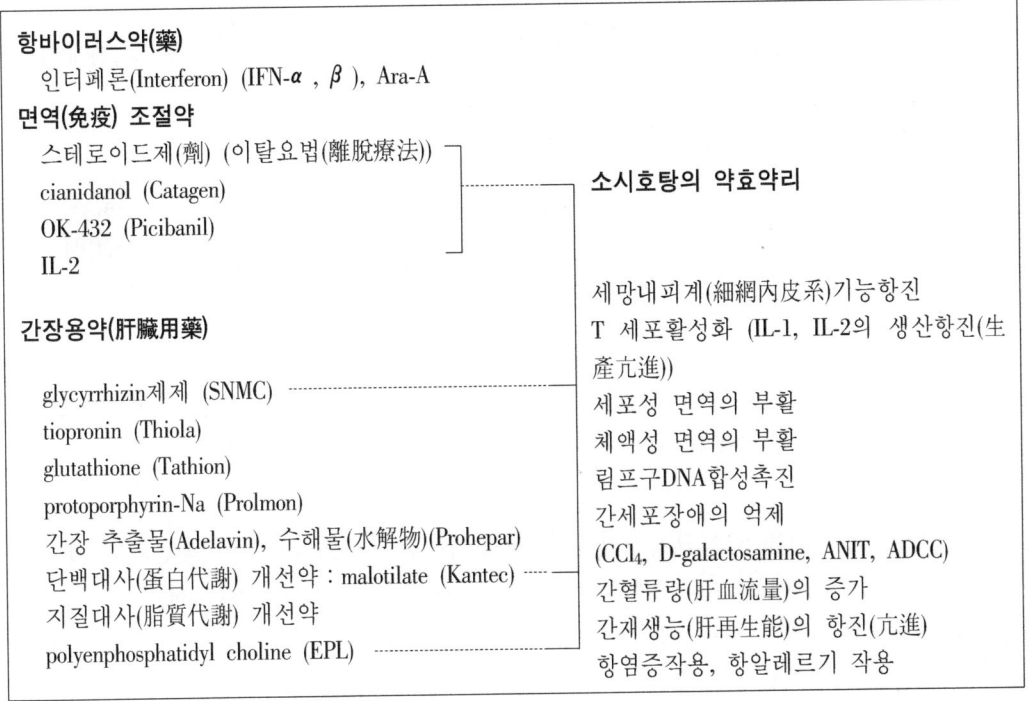

항바이러스약(藥)	소시호탕의 약효약리
인터페론(Interferon) (IFN-α, β), Ara-A	
면역(免疫) 조절약	
스테로이드제(劑) (이탈요법(離脫療法))	세망내피계(細網內皮系)기능항진
cianidanol (Catagen)	T 세포활성화 (IL-1, IL-2의 생산항진(生產亢進))
OK-432 (Picibanil)	세포성 면역의 부활
IL-2	체액성 면역의 부활
	림프구DNA합성촉진
간장용약(肝臟用藥)	간세포장애의 억제
glycyrrhizin제제 (SNMC)	(CCl$_4$, D-galactosamine, ANIT, ADCC)
tiopronin (Thiola)	간혈류량(肝血流量)의 증가
glutathione (Tathion)	간재생능(肝再生能)의 항진(亢進)
protoporphyrin-Na (Prolmon)	항염증작용, 항알레르기 작용
간장 추출물(Adelavin), 수해물(水解物)(Prohepar)	
단백대사(蛋白代謝) 개선약 : malotilate (Kantec)	
지질대사(脂質代謝) 개선약	
polyenphosphatidyl choline (EPL)	

간장 기능장애에 한방제제를 응용할 때에는, 먼저 경과변증이 필요하고 (그림10-1), 급성간염에 소시호탕(小柴胡湯)과 인진호탕(茵蔯蒿湯)의 합방(合方)을 사용한 예도 보고되고 있지만[3], 한방제제의 주요한 적응영역은 만성기(慢性期)이고, 환자의 증후 「한열(寒熱)」과 체력의 여력(餘力)정도 (허실:虛實)에 따라 각종 시호제(柴胡劑)가 사용된다.

수십 년 사이에 의료용 소시호탕(小柴胡湯)제제가 각종 간장 기능장애 환자에게 투약되고, 그 경과가 서양의학적으로 검증되었다[4]. 그 결과 만성 간장 기능장애의 관리의료에 「어느 정도」 유용하고, 각종 간장용약(肝臟用藥)과 병용하거나[5,6], 간경변에서 간암으로의 진전을 예방하는 효과가 있는 것도 밝혀졌다[7].

또 최근에는 이중맹검(二重盲檢)에 의한 소시호탕(小柴胡湯)의 유용성 확인시험도 실시되고, 만성 활동형 간염의 악화를 억제하는 작용이 있는 것이 밝혀졌다[8].

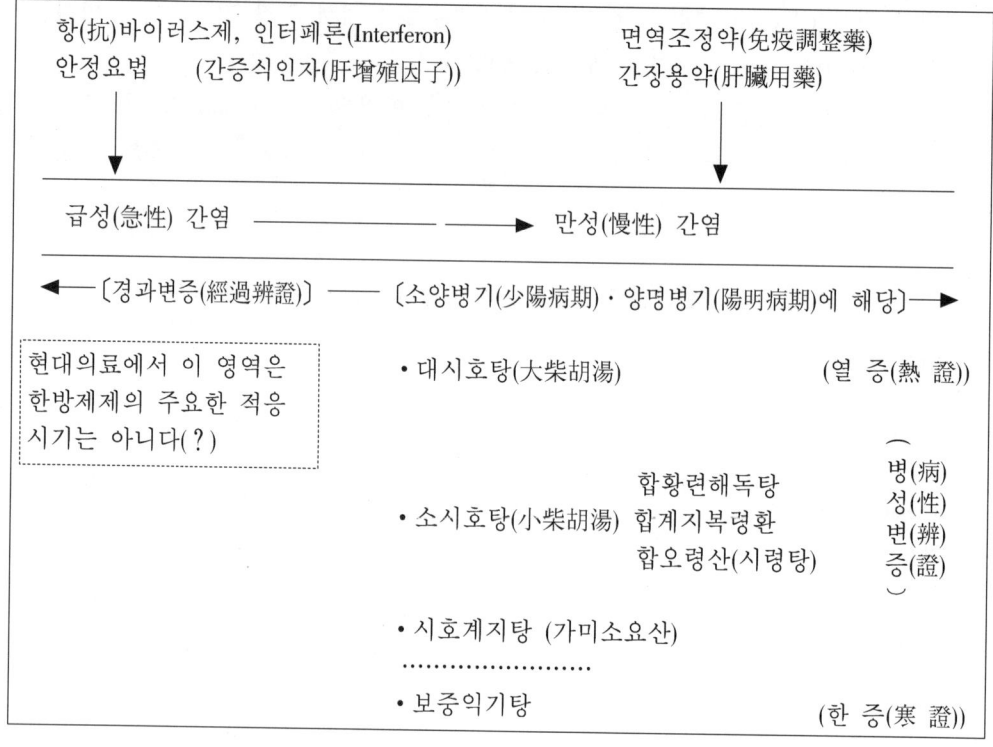

그림 10-1 바이러스성 간장 기능장애의 경과와 치료약물

소시호탕(小柴胡湯)을 B형 만성간염 환자에 투여하면 seroconversion이 촉진되는 예도 있는 점에서[9], 그 효능에는 면역학적인 기서(機序)도 관여하고 있는 것을 예상할 수 있다. 이들 임상효과를 뒷받침하기 위해 소시호탕의 약효 약리학적인 연구도 진전되었고, 그 결과의 일부를 서양의료에 사용되는 간장용약과 비교해서 표10-2와 같이 정리됐다.

표에 의하면 소시호탕은, …
- 종래의 간장용약 (간비호제:肝庇護劑)의 작용과…
- 면역 조정작용 (BRM작용)[10,11]…이 있는 약제로 되어있다[주1),12].

이들 약리작용의 일부는 소시호탕에 배제(配劑)되어있는 시호(柴胡) (saikosaponins)[13,14]와 감초 (glycyrrhizin)[15]에서도 기초적으로 검토되고 있다.

소시호탕(小柴胡湯)을 이와 같이 약리학적으로 해석하는 것은 현대의료에서 그 적응영역을 평가하는 데에 중요하다. 한편, 중국 전통의료는 서양의학의 liver의 질환을 확인하는 사상(思想)과 수법이 없는 시대의 소박한 의료 체계였기 때문에, 증후군과 소견 (맥진:脈診과 복진:腹診)을 지표로 한 생약요법이 행해졌다.

주1) 이와 같은 특징에서 소시호탕(小柴胡湯)은 CAH 2A (chronic aggressive or active hepatitis :activity moderate)와 2B (activity severe) 및 LC (Liber cirrhosis)에 유용(有用)하다고 생각된다.

만성간염의 관리의료(管理醫療)에 널리 사용되고 있는 소시호탕은 권태감, 미열감, 식욕부진, 메스꺼움, 계륵부(季肋部)의 압박감 및 소견(所見)으로서의 저항감(흉협고만:胸脇苦滿), 등을 목표로 사용되어 온 처방이고, 이 증후는 간장기능장애 환자의 증후와 유사하다. 소시호탕의 배제생약의 약능을 이 증후진단의 입장에서 중의학적 병리와 대비(對比)한 것이 표 10-3이다.

표 10-3 간장기능장애에 따른 증후군과 대응하는 소시호탕의 구성생약

증후군(症候群)[a]	병리(病理)← 약능(藥能)	〔소시호탕의 배제생약〕	
권태감(倦怠感), 식욕부진(食慾不振)	기허(氣虛) ← 보기(補氣)	〔인삼, 감초(甘草), 대조(大棗)〕	소
식욕부진(食慾不振), 메스꺼움, 어깨 결림	담음(痰飮) ← 화담(化痰)	〔반하(半夏), 생강〕	시 호
미열(微熱), 구고감(口苦感), 구갈(口渴), 불면(不眠)	열증(熱證) ← 청열(淸熱)	〔시호(柴胡), 황금(黃芩)〕	탕
복부팽만감, 고장(鼓腸), 복통 초조감, 다노(多怒), 불면	기체(氣滯) ← 이기(理氣)	〔시호(柴胡)〕	

a) 급성간염은 아니고 만성간염 증후의 경우 시호제의 투여시기인 소양병기(少陽病期)(반표반리증:半表半裏證)에 해당한다. 이들 증후는 『상한론(傷寒論)』에 불욕음식(不欲飮食), 희구(喜嘔);구고인건(口苦咽乾);흉협고만(胸脇苦滿), 복통(腹痛), 희노(喜怒), 심번(心煩) 등으로 예시되어 있다.

◎ 여기에 예시한 증후는 간장기능장애, 만성위장장애, 감기증후군이 악화된 시기(時期)와 각종 알레르기 질환의 만성기(慢性期)라고 할 수 있다. 증후군(症候群)을 지표로 해서 생약과 처방을 투여해온 중국 전통의료의 입장에서 보면 소시호탕(小柴胡湯)은 여기에 나타난 병명(病名)에 투약된다. 이것이 「이병동치(異病同治)」라는 것이다.

또한, 병리변증에 따르면 소시호탕(小柴胡湯)은 「기체(氣滯)와 기허(氣虛)」에 대한 배려가 이루어진 「화해제(和解劑) (≒BRM작용약)」이다. 간장장애가 지체된 증후중에서

• 초조감과 다노(多怒) 등의 호소는 「기체(氣滯) (간기울결:肝氣鬱結)」라는 병리에 해당하므로 「이기약(理氣藥)」인 시호(柴胡)를 주약으로한 사역산(四逆散)과 가미소요산(加味逍遙散)도 유용하고,

• 모세혈관의 울혈(鬱血)상태와 잇몸과 혀의 색깔이 암자색(暗紫色)인 상태는 「혈어(血瘀)(와 습열:濕熱)」에 해당하므로 소시호탕(小柴胡湯)에 활혈제(活血劑)인 계지복령환(桂枝茯苓丸)을 병용(併用)하거나, 청열이습제(淸熱利濕劑)인 용담사간탕(龍膽瀉肝湯)과 인진호탕(茵蔯蒿湯)을 병용(併用)하고,

• 식욕부진, 연변경향(軟便傾向)으로 권태감이 현저한 경우는 「기허(氣虛) (비위기허:脾

胃氣虛)」에 해당하므로 「보기약(補氣藥)」인 인삼, 황기(黃耆)를 주로 하고 시호(柴胡)도 배제(配劑)되어 있는 보중익기탕(補中益氣湯)의 적응으로 된다.

이와 같은 중의학의 병리변증에 대해 일본한방의 방제변증(方劑辨症)에서는, 증후군에 복진(腹診) (압통점:壓痛点과 복력:腹力의 유무와 체력진단 (허실:虛實)이 가미되어

- 체력의 실증(實證) (체격, 체력 모두 충실한 사람)에는 대시호탕(大柴胡湯)
- 허실중간증(虛實中間證) (체력이 중간정도인 사람)에는 소시호탕 (시호계지탕:柴胡桂枝湯, 시령탕:柴苓湯)
- 체력의 허증(虛證) (비교적 체력이 저하된 허약한 사람)에는 보중익기탕(補中益氣湯)과 가미소요산(加味逍遙散) (억간산가진피반하:抑肝散加陳皮半夏) 등의 시호배제처방(柴胡配劑處方) (그림 10-2)을 주로 하고, 증후에 따라 계지복령환(桂枝茯苓丸)과 팔미지황환(八味地黃丸)을 병용(倂用)한다. 그림 10-2에서는 좌표축(座標軸)의 원점부근(原点付近) (허실중간증)에서 제3분면 (일본한방의 음허증)에 나타낸 처방이 권태감을 강하게 호소하는 환자에게 사용된다.

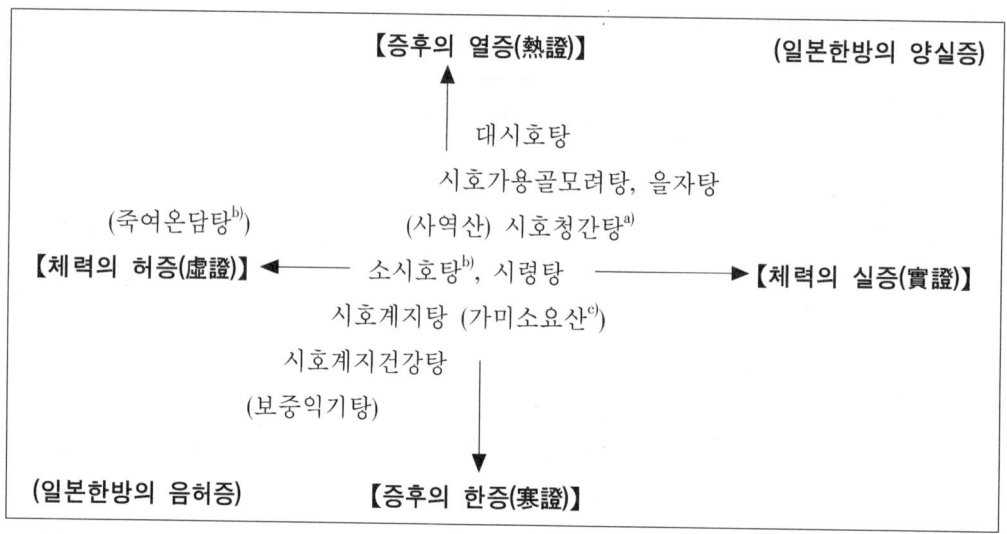

그림 10-2 시호(柴胡)와 황금(黃芩)의 편성을 주로 한 처방의 증후와 체력

◎ ( )의 처방은 황금(黃芩)이 배제(配劑)되어 있지 않은 시호배제처방(柴胡配劑處方)을 나타내고 있다.
a) 형개연교탕(荊芥連翹湯)이 유사 처방이다.
b) 시박탕(柴朴湯), 소시호탕가길경석고(小柴胡湯加桔梗石膏), (십미패독탕:十味敗毒湯) 등이 유사 처방이다.
c) (억간산:抑肝散, 억간산가진피반하:抑肝散加陳皮半夏)가 유사 처방이다.
d) (가미귀비탕:加味歸脾湯, 자음지보탕:滋陰至宝湯)이 유사 처방이다.

신장기능장애의 권태감에 사용되는 생약과 처방

신장기능장애(腎臟機能障害)도 권태감이 나타난다. 아 영역의 종말치료(終末治療)는 투석요법과 신장이식요법으로서 확립되어 있는데, 거기에 이르기까지의 관리의료(管理醫療)에서 면역계(免疫系), 보체계(補体系), 응고선용계(凝固線溶系), 혈소판계(血小板系)에 대해 각종 약제가 사용되고 있다.

한방제제 중에서는 시령탕(柴苓湯) (소시호탕합오령산:小柴胡湯合五苓散)이 네프로제(Nephrose)증후군의 스테로이드제 요법과 병용(倂用)하는 약제(藥劑)로서 임상(臨床的)[16]에 응용되고 있다.

그것을 기초로 검토한 결과, 시령탕(柴苓湯)에는,

- 항염증작용(抗炎症作用), 항알레르기 작용, 면역조정작용(免疫調整作用) 등 스테로이드제와 유사한 작용‥
- 스테로이드제의 연용(連用)에 의한 부신(副腎)과 흉선(胸腺)의 기능저하(機能低下)에 길항하는 작용‥
- 스테로이드제가 주효하지 않는 실험적 네프로제(Nephrose) 병태(病態)모델에도 효과를 나타낸다‥는 것이 밝혀졌다.

이 시령탕(柴苓湯)을 중국 전통의료의 증후진단(症候診斷) 입장에서 병리(病理)를 상정(想定)하고 배제(配劑)생약의 약능(藥能)을 정리한 것이 표 10-4이다. 시령탕(柴苓湯)은 약리적(藥理的)으로나 증후론적(症候論的)으로 모두 네프로제(Nephrose)증후군의 관리의료의 제1 선택약제(第一 選澤藥劑)라고 할 수 있다.

한편, 증후진단(症候診斷)을 주로 하는 중국 전통의료의 입장에서 신장기능장애 상태의,

- 안면창백(顔面蒼白), 피부의 지저분한 갈색화, 출혈경향 등은 「혈허(血虛)와 혈어(血瘀)」의 병리에 해당하므로 당귀(當歸), 지황(地黃), 계피(桂皮), 목단피(牧丹皮) 등의 「보혈약과 활혈약」이 배제(配劑)된 당귀작약산(當歸芍藥散)과 팔미지황환(八味地黃丸)의 적응으로 되고,
- 권태감, 이감염성(易感染性), 허리와 사지(四肢)의 탈력감(脫力感), 하지(下肢)의 부종(浮腫)등의 「신허(腎虛)」의 병리(病理)에 대해서 지황(地黃), 부자(富者), 계피(桂皮), 산수유(山茱萸) 등 「보신약(補腎藥)」이 배제(配劑)된 팔미지황환(八味地黃丸), 우차신기환(牛車腎氣丸)과 육미환(六味丸)으로 적응(適応) 된다. 그러므로 약리연구결과(藥理研究結果) 등을 참고로, BRM작용이 있는 소시호탕(小柴胡湯)을 주로 하고, 권태감

이 현저한 경우에는 소시호탕(小柴胡湯)에 이들 처방을 합방(合方)해서 사용하는 것
도 유용하다고 생각된다[18].

표10-4 신장기능장애에 따른 증후군과 대응하는 시령탕(柴苓湯)의 구성생약

증후군(症候群)[a]과 병태(病態)	병리(病理)← 약능(藥能) 〔시령탕(柴苓湯)의 배제생약〕	
권태감, 이감염성(易感染性) 식욕부진, 메스꺼움, 어깨 결림	기허(氣虛) ← 보기(補氣) 〔인삼, 감초, 대조(大棗)〕	시(柴) 령(苓) 탕(湯)
부종(浮腫), 두통, 현기증, 메스꺼움, 어깨 결림	수체(水滯) ← 이수(利水) 〔복령(茯苓), 창출(蒼朮), 저령(猪苓),택사(澤瀉)〕 담음(痰飮) ← 화담(化痰) 〔반하(半夏), 생강(生姜)〕	
고지질혈증(高脂質血症) 혈소판응집능(血小板凝集能) 보체활성(補体活性)	(억제:抑制)← 시호(柴胡), 감초(甘草), 인삼, 택사 (澤瀉) (억제)← 계피(桂皮), 황금(黃芩), 인삼 (억제)← 시호(柴胡), 감초(甘草), 계피(桂皮)	

a) 급성신염(急性腎炎)은 아니고 만성 신장기능장애(腎臟機能障害) 증후(症候)일 경우 소시호탕(小柴胡湯)
과 오령산(五苓散) 의 투여시기인 소양병기(少陽病期) (반표반리증:半表半裏證)에 해당한다.

◎ 시령탕(柴苓湯)은 전통의료의 「기허(氣虛), 수체(水滯), 담음(痰飮)」을 조정하는 「보기(補氣), 이수(利水),
화담제(化痰劑)」이다. 약리학적(藥理學的)으로 시령탕(柴苓湯)은 신장애(腎障害)에 관여하는 면역복합체
계에 대해 항보체작용(抗補体作用), 사구체장애인자(糸球体障害因子) (혈소판 응집능 항진:血小板 凝集
能 亢進)에 대한 항혈소판 작용에 덧붙여서, 스테로이드제의 생체(生体)에 대한 작용을 수식(修飾)하는
작용이 밝혀졌다.

이상과 같이 만성(慢性)면역 알레르기 질환을 수반하는 권태감의 관리의료에 사용되는
소시호탕(小柴胡湯)과 시령탕(柴苓湯)의 주약(主藥)은 시호(柴胡)이다[주2]. 시호(柴胡)는 알레

주2) 시호제(柴胡劑)는 처방명(處方名)에 시호(柴胡)가 들어있는 것과 처방 속의 함량이 많은 것 등에서 시호
(柴胡) 및 saikosaponins의 약리작용을 중심으로 논의되는 일이 많다. 그렇지만, 소시호탕(小柴胡湯)에 포함
되는 시호(saikosaponins a+b$_1$+b$_2$), 감초(glycyrrhizin), 황금(baicalin + baicalein)의 활성성분의 함량비(比)
는 약 1：14：40이다. 각 성분에 있어서 약리활성의 종류와 역가(力価)가 다르기 때문에 이 정량치(定量値)
만으로 일률적으로는 말할 수 없지만, 시호제(柴胡劑)의 효능을 논할 때에는, 시호(柴胡), 감초(甘草)와 함
께 황금(黃芩)성분의 각종 작용 (항염증작용, 항알레르기 작용, 지질대사:脂質代謝 개선작용) 등도 고려해
볼 필요가 있다.
또, 약리실험에 사용되는 saikosaponin d (ssd)는 소시호탕(小柴胡湯) 등의 시호제(柴胡劑)에는 거의 함유되
어 있지 않으므로, ssd를 사용한 연구는, …ssd를 앞으로 의약품으로 하기 위해 그 활성을 검토하고 있는
연구…생물현상을 해명하기 위해 ssd를 시약(試藥)으로서 사용하는 연구…라고 볼 수 있다. 이들 연구도
뜻깊은 일인데, 처방(處方)전체의 효능을 해석하기 위한 연구는 다른 장(場)에서 평가해야 할 것이다.

르기 염증을 조정하는 「청열해독약(淸熱解毒藥)」인 황금(黃芩)과 배제(配劑)되어 소시호탕
(小柴胡湯)과 대시호탕(大柴胡湯) 등 시호제(柴胡劑)에 사용되고 있는데, 황금(黃芩) 이외
에도 소화기계(消化器系)의 증후(症候)를 개선하는 「보기화담약(補氣化痰藥)」인 인삼(보중
익기탕:補中益氣湯, 가미귀비탕:加味歸脾湯)과 반하(半夏) (죽여온담탕:竹茹溫膽湯, 억간산
가진피반하:抑肝散加陳皮半夏)와도 조합해서 사용되고 있다(그림 10-2).

근래에 시호(柴胡)와 그 함유성분 saikosaponins (그림 10-3)를 사용한 약리학과 생화학적
연구성과가 많이 집적되었다[19,20]. 이들의 실험적인 약리작용과 중국 전통의료의 경험적인
약능을 표 10-5에 대비(對比)했다.

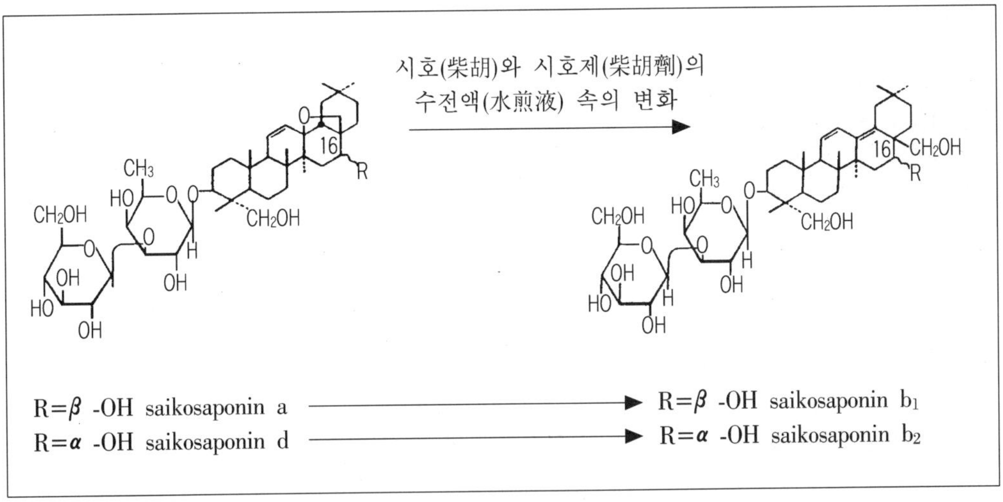

그림 10-3 시호(柴胡)에 함유된 saikosaponin a, d의 전액(煎液) 속에서의 2차변화

시호(柴胡)에는 saikosaponin a, c, d, f 등이 함유되어 있는데, 시호(柴胡)와 그 배합처방을 물(水)로 전
출(煎出)하면, 약산성(弱酸性) 조건으로 가열되고, 2차 변화가 생겨, d는 거의 b2로 변화하고, a의 일
부는 b1으로 변화한다. saikosaponins의 전액조제(煎液調製) 중 2차 변화 정도는 가열시간과 시호(柴胡)
이외의 배제생약에 따라서 변동한다. 예를 들면 시호가용골모려탕(柴胡加龍骨牡蠣湯)에서는 미변화
(未變化)한 saikosaponin a의 존재량이 많은데, 이것은 모려(牡蠣)의 영향이라고 생각하고 있다.

표10-5 시호(柴胡) (Chaihu, Bupleuri Radix)의 규격, 약능, 약리

약전 (1985년) : *Bupleurum chinese* DC, *B. scorzoneifolium* WILLD의 건조근(乾燥根)
JP. XI : *B. falcatum* L. 또는 그 변종(变種) (Umbelliferae) 뿌리(根)
〔현재 일본에서 사용되고 있는 시호(柴胡)는 주로 중국으로부터의 수입품이다 (약전:
藥典규정의 전자는 북시호:北柴胡, 후자는 남시호:南柴胡라고 부르고 북시호가 품질
이 좋다고 한다). 일본에서도 각지에서 시호(柴胡)의 재배가 시도되고 있지만, 그 유
통량은 적다. 한국에서 일찍기 재배시호(栽培柴胡)가 수입되었지만 근래에는 거의

수입되지 않는다.]

신농본초경(神農本草經) : 미고평(味苦平) 주심복장위중결기(主心腹腸胃中結氣) 음식적취(飮食積聚)
한열사기(寒熱邪氣) 추진치신(推陣致新) 구복경신명목(久服輕身明目) 익정
(益精)

중의학   : (성미:性味) 고미한(苦微寒), (귀경:歸經) 간담경(肝膽經), (약능:藥能) 소산퇴
열(疏散 退熱) 서간(舒肝) 승양(升陽) (『약전(葯典)』)

일본한방   : 주치흉협고만야(主治胸脇苦滿也) 방치한열왕래(旁治寒熱往來) 복중통(腹中
痛), 협하비편 (脇下痞鞕) (『약징(藥徵)』)

약 능(藥能)	약 리(藥理) (시호(柴胡) 및 saikosaponins)
소산(疏散) 〔≒이기(理氣)〕, 서간(舒肝)	항스트레스 작용
대시호탕, 시호가용골모려탕	항소화성 궤양작용
사역산, 시박탕, 가미소요산, 억간산	진정작용
소시호탕, 시호계지탕, 시호계지건강탕	
죽여온담탕, 가미귀비탕	
퇴열(退熱) 〔치한열왕래(治寒熱往來)〕	해열작용
대시호탕, 을자탕, 시호청간탕, 형개연교탕	항염증작용 (Ⅰ, Ⅱ期)
소시호탕, 시함탕, 신비탕	항알레르기 작용 (Ⅰ, Ⅲ, Ⅳ型)
흉협고만(胸脇苦滿) 〔≒간질환에 따른 상복부	간장애 개선작용(CCl₄, D-galactosamine, ANIT,
압박감〕	ADCC)
대시호탕, 시호가용골모려탕	지방간 개선작용
소시호탕, 시호계지탕, 가미소요산, 억간산	면역 조정작용
(보중익기탕:補中益氣湯)	간장에 있어서의 단백합성 촉진작용 및 혈류증가
	작용
복중통(腹中痛)	평골근이완(平滑筋弛緩)작용
대시호탕	항소화성 궤양작용
사역산, 가미소요산	소화관 점막의 PG산생항진(産生亢進)작용
소시호탕, 시호계지탕	
⌐ ⌐ ⌐	항알레르기 작용 (Ⅰ, Ⅲ, Ⅳ型)
시호청간탕, 형개연교탕	cAMP분해효소 억제작용
소시호탕, 시박탕, 시령탕, (십미패독탕)	내인성(內因性) 스테로이드분비 항진작용
	스테로이드제 부작용경감(輕減)작용
⌐ ⌐ ⌐	고지질혈증(高脂質血症) 개선작용
대시호탕, 시호가용골모려탕, 시령탕	
⌐ ⌐ ⌐	실험적(實驗的) 신(腎)장애 개선작용
시령탕, 소시호탕, 시호계지탕, 보중익기탕	

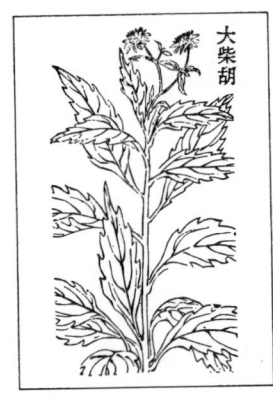

『식물명실도고』(오기준, 청대 1848년)에
그려진 시호(柴胡)그림

빈혈증(貧血症) 권태감에 사용되는 생약과 처방

권태감을 호소하는 여성환자에 있어서는, 빈혈증을 의심할 필요가 있다.

빈혈증은 원발성 빈혈(原發性 貧血)과 만성질환으로 속발(續發)하는 빈혈이 있으며, 개개(個個)의 병태(病態)에 따른 치료가 필요하다. 즉,

- 철(鐵)결핍성 빈혈에는 철(鐵)의 섭취부족, 배설(排泄)증가 (실혈:失血), 수요증대 (임신)에 대처하기 위해 경구철제(經口鐵劑)가 투여되고,
- 재생불량성 빈혈에는 단백동화(蛋白同化) 호르몬과 methylpredonisolone 등의 약물요법과, 중증례(重症例)에서는 골수이식이 행해지고,
- 속발성 빈혈증(續發性 貧血症)에는 원질환(原疾患)에 대한 치료를 행하면 빈혈에도 대처하게 된다[21].

빈혈증에 따른 권태감등의 증후군은 중국 전통의료의 「혈허(음허)와 기허」 병리에 해당하므로 귀비탕[22]과 가미귀비탕[23], 십전대보탕[24] (표10-6), 궁귀교애탕과 사물탕[25] 등의 「보혈보기제(補血補氣劑)」가 사용된다. 단, 빈혈경향이 냉증부인(冷症婦人)과 노인성 경계영역의 빈혈증에는 한방제제를 주체(主體)로 해서 관리하는 것도 유용하지만, 전통의료의 「보혈제(補血劑)」를 서양의학의 증혈제(增血劑)와 동일시하는 것은 문제가 있다.

그 때문에 검사(檢査)로 확인할 수 있는 빈혈증에는 서양의학적인 처치를 우선하고 전신상태를 개선하기 위해 「보혈제(補血劑)」를 병용하는 것이 현실적이다. 또 「보기제(補氣劑)」는 환자의 소화기계(消化器系)의 기능을 조정하는 것을 목적으로 하고 있으므로, 철제(鐵劑)와 철(鐵) 함유 음식물을 효율적으로 흡수하기 위한 보조제로서 유용하다.

이와 같은 관점에서 의료용 한방제제 요법에서는,…

- 만성사구체신염(慢性絲球体腎炎)으로 투석(透析)중인 빈혈증에 십전대보탕[26]과, …

• 만성관절 류머티즘에 병발(倂發)하는 빈혈증에는 육군자탕과 귀비탕[27]··· 등의 「보혈
보기제」가 속발성(續發性)빈혈증에는 원(原)질환의 서양의학적인 치료와 병용한다.

또한, 근래에는 제암요법(制癌療法) (수술후, 화학요법, 방사선요법)의 경과에 있어서 빈
혈증과 권태감에 십전대보탕[28~31], 보중익기탕[32,34], 소시호탕[35,36]을 사용한 예(例)도 보고되
고 있다. 이들의 병용효과의 일부는 약효약리학적으로도 검토되고 있고[37~39], 제암요법(制
癌療法)의 보제(補劑)로서 환자의 삶의 질의 향상을 목표로 한 한방제제의 병용은 현대의
료에 정착하고 있는 요법이 되고 있다(그림10-4).

이들은 전통의료의 「혈허기허(血虛氣虛)」라는 병리관(病理觀)과 그것을 조정하는 「보혈
보기제」로서 현대의료에 응용되는 예이다.

권태감에 범용(汎用)되는 보중익기탕과 십전대보탕에 공통하는 생약은 인삼(약용인삼,
조선인삼, 고려인삼)과 황기(黃耆)이다. 이 두 생약(生藥)은 모두 「보기약(補氣藥)」으로 분
류되고, 양자(兩者)를 포함하는 처방은 「삼기제(參耆劑)」로 총칭되고 있다(그림10-5).

인삼의 「보기 (대보원기:大補元氣)」라는 약능은, 소화성궤양의 예방치료작용, 소화관 점
막주변의 혈액증가작용, 강제 운동후 피로회복 촉진작용, 단백질과 DNA 생합성 촉진작
용, 항체산생(産生) 세포증가를 지표로 한 면역항진작용 (BRM작용) 등으로 뒷받침되고 있
다(표10-7). 이와 같이 약용인삼의 약리연구는 진전되고 있지만, 황기에 관해서는 정보가
적다(표10-8).

표10-6 빈혈증에 따른 증후군에서 상정되는 전통의료의 병리와 대응하는 십전대보탕의 구성생약

증후군(症候群)	병리(病理) ← 약능(藥能) (십전대보탕의 배제생약)	
안면창백, 피부건조[a], (생리불순) 권태감, 현기증, 두중감(頭重感), 두통	혈허(血虛) ← 보혈 (지황,당귀, 작약)	십전대보탕
동계(動悸), 숨이참, 불면[b] 손, 발의 화끈거림	음허(陰虛) ← 보음 (지황)	
식욕이 줌, 피로권태감 (복부팽만감, 연변 경향)	기허(氣虛) ← 보기 (인삼, 황기, 감초, 대조)	

a) 이것은 「혈허(血虛)와 음허(陰虛)」에 의한 증후이고 「보혈생진 (진액을 증가시키는 효능)」이라는 약
능이 있는 생약 (인삼, 지황, 오미자, 맥문동)의 투약목표가 된다. 인삼양영탕은 오미자가 배제(配劑)
된 십전대보탕의 유사처방이다.

b) 꿈을 자주 꾸고, 얕은 잠을 자고, 쉽게 잠에서 깨는 불면증후를 주로 할 때에는, 보혈약 (당귀, 용면
육:龍眠肉, 원지, 산조인)과 보기약 (인삼, 황기, 감초, 생강)을 주로 한 귀비탕이 사용된다.
또, 같은 증후와 함께 초조, 다노(多怒), 얼굴상기감 등의 증후 (간울화화:肝鬱化火)를 동반할 때에는
귀비탕에 시호, 산치자를 배제(配劑)한 가미귀비탕(加味歸脾湯)이 이용된다.

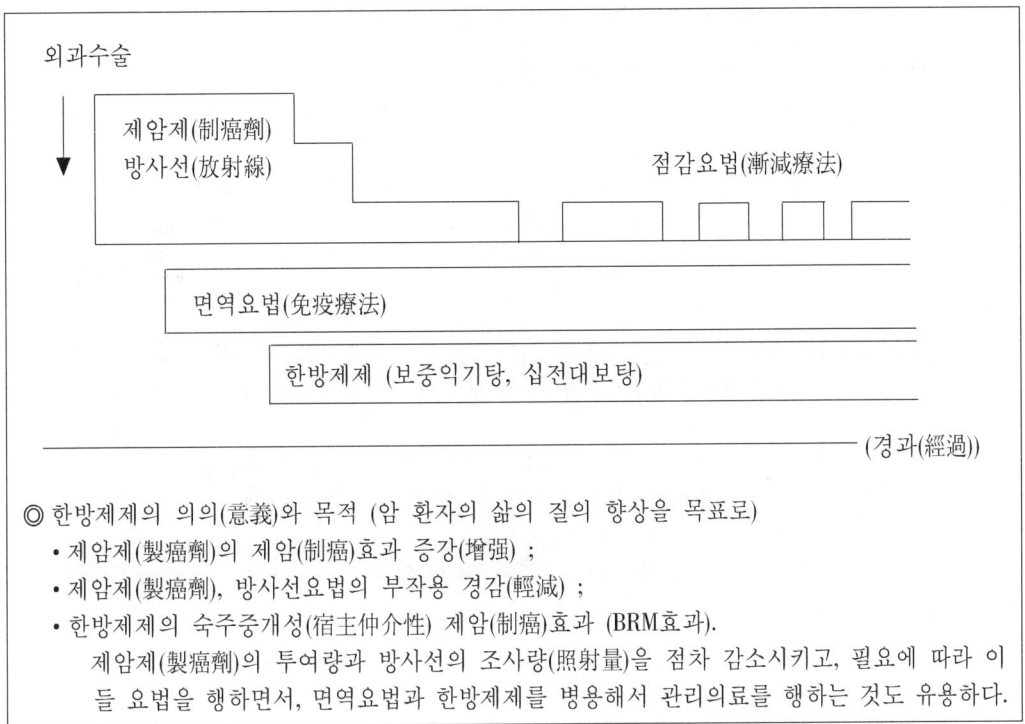

그림 10-4 서양의학의 제암요법과 한방제제의 병용

◎ 한방제제의 의의(意義)와 목적 (암 환자의 삶의 질의 향상을 목표로)
  • 제암제(製癌劑)의 제암(制癌)효과 증강(增强) ;
  • 제암제(製癌劑), 방사선요법의 부작용 경감(輕減) ;
  • 한방제제의 숙주중개성(宿主仲介性) 제암(制癌)효과 (BRM효과).
    제암제(製癌劑)의 투여량과 방사선의 조사량(照射量)을 점차 감소시키고, 필요에 따라 이들 요법을 행하면서, 면역요법과 한방제제를 병용해서 관리의료를 행하는 것도 유용하다.

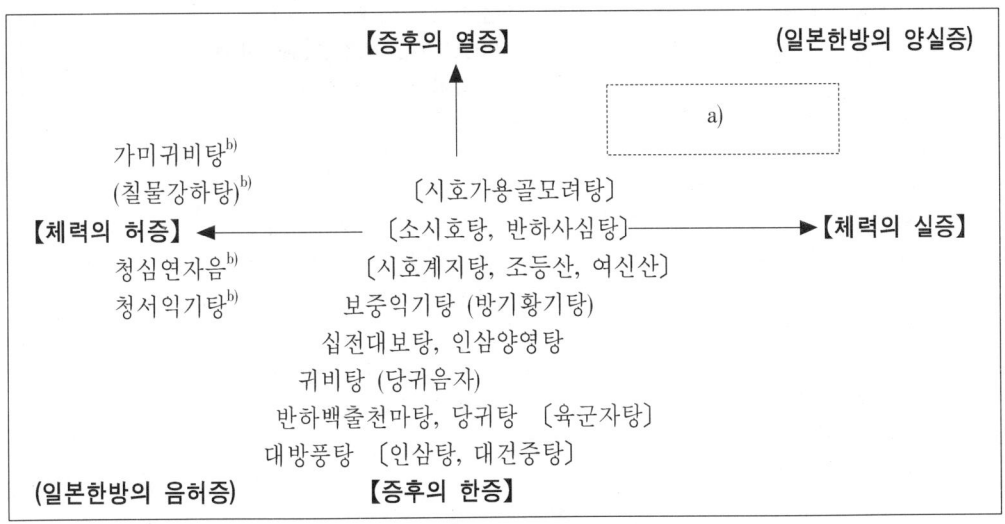

그림 10-5 인삼황기제의 증후와 체력

( )는 황기만을 〔 〕는 인삼만을 배제(配劑)하는 처방이다.
a) 이 영역에는 인삼, 황기를 주약(主藥)으로 한 처방은 사용되지 않는다.
b) 죽여온담탕, 맥문동탕, 자감초탕 등이 「음허」의 허열증에 사용되는 인삼제이다.

표 10-7 인삼(人蔘)(Renshen, Ginseng Radix)의 규격 및 약능과 약리

약전(1985년) : *Panax ginseng* C. A. MEY.의 건조근(根)

JP. XI. 인삼 : *P. ginseng* C. A. MEYER (*P. schinseng* NEES)(Araliaceae)의 세근(細根)을 제거한 (백삼) 뿌리 또는 이것을 가볍게 뜨거운 물에 담근 것이다.

홍삼 : *P. ginseng* C. A. MEYER (*P. schinseng* NEES)(Araliaceae)의 뿌리를 찐 것이다.

〔현재 일본에서 한방제제에 배합되고 있는 인삼은 한국과 중국산 백삼이다. 의료용으로 사용되고 있는 홍삼말(末)은 한국, 중국, 일본(나가노현) 산 홍삼분말이다〕

신농본초경 : 미감미한(味甘微寒), 주보오장(主補五臟), 안정신(安精神) 정혼백(定魂魄) 지경계
(神農本草經) (止驚悸) 제사기(除邪氣) 명목(明目) 개심(開心) 익지(益智) 구복경신연년(久服輕身延年)

중의학 : (성미) 감(甘), 미고(微苦), 평(平) (귀경) 비(脾), 폐(肺), 심경(心經)

(약능) 대보원기(大補元氣) 복맥고탈(復脈固脫) 보비익폐(補脾益肺) 생진(生津) 안신(安神)

일본한방 : 주치심하비견비편지결야(主治心下痞堅痞鞕支結也) 방치불식(旁治不食) 구토(嘔吐) 희타(喜唾) 심통 (心痛) 복통(腹痛) 번계(煩悸) (『약징(藥徵)』)

약 능(藥 能)	약 리(藥 理)
대보원기 (大補元氣), 보비(補脾) ·······	항피로작용(ginsenosides)
보중익기탕, 청서익기탕	단백질, DNA 생합성 촉진작용(ginsenosides)
십전대보탕, 인삼양영탕, 귀비탕	항체산생(產生)증가작용(ginsenosides Rb₁, Rc)
인삼탕, 육군자탕, 대건중탕	배양세포의 수명연장작용(ginsenoside Rb₁)
	소화성궤양 예방치료작용
	항스트레스작용(ginsenosides)
	소화관 점막의 혈류증가작용
익폐(益肺) ·······	항알레르기 작용
시박탕, 소시호탕	
보중익기탕, 맥문동탕, 죽여온담탕	
생진(生津), 복맥고탈(復脈固脫)·······	골수세포분열 촉진작용
가미귀비탕, 자감초탕, 온경탕	말초혈관 확장작용, 혈소판 응집억제작용
십전대보탕, 인삼양영탕, 귀비탕	(실험적 당뇨병 개선작용)
맥문동탕, 죽여온담탕	
안신(安神)·······	항스트레스작용(ginsenosides)
시호가용골모려탕	진정작용(ginsenosides)
가미귀비탕, 안신산	
시박탕, 시호계지탕	
	고지질혈증개선작용
시호가용골모려탕, 조등산	혈소판 응집억제작용(ginsenosides)
	말초혈관 확장작용
	스테로이드제의 부신위축(副腎萎縮)경감작용

Rb_1, Rb_1

시령탕, 시박탕 등 스테로이드제 요법의 보제(補劑)로서 응용(応用)되는 처방	하수체 – 부신계 조정작용 항염증작용, 항알레르기 작용

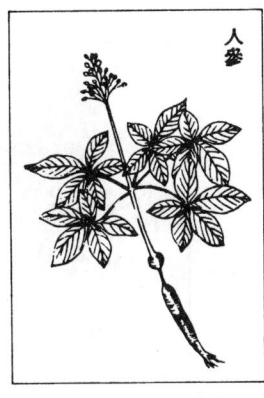

『식물명실도고』(오기준, 청대 1848년)에 그려진 인삼그림

표 10-8 황기(黃耆) (Huangqi, Astragali Radix)의 규격 및 약능과 약리

약전 (1985년) : *Astragalus membranaceus* BGE var. *mongholicus* HSIAO. *A. membranceus* (FISCH) BGE의 건조근(乾燥根)

JP. XI : *A. membranaceus* BUNGE, *A. mongholicus* BUNGE 또는 기타 동속식물 (Leguminosae)의 뿌리
〔현재 일본에서 사용되고 있는 황기는, 면(綿)황기라고 칭하는 상기(上記)식물을 기원으로 하고 중국 (하북, 산서성 및 내몽고)으로부터의 수입품이 주(主)이다. 일부는 북해도(홋카이도)에서 재배가 시도되고 있지만 아직 시장성은 없다. 한편, 진기(晋耆) (속황기, 홍기)는 현행국방(局方) (일본약국방)에 적합하지 않으므로 의료용 한방제제로 사용되는 것은 없다〕

신농본초경 : 미감미온(味甘微溫) 주옹달(主癰疽) 구패창(久敗瘡) 배농지통(排膿止痛) 대풍라
(神農本草經)　질(大風癩疾) 오치서루(五痔鼠瘻) 보허(補虛) 소아백병(小兒百病)

중의학 : (성미) 감온(甘溫), (귀경) 폐비경(肺脾經), (약능) 보기고표(補氣固表) 이뇨탁독(利尿托毒) 배농 (排膿) 염창생기(斂瘡生肌)

일본한방 : 주치기표지수야(主治肌表之水也) 고능치황한(故能治黃汗) 도한(盜汗) 피수(皮水) 우방치신체종(又旁治身体腫) 혹불인자(或不仁者) 『약징(藥徵)』

약 능(藥 能)	약 리(藥 理)
보기(補氣)	
보중익기탕, 청서익기탕	
십전대보탕, 귀비탕, 인삼양영탕	
반하백출천마탕, 당귀탕, 대방풍탕	
이뇨(利尿), 고표(固表)	이뇨작용 (전액:煎液)
방기황기탕(防己黃耆湯), 반하백출천마탕	
탁독(托毒), 배농(排膿), 염창생기(斂瘡生肌)	(항 1형 알레르기작용)
(계지가황기탕, 황기계지오물탕:黃耆桂枝五物湯)	

보중익기탕, 당귀음자 ──────────────────── 말초혈관(末梢血管) 확장작용

방기황기탕(防己黃耆湯), 칠물강하탕(七物降下湯)   혈압강하(血壓降下)작용

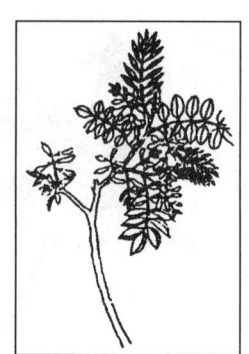

『식물명실도고』 (오기준, 청대 1848년)에
그려진 황기(黃耆)그림

권태감에 있어서의 전통의료의 병리

중국 전통의료에서는 권태감에 수반하는 많은 증후와 소박한 소견(所見)에 따라 각종 처방이 사용된다.

증후의 병리를 양기(陽氣) (기(氣))와 음액(陰液) (혈(血))의 실조(失調)로 논하는 중의학에서 권태감은 주로 「기(氣)와 혈(血)」의 양(量)과 기능의 저하상태 (기허, 양허, 혈허, 음허라는 병리의 허증)로 변증(辨證)된다(표10-9).

「기허(氣虛)」는 권태감과 함께 식욕부진, 연변 경향 등 소화기의 아토니(Atonie-무력증) 증상으로 상정(想定)되고, 여기에는 인삼, 황기, 감초, 대조(大棗), 교이(膠飴) 등의 「보기약(補氣藥)」이 배제(配劑)된 보중익기탕, 인삼탕 및 소건중탕이 사용된다. 노인의 이감염성(易感染性)과 소아(小兒)의 병소감염(病巢感染) (만성 편도염, 부비강염:副鼻腔炎, 충치)이 지체되는 상태와 과민성장증후군(過敏性腸症候群) (IBS) 및 기립성(起立性) 조절장애(OD)에 따른 권태감의 개선에는 시호계지탕과 반하사심탕, 보중익기탕 등의 인삼제(보기제)도 유용(有用)하다. 또, 권태감과 함께 미열, 식욕부진, 식은땀을 동반하는 결핵환자의 체력증강을 목표로 한 관리의료에는 시호계지탕, 시호계지건강탕, 보중익기탕과 십전대보탕[40] 등이 사용된다.

보중익기탕(補中益氣湯)은 중기(中氣)부족 (소화기계와 신진대사 기능의 저하상태)을 보충하는 처방이고, 일본한방에서는 표10-9에 예시한 권태감을 포함하는 허약증후(虛弱症候)를 목표로 해서, 소시호탕(小柴胡湯)보다 「허증 경향의 체력으로 인한 음증(늑한증)의 증후」에 사용되고 있다. 본방(本方)은 의료용 한방제제요법에 있어서도 각종 만성질환의

피로권태감의 개선을 목표로 해서 활용되고 있다[41~44].

소건중탕(小建中湯)은 과민성장증후군과 같이 변의(便意)가 강하지만 변통(便通)이 일정하지 않고, 안색이 흐리고, 활발하지 않고, 기립성(起立性) 조절장애 등을 나타내는 상태의 아이에게 사용되는 일이 많다. 본방(本方)의 관련처방으로서 황기건중탕[주3], 계지가작약탕, 당귀건중탕 등이 있다.

권태감이 주요한 병리(病理)인 「기허」는 원인 및 결과로서 「혈(血)과 물(水)」의 실조(허실)를 병발(倂發)하는 일이 있다(표10-9). 즉,

- 얼굴에 윤기가 없고, 피부건조경향 등의 「혈허」에 유래하는 증후를 병발(倂發)할 때에는 십전대보탕, 귀비탕 등의 「보기보혈제」의 적응으로 되고,
- 두통, 현기증, 메스꺼움(惡心) 등의 「담음(痰飮)·수체(水滯)」에 바탕을 둔 증후가 있을 때에는 반하백출천마탕[46]과 육군자탕 등의 「보기화담제(補氣化痰劑)」의 적응으로 되고, 이들 처방도 권태감에 이용된다.

울병(鬱病)에 따른 권태감에 사용되고 있는 온경탕(溫經湯)[47]은 「기허, 혈허, 혈어」를 조정하는 약제이다.

이들 「병리의 허증」에 바탕을 둔 증후이외에 기울감(氣鬱感), 불안감, 불면감, 인후두이상감, 복부팽만감 등 「기체(氣滯)」에 의한 피로권태감에는 시호가(加)용골모려탕, 시박탕, 시호계지탕, 가미소요산, 가미귀비탕 등의 「보기(補氣)와 보혈(補血)」에 대한 배려가 이루어진 「이기제(理氣劑)」가 사용된다.

표10-9 권태감에서 상정되는 「기허(氣虛)」를 주로 하는 병리관과 조정방제

- 기허(氣虛) 〔무력감, 말수가 적다, 목소리에 힘이 없다, 동계   ←보기(補氣)
     (動悸), 숨이 참, 식욕부진〕
  보중익기탕 〔사지(四肢)의 탈력감(脫力感), 말에 힘이 없
          다, 눈동자가 빛이 나지 않는다, 식욕부진, 따
          뜻한 음료를 좋아한다〕[a]
  인삼탕 〔식욕부진, 복부팽만감, 차가우면 배가 아프다, 연
        변 경향, 냉증, 빈뇨〕
  소건중탕 〔안색이 나쁘고 활발하지 못함, 식욕이 줄고 변
          (便)이 일정치 않음, 복통, 토끼변〕
- 기허혈허(氣虛血虛) 〔기허의 증후+안색이 나쁘고 쉽게 피로   ←보기보혈(補氣補血)

주3) 소건중탕과 황기건중탕에는 교이(膠飴) 〔나미(糯米 : 찹쌀), 갱미(粳米 : 맵쌀), 대맥(大麥) 등의 종자분말을 맥아(엿기름) : 아밀라제(Amylase)로 당화(糖化)한 엿〕가 배제되어 있다. 이 맬츠(엿기름)엑기스에 해당하는 교이(膠飴 : 물엿)는 대량의 엑기스를 얻을 수 있기 때문에 이것을 포함하는 제제(製劑)에서 1일분 용량은 15~18g으로 많아진다. 소량(少量)의 서양약제에 익숙한 현대에 있어서는, 이와 같이 대량의 약물을 복용하는 것은 기이하게 느껴지지만, 회수를 늘려서 복용하도록 환자에게 지도할 필요가 있다.

하다, 피부건조, 현기증, 동계(動悸), 손발
의 저림)〕
십전대보탕〔식욕부진, 안색이 나쁘다, 빈혈 경향, 피부에
윤기가 없다, 현기증, 사지(四肢)의 냉감, 손발
의 저림〕
귀비탕〔동계(動悸), 숨이 참, 불면, 다몽:多夢, 식욕부진,
피부건조경향, 복부팽만감〕
• 기허담음(氣虛痰飮)〔기허의 증후+현기증, 두통, 메스꺼움,　←보기화담(補氣化痰)
구토, 상복부의 답답함, 위부진수음:胃部
振水音〕
반하백출천마탕〔두중감, 현기증, 메스꺼움, 식욕부진, 복
부팽만감, 냉증 경향〕

a) 에도시대(江戶時代)의 진전현선(津田玄仙)은 보중익기탕의 투약목표를 : ①수족권태(手足倦怠) (수족의
탈력감) : ②언어경미(言語輕微) (말을 하는 것도 싫을 정도로 피곤하고, 말에 힘이 없다) : ③안세무력
(眼勢無力) (눈동자가 빛이 나지 않는다) : ④구중생백말(口中生白沫) (타액분비가 많고, 달라붙어 불
쾌한 상태) : ⑤식실미(食失味) (음식 맛을 모르고 맛이 없어서 식욕이 좋아지지 않는다) : ⑥호열탕
(好熱湯) (따뜻한 음식물) : ⑦당제동기(當臍動氣) 〔배꼽주위에 동계(動悸)가 있고, 복력(腹力)이 연약
하다〕: ⑧맥산대이무력(脈散大而無力) (맥에 힘이 없다)과 같이 간결하게 정리하고 있다.

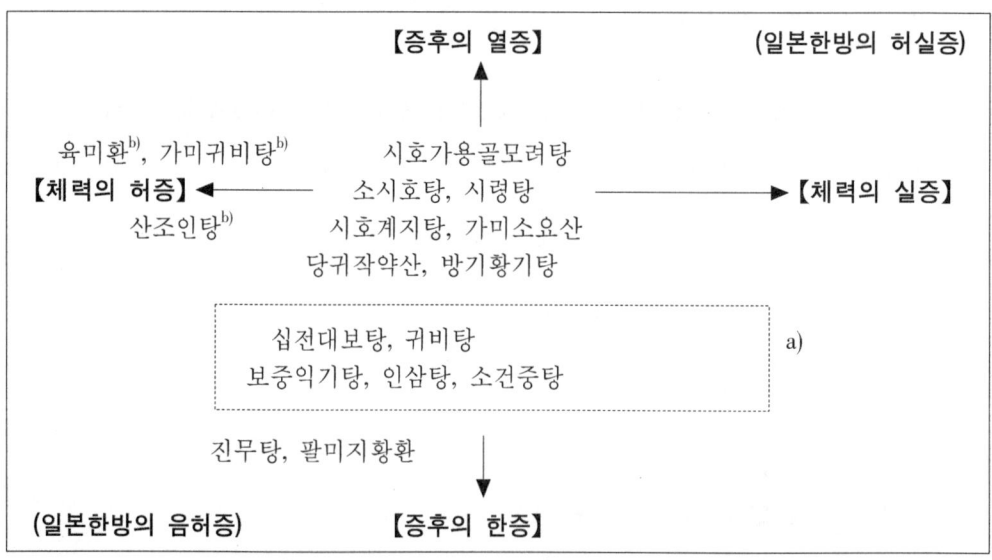

그림10-6 권태감에 사용하는 한방처방의 증후와 체력

◎ 권태감에 사용하는 처방은 원점부근에서 제 3분면(일본한방의 음허증)으로 분류되는 것이 많다.
a) 육군자탕, 사군자탕, 반하백출천마탕, 인삼양영탕 등의 인삼제와 황기건중탕, 당귀건중탕, 대건중탕
등의 건중탕류도 이들의 관련 처방이다.

b) 자음지보탕(滋陰至宝湯), 청서익기탕, 청심련자음, 자감초탕 등도 「음허(陰虛)」에 바탕을 둔 허열증〔가
열증(仮熱證) : 입마름, 손, 발바닥의 화끈거림〕에 사용되는 점에서 이들의 관련처방이다.

노인의 가면울병(仮面鬱病) 및 Parkinson증후군과 의욕·주위로의 관심저하가 있는 노년
성 뇌혈관장애에 따른 권태감에는 뇌순환 개선약, 뇌신경 전달기능 개선약, 뇌 에너지대
사 개선약 등이 사용되고 있다. 이들에 해당하는 한방제제인 조등산(釣藤散), 시호가용골
모려탕(柴胡加龍骨牡蠣湯), 억간산가진피반하(抑肝散加陳皮半夏)[48], 가미소요산(加味逍遙
散)[49], 칠물강하탕(七物降下湯) 등은 「기체(氣滯) 및 혈어(血瘀)와 기허(氣虛)」를 개선하는
처방이다. 또, 가벼운 가면울병(仮面鬱病)에서는 삼환계항울약(三環系抗鬱藥)을 소량 (35~
75mg/日) 사용하면서, 이들 한방제제를 병용하는 것도 유용(有用)하다. 이들 한방처방을
일본한방의 「체력의 허실」과 「증후의 한열」을 고려해서 그림으로 나타낸 것이 그림 10-6
이다.

『상한론(傷寒論)』을 중시하는 일본한방에서, 권태감에는 소음병(少陰病)의 정의조문(定
義條文)[주4]에 바탕을 두고 부자제(附子劑) (의료용 한방제제에서는 진무탕과 팔미지황환)의
적용을 생각할 수 있다.

그리고 부자제(附子劑) 이외에, …

• 인삼제 : 보중익기탕(補中益氣湯), 인삼탕, 육군자탕(六君子湯)…
• 당귀천궁지황제(當歸川芎地黃劑) : 당귀작약산(當歸芍藥散), 사물탕(四物湯)…과 양자
(兩者) 가 배제(配劑)된 십전대보탕과 귀비탕 등도 권태감의 개선에 범용(汎用)된다.

이들은 그림 10-6의 좌표의 원점(허실중간증)에서 제3 분면(일본한방의 음허증)으로 분
류되는 처방군(處方群)이다.

——— 참고문헌

1) 鎌田武信, 林 紀夫, 竹原徹郎 외 : B형간염. 종합임상, 39(7), 1837~1842 (1990)

2) 中嶋俊彰, 瀧野辰郎 : 간염. Pharma Medica, 6(1), 49~52 (1988)

3) 小林はる枝 , 花山加代子 : 급성간염에 대한 한방제제의 사용경험. 한방의학, 6(2), 9~11
(1982)

4) 岡 博, 藤原研司, 林 茂樹 외 : 만성 간염환자에 있어서의 소시호탕 및 계지복령환 투여와
간기능검사의 변동. 간담췌(肝膽膵), 9(5), 825~831 (1984)

주4) 『상한론(傷寒論)』에는 「소음지위병(少陰之爲病) 맥미세(脈微細) 단욕침야(但欲寢也)」와 「소음병(少陰病)
욕토부토(欲吐不吐) 심번(心煩) 단욕침(但欲寢)……」으로, 소음병(少陰病)에서는 「언제까지나 자고싶다」라
는 증후(症候)가 기재되어 있다. 이 증후의 병리(病理)는 「망양(亡陽)」으로, 이것은 현대 중의학의 「기허
(氣虛)」에 한증(寒證)이 첨가된 「양허(陽虛)」의 병리에 해당한다.

5) 与芝 眞, 山田春木, 高築勝義 외 : 그리틸리틴제제 정주(靜注)와 한방약 투여의 병용이 현저한 효과를 나타낸 비(非)A 비(非)B 수혈 후 만성활동성 간염의 여성예(女性例). 진단과 치료, 72(9), 1981~1984 (1984)

6) 与芝 眞 : HBe항원양성의 HBV캐리어(carrier)에 대한 α 인터페론과 시호제의 병용요법. Pharma Medica, 6 (증간), 55~59 (1988)

7) 山本祐夫, 岡 博子, 貫野 徹 : 경미한 간경변에서의 간암 발증에 미치는 소시호탕의 효과. 화한의약학회지, (3) 4, 231~234 (1987)

8) 平山千里, 奧村 恂, 谷川久一 외 : 다시설이중맹검시험(多施設二重盲檢試驗)에 의한 만성활동형 간염에 대한 소시호탕의 임상효과. 간담췌(肝膽膵), 20(4), 751~759 (1990)

9) 林 克裕, 丸山俊博, 中村東樹 외 : 소시호탕, 계지복령환 병용요법에 의한 만성간염의 치료성적. 화한의약학회지, 2(2), 337~343 (1985)

10) 溝口靖紘 : B형 만성간염에 있어서의 한방요법의 기초적 연구. 한방의학, 10(3), 15~20 (1986)

11) 森澤成司, 溝口靖紘 : 화한약에서 본 BRM. 치료학, 20(1), 75~78 (1988)

12) 辻 孝夫 : 만성간염. 의학과 약학, 20(2), 279~286 (1988)

13) H. Abe, M. Sakaguchi, S. Odashima, S. Arichi : Protective effect of saikosaponind isolated from Bupleurum falcatum L. on CCl_4-induced liver injury in the rat. Archiv. Pharmacol, 320, 266~271 (1982)

14) 溝口靖紘, 澤井寬子, 筒井ひろ子 외 : 면역학적 간세포 장애에 대한 사이코 사보닌(saiko saponim)의 방어작용. 간장, 25(1), 40~45 (1984)

15) 志氣保子, 白井厚治, 齊藤 康 외 : 유리(遊離) 간세포에서의 트랜스 아미나제 유출에 미치는 그리틸리틴의 영향. 화한의약학회 지, 1(1), 11~14 (1984)

16) 岡田敏夫, 山谷美和, 和田博義, 內野廣已 : 소아 네프로제(Nephrose)증후군에 대한 화한약치료시도 화한의약학회지, 2(3), 468~471 (1985)

17) 阿部博子 : 실험적 네프로제(Nephrose) 증후군에 대한 시령탕(柴苓湯)의 작용. 한방의학, 11(3), 15~21 (1987)

18) 谿 忠人 : 신(腎)질환에 사용되는 한방제제의 기초지식. 신(腎)과 투석(透析), 26(별책), 19~23 (1989)

19) 山本昌弘 : 시호(柴胡). 치료학, 13(6), 860~866 (1984)

20) 有地 滋, 阿部博子 : 시호(柴胡)의 기초와 임상. Pharma Medica, (3, 신춘증간), 37~41 (1985)

21) 刈米重夫 : 빈혈, 의학과 약학, 17(6), 1401~1408 (1987)

22) 村上 光, 中島幸三, 金子 仁 : 난치성 빈혈 특히, 재생 불량성 빈혈에 대한 귀비탕의 효과.

진료와 신약, 21(11), 2341~2349 (1984)

23) 百百 猛 : 빈혈에 대한 가미귀비탕의 사용경험. 한방진료, 3(5), 43~45 (1984)

24) 山內康平, 漆谷義德, 鈴木 登, 恒松德五郎 : 범혈구(汎血球)감소증, 난치성빈혈에 효과를 인
   정한 십전대보탕 치료예. 현대동양의학, 9(1, 임증), 115~119 (1988)

25) 柏渕成一 : 철(鐵)결핍성 빈혈에 대한 한방요법—궁귀교애탕, 사물탕의 저명 (著明)한 효과
   에 대해서—. 한방진료, 6(6), 40~43 (1987)

26) 佐藤公彦, 池袋弘範, 野澤眞澄 : 각종 투석(透析)합병증에 대한 한방처방의 운용. 현대 동
   양의학, 3(3), 88~92 (1982)

27) 大萱 稔 : 만성 관절 류머티즘과 한방약의 사용경험. Pharma Medica, 4(신춘증간), 218~223
   (1986)

28) 三浦二三夫, 齊藤壽一, 中村 潔, 田內克典 : 위암수술 후 화학요법에 대한 십전대보탕의 병
   용투여. 외과진료, 26(6), 825~828 (1985)

29) 鍋谷欣市, 李 思元, 出田輝司 : 수술후의 쇠약과 한방방제. 치료학, 16(supple), 37~39
   (1986)

30) 宮本 宏, 茂松直之, 山下昌次 외 : 방사선치료에 대한 십전대보탕의 사용효과에 대해서. 진
   단과 치료, 73(7), 1487~1493 (1985)

31) 吳 明超, 市川弥生, 大澤政巳 외 : 산부인과 수술 후 환자에 대한 십전대보탕의 사용경험.
   산과(產科)와 부인과, 52(5), 539~544 (1985)

32) 園田孝夫, 前川正信, 岡島英五郎 외 : 악성종양 환자의 수소(愁訴)개선에 대한 보중익기탕
   의 효과. 비뇨기요(泌尿紀要), 31(1), 173~177 (1985)

33) 河分美良, 矢納研二, 谷口晴記 외 : 암(癌)화학요법시, 방사선치료시에 있어서의 부작용에
   대한 보중익기탕의 효과. 한방진료, 5(5), 26~29 (1986)

34) 中島由槻, 小池祥一郎, 小島 玲 외 : 제암제(制癌劑)와의 병용에 의한 보중익기탕의 효과.
   한방진료, 7(2), 22~26 (1988)

35) 木村昌之 : 소화기암(消化器癌)의 화학요법에 소시호탕의 병용효과에 대해서. 현대 동양의
   학, 6(1), 79~82 (1985)

36) 竹內節夫 : BRM으로서의 한방요법—화학요법과의 병용—. 현대의료학, 3(1), 29~37 (1987)

37) 太田節子, 櫻井信子, 井上隆夫 외 : 방사선장해 방호(防護)효과. 약지(藥誌), 105(9), 874~
   877 (1985)

38) Y. Hosokawa : Radioprotective effect of Chinese medicinal preparations in mice. J. Med. Pharm.
   Soc. for WAKAN-YAKU, 3(3), 164~169 (1986)

39) 澁谷 淸, 佐藤昌彥, 長谷川達也 외 : 한방약에 의한 시스플라틴(cisplatin)의 부작용 경감. 약
   학잡지, 107(7), 511~516 (1987)

40) 伊藤秀一, 栗山佳朗, 松永由美子, 西岡新吾 : 십전대보탕이 항결핵제에 의한 백혈구감소 방지에 유용(有用)한 고령자(高齡者)부부의 폐결핵증 2례. 한방의학, 11(5), 21~24 (1987)

41) 神 敏郎, 豊岡憲治, 飯田 司 외 : 보중익기탕의 피로 및 내분비기능에 미치는 영향. 의학과 약학, 7(5), 1242~1247 (1982)

42) 橫田康正 : 위하수증(胃下垂症)에 대한 보중익기탕 엑기스과립 및 육군자탕 엑기스과립의 사용경험. 의학과 약학, 11(3), 915~920 (1984)

43) 藤野 了 : 만성 소모성질환에 대한 보중익기탕, 십전대보탕의 효과. 화한의약학회지, 2(1), 262~263 (1985)

44) 原 敬二郎 : 피로 권태감을 주소(主訴)로 하는 환자에 대한 보중익기탕의 효과. 현대 동양의학, 8(1, 임증), 91~93 (1987)

45) 廣瀬滋之 : 허약아(虛弱兒), 과민성 체질. 소아내과, 17(7), 1161~1165 (1985)

46) 阿部忠良, 大國眞彦 : 기립성 조절장애(OD)에 대한 반하백출천마탕의 사용 경험. 소아내과, 16(별책), 93~103 (1984)

47) 成田洋夫 : 울병(鬱病)에 대한 한방제제의 임상효과 및 항울제의 부작용 완화에 대해서. 한방의학, 9(10), 140~142 (1985)

48) 江川 充, 松田邦夫, 大塚恭男 : 억간산가진피반하의 임상적 검토. 일본 동양의학회지, 38(4), 251~255 (1988)

49) 秋田 巖, 吉村耕一, 岡野壽惠 외 : 치료 저항성(抵抗性)인 억울상태에 대한 가미소요산의 치료경험. 한방의학, 10(10), 35~36 (1988)

제 11 장

동계와 숨참을 개선하는 생약

동계(動悸)와 숨참

동계(動悸, 평상시보다 심한 심장의 고동와 숨참)은 흉통(胸痛), 호흡곤란과 함께 순환기 외래(外來)를 진찰 받는 환자에게 빈발(頻發)하는 증후이다. 이들 증후는 순환기 질환에 수반할 뿐만 아니라 빈혈증, 내분비질환, 호흡기계질환 등의 미증상(微症狀)으로 발현(發現)하기도 한다. 이 때문에 현대에는 심맥관계(心脈管系)검사뿐만 아니라, 혈산(血算)과 생화학적 소견(所見) 등 전신의 병변(病變)을 우선 검색(檢索)하고, 기질적 병변(病變)이 분명해지면, β 차단약과 경구항부정맥제(經口抗不整脈劑) (Na와 Cachannel 억제제)를 사용하는 등 검사결과에 따른 치료가 행해지고 있다[1].

한방제제의 심맥관계(心脈管系)에 대한 약리작용은 거의 밝혀져 있지 않으므로[주1,2], 현대의료에 있어서 한방제제의 적응으로 되는 동계와 숨참은,

- 기능적(機能的)인 심장신경증(心臟神經症) (cardiac neurosis)
- 이것과 관련된 가벼운 기질장애(器質障害)를 동반하는 신경순환 무력증(神經循環無力症)(neurocirculatory asthenia)
- 경계역(境界域)고혈압증과 경증(輕症)고혈압증에 따른 일과성(一過性)동계
- 기립성 조절장애(起立性調節障害) (OD)와 과환기 증후군(過換氣症候群)과 같은 자율신경 조절이상(異常)에 의한 것

주1) 후술(後述)하는 대부분의 한방처방은 동계(動悸) 숨참의 발증병리(發症病理)에 대한 약리작용기서(藥理作用機序)는 밝혀져 있지 않지만, 근래 후박(厚朴)의 성분에는 Ca차넬(channel) wj해작용(阻害作用)이 있는 것이 보고되었다. 이 연구는 통도산(通導散), 시박탕(柴朴湯), 반하후박탕(半夏厚朴湯) 등 후박(厚朴)을 포함하는 처방을 동계(動悸)에 사용하는 약효약리적 정보(情報)가 된다.

• 부인갱년기의 내분비환경의 변조(変調)에 의한 가벼운 체액조절이상(体液調節異常)

등과 같이 기질적 이상(器質的異常)이 경미(輕微)하고 정신흥분과 불안감에 의해 영향을 받기 쉬운 광의(廣義)의 순환기 심신증(循環器 心身症)에 의한 증후이다.

순환기 심신증(循環器 心身症)에서는 환자의 심신상태를 파악하고, …

• 환자의 호소를 잘 듣고(수용), ‥ • 마음의 지주가 되고(지탱) ‥ • 반드시 좋아진다는 것을 설명한다(보증) … 라는 간이정신요법(簡易精神療法)이 기본으로 되어있다.

또 불안상태이면, 마이너 트랭퀼라이저(minor tranquilizer)를 주로 하고, 억울(抑鬱)상태이면 항울약(抗鬱藥)을 사용하고, 적당히 β 차단제를 사용하는 약물요법이 행해지고 있다[3].

이와 같은 전신상태(全身狀態)와 증후에 따른 치료는 중국 전통의료의 전인의료(全人醫療)의 사고방식과 같다[4].

동계 숨참에 대해서도 이들의 서양의학적인 접근을 주축으로 하면서, 환자의 전신상태(배경인자와 증후군)를 전통의료의 방제변증(方劑辨證)과 병리변증(病理辨證)에 따라 정리하고, 개성(個性)에 따른 치료방침을 가미하는 것도 유용하다고 생각된다.

동계와 숨참에 사용되는 생약과 처방

일본한방의 방제변증(方劑辨證)에 있어서, 동계 숨참을 포함하는 증후군에 사용되는 한방제제는,

• 고지질혈증으로 서양의학의 A형 성격(행동패턴) 환자의 동계 숨참에는 삼황사심탕(三黃瀉心湯)[5], 황련해독탕(黃連解毒湯), 통도산(通導散)[6,7], 방풍통성산(防風通聖散),

• 불안감, 기울경향(氣鬱傾向)과 정서불안정과 같은 정신신경증상을 동반하는 동계에는, 시호가용골모려탕(柴胡加龍骨牡蠣湯)[주2),8~11], 시박탕(柴朴湯), 가미소요산(加味逍遙散)[6,7,12,14], 여신산(女神散)[5], 시호계지건강탕(柴胡桂枝乾姜湯)[14], 반하후박탕(半夏厚朴湯)[10], 계지가용골모려탕(桂枝加龍骨牡蠣湯)[15,16]

• 부인갱년기 증후군의 동계에는 통도산(通導散), 도핵승기탕(挑核承氣湯), 계지복령환(桂枝茯苓丸)[5,9,12,13], 여신산(女神散)[5], 가미소요산(加味逍遙散), 당귀작약산(當歸芍藥散),

• 냉증경향, 현기증, 두중감(頭重感)을 동반하는 경우에는 영계출감탕(苓桂朮甘湯)[5,11,17], 당귀작약산(當歸芍藥散)[주3),12,13,18,19], 반하백출천마탕(半夏白朮天麻湯), 소건중탕(小建中湯), 진무탕(眞武湯),

• 빈혈경향으로 피부가 건조하고 불면, 냉증, 냉상기증을 동반하는 경우는 가미귀비탕

주2) 고혈압, 흉부압박감을 동반하는 동계(動悸)에 시호가용골모려탕을 사용해서 좋아진 예가 보고되고 있다.
주3) 냉증을 주(主)로 하는 심계항진(心悸亢進), 현기증에 응용되고 있다.

(加味歸脾湯), 귀비탕(歸脾湯), 자감초탕(炙甘草湯)[4,16,20]
- 나이 드는 데 따른 체력저하상태와 전신(全身), 사지(四肢)의 탈력감(脫力感) 및 빈뇨(頻尿) 등 비뇨기계(泌尿器系)의 기능저하가 보일 때에는 팔미지황환(八味地黃丸)[22], 청심련자음(淸心蓮子飮)[6] 등이 있다.

이들 처방군은 환자의 … ·체력 여력의 정도(체력의 허실)와 ·· ·그 시점의 증후군의 병성(病性) (증후의 한열) …에 따라 구분 지어 사용되고 있다(그림 11-1).

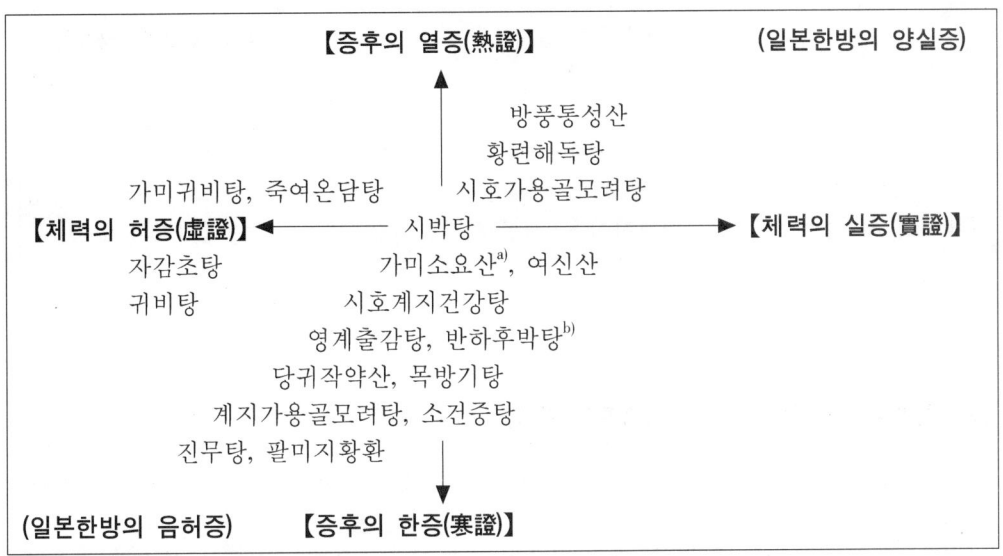

a) 억간산가진피반하(抑肝散加陳皮半夏)도 유사처방이다.
b) 이진탕(二陳湯), 영감강미신하인탕(苓甘姜味辛夏仁湯), 소반하가복령탕(小半夏加茯苓湯), 복령음(茯苓飮), 복령음합반하후박탕(茯苓飮合半夏厚朴湯) 등도 유사 처방이다.

그림 11-1 동계 숨참에 사용되는 한방처방의 증후와 체력

이들 처방군은 황련(黃連);모려(牡蠣), 용골(龍骨);복령(茯苓), 출(朮);지황(地黃);계피(桂皮) 등을 주약(主藥)으로 하는 것이다.

황련(黃連)은 삼황사심탕, 황련해독탕, 여신산, 죽여온담탕 등 열증(이실열증(裏實熱證)과 허열증(虛熱證))에 사용하는 처방의 주요 생약이다(그림 11-2). 이들 처방이 고전(古典)에 기록된 목표증후는 심기부족(心氣不足) (삼황사심탕), 심하번민(心下煩悶) (황련해독탕), 심중번(心中煩) (황련아교탕), 상충현훈(上衝眩暈) (여신산)과 같은 정신신경 증상이 포함되어 있고 모두 순환기 심신증(循環器 心身症)의 동계 숨참에 해당하는 것이다.

또 황련(黃連)배제(配劑)처방의 목표증후에는 구(嘔), 복명(腹鳴), 심하비(心下痞) (반하사심탕)와 복중통(腹中痛) (황련탕)과 같이 위장증상(胃腸症狀)에 관한 것도 있다. 이들은 황련(黃連)에 함유되는 berberine (그림 11-3)의 항균정장(抗菌整腸)작용으로 어느 정도 뒷받침 할 수 있다.

또한, 경구투여(經口投與)된 berberine은 대부분 소화관에서 흡수되지 않으므로, A형 성격에 바탕을 둔 동계, 초조 등을 조정하는 황련(黃連)의 진정(鎭靜) 작용 (약징의 주치심중번계:主治心中煩悸라는 약능)과 활성성분의 해명(解明)은 앞으로의 검토과제이다(표 11-1).

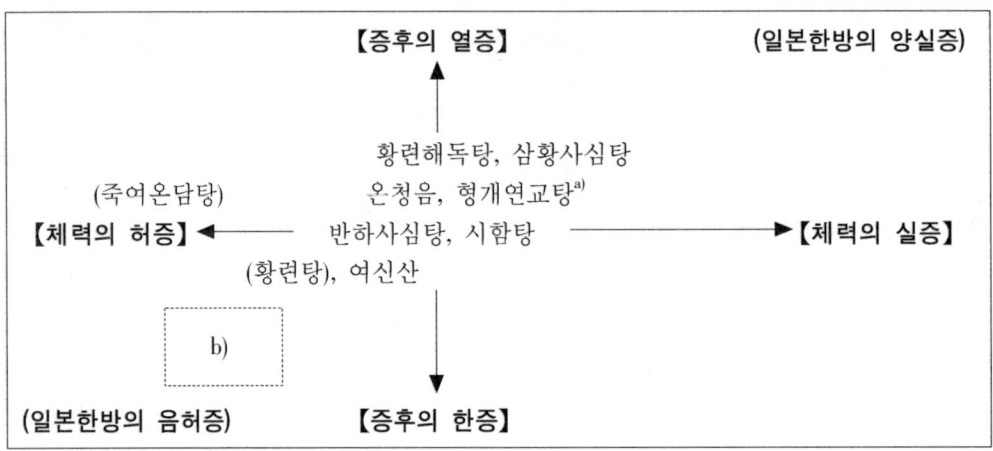

( )는 황련(黃連)만을 배제(配劑)한 처방이고, 기타는 황련(黃連)과 황금(黃芩)이 편성된 금련제(芩連劑)이다.

a) 청상방풍탕(淸上防風湯)도 유사 처방이다. 고방파(古方派)에서는 황련(黃連)과 시호(柴胡)를 병용(倂用)하지 않지만, 시호청간탕(柴胡淸肝湯), 형개연교탕(莉芥連翹湯), 시함탕(柴陷湯)은 황련시호황금(黃連柴胡黃芩)을 포함하는 처방이고, 죽여온담탕(竹茹溫膽湯)도 황련시호(黃連柴胡)가 배제(配劑)된 처방이다.

b) 이 영역(일본한방의 음허증)에 황련(黃連)을 주약(主藥)으로 하는 처방은 그다지 사용되지 않는다.

그림 11-2 황련(黃連) 배제처방의 증후와 체력

복령(茯苓)은 제하유계(臍下有悸) (오령산), 심하계(心下悸) (진무탕, 복령감초탕[주4]), 현계(眩悸) (소반하가복령탕), 단기(短氣) (영계출감탕, 팔미지황환[주5]) 등 동계 숨참에 관련하는

주4) 「상한궐이심하계자(傷寒厥而心下悸者) 의선치수(宜先治水) 당복복령감초탕(當服茯苓甘草湯)······」(『상한론』 궐음병). 복령감초탕 (복령, 계지, 감초, 생강) 액기스제제는 인가(認可)되어있지 않지만, 본방(本方)의 방의(方意)는 시호가용골모려탕(柴胡加龍骨牡蠣湯), 영계출감탕(苓桂朮甘湯), 육군자탕(六君子湯), 죽여온담탕(竹茹溫膽湯)에 포함되어 있다고 생각된다. 또 「상한(傷寒)」에 있어서 복령(茯苓)의 약능은 소시호탕(小柴胡湯)의 각문(各文)(태양병중:太陽病中)의 가감(加減)을 가르키는 곳에 「···약심하계(若心下悸) 소변불리자(小便不利者) 거황금가복령(去黃芩加茯苓)···」이라고 기록되어 있는 것으로도 유추할 수 있다.

주5) 부단기(夫短氣) 유미음(有微飮) 당종소변선지(當從小便先之) 영계출감탕(苓桂朮甘湯)주지(主之) 신기환역주지(腎氣丸亦主之) (담음해수병:痰飮咳嗽病)

목표증후가 기록된 처방에 배제(配劑)되어 있다[주6)](그림 11-4). 이 복령(茯苓)의 동계와 현기증, 두통, 심하부진수음(心下部振水音) 등의 증후를 개선하는 경험적인 효능 (水滯에 대한 이수조습:利水燥濕이라는 약능)을 실험적 약리로 밝히는 연구는 충분하지 않다(표 11-2).

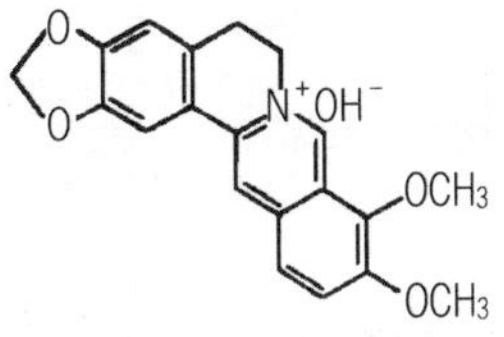

황련(黃連)과 황백(黃柏)에 포함되는 berberine은 적리균(赤痢菌), 티푸스(Typhus)균, 황색포도구균, 살모넬라균 등에 대한 항균작용과 장관연동 억제작용(腸管蠕動 抑制作用) 및 콜레라톡신(toxin)에 의한 cAMP의 상승을 억제하는 작용(항 adenylate cyclase작용)이 있는 것이 밝혀졌다.
Berberine의 염산염(塩酸塩)과 탄닌산염(酸塩)은 서양의학적으로 지사제(止瀉劑), 세균성 장질환 치료제로서 사용되고 있다.

그림 11-3 황련(黃連)의 활성성분 berberine

표 11-1 황련 (Huanglian, Coptidis Rhizoma)의 규격, 약능, 약리

약전(1985년) : *Coptis chinesis* FRANCH 〔미련(味連)〕, *C. deltoidea* C. Y.CHENG et HSIAO 〔아련(雅連)〕, *C. teetoides* C.Y. CHENG 〔운련(雲連)〕의 건조근경(乾燥根莖)

JP. XI : *Coptis japonica* MAKINO 또는 기타 동속식물 (Ranunculaceae)의 뿌리를 대부분 제거한 근경 (根莖)이다.
　종래 황련(黃連)은 일본(兵庫, 福井, 鳥取, 石川)의 재배품이 사용되었지만, 근래에는 중국산 황련〔사천성의 아련(雅連)과 호북성의 미련(味連)〕도 사용되고 있다. 이 양자(兩者)는 기원식물은 서로 다르지만 둘다 국방(局方)에 적합하므로 구별없이 사용되고 있다.

신농본초경 : 미고한(味苦寒) 주열기목통(主熱氣目痛) 제상읍출(眥傷泣出) 명목벽장(明目澼腸)
(神農本草經) 복통설사(腹痛下痢) 부인음중종통(婦人陰中腫痛) 구복령인망(久服令人忘)
중의학　　 : 고한(苦寒) 청열조습(清熱燥濕) 사화해독(瀉火解毒) (『약전(藥典)』)

주6) 일본한방의 복진(腹診)에서 복부의 동계(動悸)가 인정될 경우 시호가용골모려탕, 오령산, 가미소요산, 영계출감탕, 시호계지건강탕, 자감초탕 등이 투약된다. 또, 오령산, 영계출감탕, 육군자탕, 복령음, 반하백출천마탕, 진무탕 등 복령(茯苓)을 포함하는 방제 (이수화담제:利水化痰劑)는 심하부(心下部)의 진수음(振水音) (위내정수:胃內停水)을 목표로 사용되고있다.

일본한방　: 주치심중번계야(主治心中煩悸也) 방치심하비(旁治心下痞) 토하(吐下) 복중통(腹中痛) (『약징(藥徵)』)

약 능(藥 能)	약 리(藥 理)
청열조습(淸熱燥濕) 사화(瀉火)⋯⋯⋯⋯⋯⋯⋯⋯⋯	항염증작용〔수양(水樣)엑기스, berberine〕
삼황사심탕(三黃瀉心湯), 황련해독탕(黃連解毒湯)	항균작용(berberine)
반하사심탕(半夏瀉心湯), 황련탕(黃連湯)	진정(鎭靜)작용
죽여온담탕(竹茹溫膽湯), 여신산(女神散)	혈압강하(血壓降下)작용
해독(解毒)⋯⋯⋯⋯⋯⋯⋯⋯⋯⋯⋯⋯⋯⋯⋯⋯⋯	항균작용(berberine)
황련해독탕(黃連解毒湯)	마크로파지(macro hage)활성화 작용
형개연교탕(荊芥連翹湯), 시호청간탕(柴胡淸肝湯)	
청상방풍탕(淸上防風湯)	
복중통(腹中痛) (『약징(藥徵)』)⋯⋯⋯⋯⋯⋯⋯⋯⋯	항소화성궤양 작용, 진정(鎭靜)작용
삼황사심탕(三黃瀉心湯), 황련해독탕(黃連解毒湯)	지사(止瀉)작용, 항균작용
반하사심탕(半夏瀉心湯), 황련탕(黃連湯)	
⋯⋯⋯⋯⋯⋯⋯⋯⋯⋯⋯⋯⋯⋯⋯⋯⋯	고지질혈증(高脂質血症)개선작용 (물엑기스)
삼황사심탕(三黃瀉心湯), 황련해독탕(黃連解毒湯)	
심중번계(心中煩悸) (『약징(藥徵)』)	진정(鎭靜)작용
삼황사심탕(三黃瀉心湯), 황련해독탕(黃連解毒湯)	
반하사심탕(半夏瀉心湯), 황련탕(黃連湯)	
죽여온담탕(竹茹溫膽湯), 여신산(女神散)	

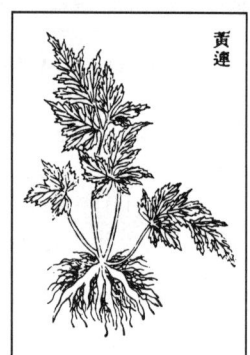

『식물명실도고』(오기준, 청대 1848년)에
그려진 황련(黃連)그림

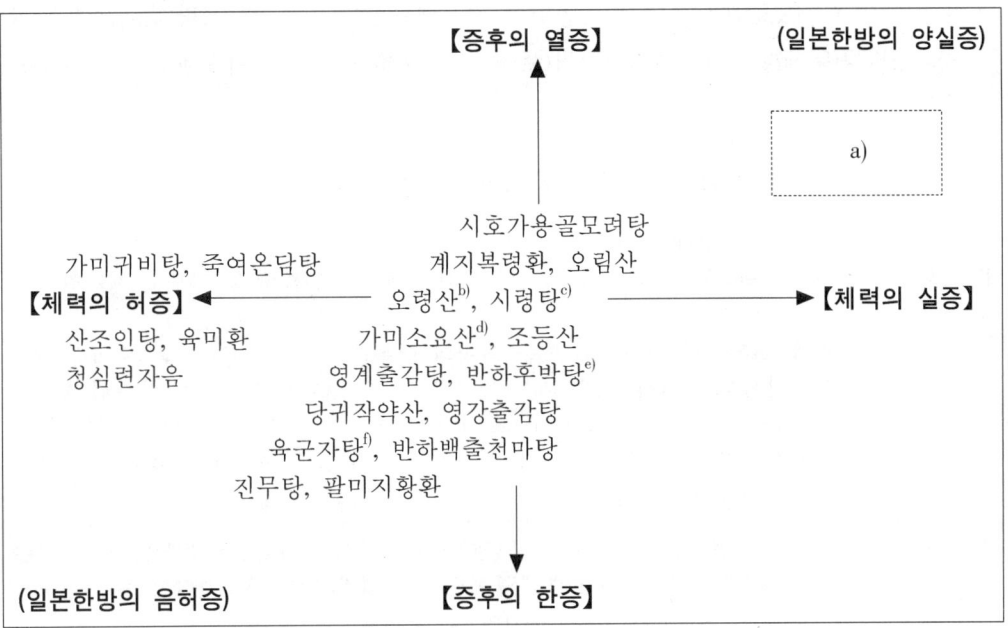

【증후의 열증】　　　　　　　(일본한방의 양실증)

a)

　　　　　　　　　　　　　　시호가용골모려탕
　가미귀비탕, 죽여온담탕　　계지복령환, 오림산
【체력의 허증】 ←──────── 오령산b), 시령탕c) ────────→ 【체력의 실증】
　산조인탕, 육미환　　　　　가미소요산d), 조등산
　청심련자음　　　　　　　영계출감탕, 반하후박탕e)
　　　　　　　　　　　당귀작약산, 영강출감탕
　　　　　　　　　　　육군자탕f), 반하백출천마탕
　　　　　　　　　　　진무탕, 팔미지황환

(일본한방의 음허증)　　　　【증후의 한증】

a) 이 영역 (일본한방의 양실증)으로 분류되는 복령(茯苓)을 주약(主藥)으로 한 방제(方劑)는 없고, 대시
　호탕과 황련해독탕에 오령산과 계지복령환을 병용하여 대처한다.
b) 위령탕, 인진오령산, 저령탕 등도 유사 처방이다.
c) 시박탕, 십미패독탕 등도 유사 처방이다.
d) 억간산, 억간산가진피반하 등도 유사 처방이다.
e) 이진탕, 소반하가복령탕 등도 유사 처방이다.
f) 사군자탕, 복령음, 십전대보탕, 인삼양영탕, 귀비탕 등도 유사 처방이다.

그림 11-4 복령 배제처방의 증후와 체력

동계와 숨참에 있어서의 전통의료의 병리

　중의학에서는 동계 숨참의 배경에 있는 병리를 기혈(氣血)의 실조(허실)로 정리하고, 약
능에 따라 중약(中藥)과 방제(方劑)가 선별된다. 동계 숨참에 사용하는 처방을 그림 11-1
에서는 일본한방의 방제변증 입장에서 정리했지만, 이들을 중의학의 병리변증 입장에서
약능에 바탕을 두고 정리하면 표 11-3과 같이된다.
　기체증(氣滯證)에는,
　• 고지질혈증 성인병 환자의 A형 행동패턴인 초조, 다노(多怒)에 대해 통도산(通導散),
　　삼황사심탕(三黃瀉心湯), 황련해독탕(黃連解毒湯), 대시호탕(大柴胡湯)을··

• 신경질, 기울성(氣鬱性), 불안감을 동반할 경우에는 시호가용골모려탕(柴胡加龍骨牡蠣湯), 시박탕(柴朴湯), 시호계지건강탕(柴胡桂枝乾姜湯)… 등의 이기제(理氣劑)가 사용된다.

표 11-2 복령 (Fuling, poria)의 규격, 약능, 약리

약전 (1985년) : *Poria cocos* (Schw.) WOLF의 건조균핵(乾燥菌核)

JP . XI　　　: *Poria cocos* WOLF (Polyporaceae)의 통례(通例), 외층(外層)을 대부분 제거한 균핵(菌核)이다.

　　　　　　현재 일본에서 사용되고 있는 복령의 대부분은 중국으로부터의 수입품 (운남성, 광서성, 광동성 등의 배양품)이다. 균핵(菌核)의 외층부는 부드럽고, 적복령(赤茯苓)으로 칭하고, 질(質)이 딱딱한 중심부를 백복령(白茯苓)으로 칭하고, 후자(後者)가 양품(良品)으로 여겨지고 있지만, 일본에서는 명확하게 구별하지 않는다.

신농본초경 : 미감평(味甘平) 주흉협역기(主胸脇逆氣) 우에경사공계(憂恚驚邪恐悸) 심하결통(心下結痛) 한열번만해역(寒熱煩滿欬逆) 구초설건(口焦舌乾) 이소변(利小便) 구복(久服) 안혼양신(安魂養神) 불기연년(不飢延年)

중의학　　　: 감담(甘淡) 이수삼습(利水滲濕) 건비녕심(健脾寧心) (『약전(藥典)』)

일본한방 : 주치계급육순근척야(主治悸及肉瞤筋惕也) 방치소변불리(旁治小便不利) 두현번조(頭眩煩燥)(『약징(藥徵)』)

약 능(藥 能)	약 리(藥 理)
이수삼습(利水滲濕)	이뇨(利尿)작용 〔수제(水製) 엑기스〕
오림산, 저령탕	
오령산, 시령탕, 인진오령산	
영계출감탕, 영강출감탕	
육군자탕, 당귀작약산	
진무탕, 팔미지황환	
건비(健脾)	항소화성 궤양작용
시령탕, 시호가용골모려탕	
육군자탕, 사군자탕, 복령음	
귀비탕, 십전대보탕, 인삼양영탕	
	난소내(卵巢內) progesterone증가작용
당귀작약산	
계(悸) (『약징(藥徵)』)	hexobarbital 수면연장작용 (영계출감탕)
시호가용골모려탕	
가미소요산, 조등산	
영계출감탕, 반하후박탕, 구미빈랑탕(九味檳榔湯)	
당귀작약산, 육군자탕	
진무탕, 팔미지황환	

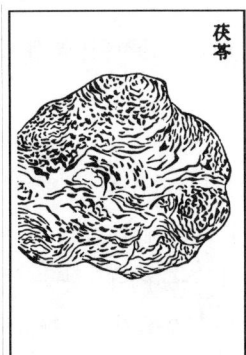

『식물명실도고』(오기준, 청대 1848년)에
그려진 복령(茯苓)그림

표 11-3 동계(動悸) 숨참에 사용하는 처방의 병리변증에 의한 분류

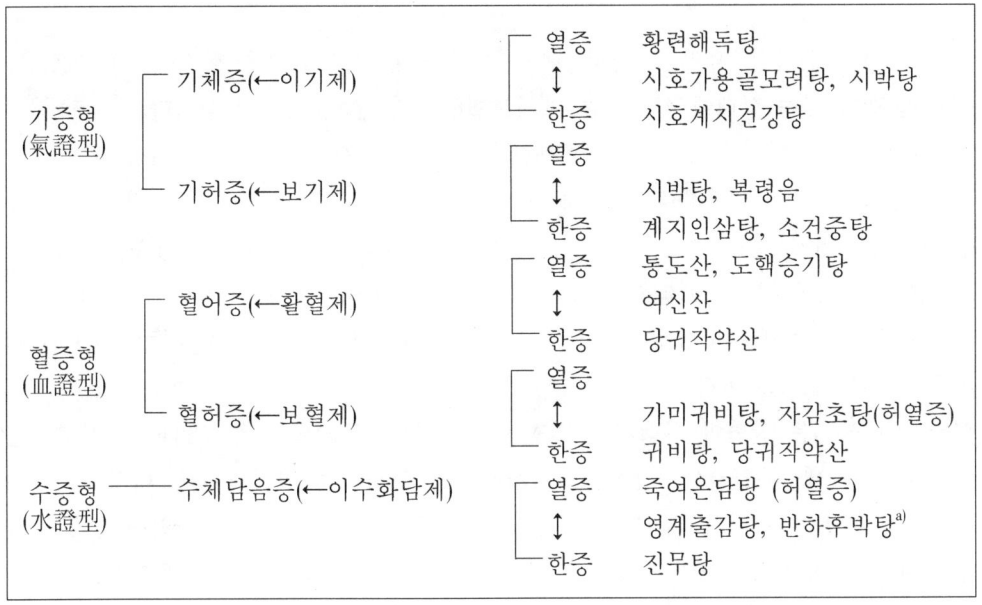

◎ 시박탕 (이기보기제), 복령음 (보기이기화담제), 통도산 (활혈이기제), 여신산 (활혈이기제), 당귀작
약산 (활혈보혈이수제), 귀비탕 (보혈보기제)과 같이 방제(方劑)에는 복수(複數)의 약능이 있으므로,
여러 가지로 분류되어야 하지만, 여기에서는 대표(代表)로 생각되는 약능에 따라 배제(配劑)했다.
a) 이진탕, 소반하가복령탕, 복령음합반하후박탕도 같은 이수화담제(利水化痰劑)이다. 또 목방기탕(木
防己湯)도 관련하는 이수제(利水劑)이다.

이들 중에서는 시호가용골모려탕(柴胡加龍骨牡蠣湯)[11]이 범용(汎用)되고 기타 가미소
요산(加味逍遙散), 억간산가진피반하(抑肝散加陳皮半夏)[23], 여신산(女神散), 죽여온담탕(竹
茹溫膽湯), 조등산(釣藤散), 가미빈랑탕(加味檳榔湯) 등도 이기(理氣)의 효능이 있는 방제
(方劑)로서 응용되고 있다.

시호계지건강탕(柴胡桂枝乾姜湯)[14]은 범용되는 처방은 아니지만, 신경질로 피로감, 불면이 있고 긴장하면 입이 마르고 머리와 손바닥에 이상발한(異常發汗)하는 환자의 동계 숨참에 이용되는 이기안신제(理氣安神劑)이다.

기허증(氣虛證)은 위(胃)아토니(atony)상태로 식욕이 줄고, 권태감, 메스꺼움을 동반하는 동계 숨참이 있으며 육군자탕, 복령음, 계지인삼탕, 소건중탕[주7] 등의 보기제(補氣劑)가 이용된다. 또, 광의(廣義)의 기허(氣虛)에 포함되는 신허(腎虛) (신양허:腎陽虛)에 사용하는 팔미지황환(八味地黄丸)에 「단기(短氣)」라는 표현으로 숨참에 사용하는 경우가 『금궤요략(金匱要略)』에 예시(例示)되어 있다[주5]. 계지가용골모려탕(桂枝加龍骨牡蠣湯)[15]은 시호가용골모려탕(柴胡加龍骨牡蠣湯)과 시호계지건강탕(柴胡桂枝乾姜湯)의 관련 처방이다 (그림 11-5).

본방(本方)은 신경질, 불면, 권태감, 현기증, 냉증이 있고 남성은 실정(失精), 여성은 유산(流産)습관이 있는 상태에 사용되는 보기보혈안신제(補氣補血安神劑)이다.

혈어증(血瘀證) (어혈증:瘀血證)은 고지질혈증(高脂質血症)의 성인병과 부인갱년기에 있어서 선술(先述)한 기체(氣滯)와 관련해서 상정(想定)되는 병리이다. 이와 같은 냉상기증, 두통, 초조감, 어깨 결림 등을 동반하는 동계 숨참에 대해서는 통도산(通導散), 도핵승기탕(挑核承氣湯), 계지복령환(桂枝茯苓丸), 가미소요산(加味逍遙散), 여신산(女神散) 등의 활혈제(活血劑)(구어혈제:驅瘀血劑)가 사용된다. 삼황사심탕(三黃瀉心湯), 황련해독탕(黃連解毒湯)도 관련방제(方劑)이다.

혈허증(血虛證)은 안면이 창백하고 빈혈 경향, 피부고조경향(皮膚枯燥傾向), 불면, 건망, 권태감과 함께 냉증, 얼굴상기감이 있는 상태에서 상정되는 병리관이다. 이와 같은 상태의 동계 숨참에는 가미귀비탕(加味歸脾湯), 자감초탕(炙甘草湯), 당귀작약산(當歸芍藥散), 연주음(사물탕합영계출감탕), 귀비탕 등의 보혈보음제(補血補陰劑)가 사용된다. 또 『금궤요략(金匱要略)』에는 산후(産後) 빈혈상태(혈허)의 숨참에 당귀건중탕(當歸建中湯)을 사용하는 것도 예시되어 있다[주8].

자감초탕(炙甘草湯)은 복맥탕(復脈湯)으로도 칭해지는 것처럼 빈혈 경향으로 체력이 저하된 상태의 동계 (부정맥:不整脈)숨참에 사용하는 대표처방이다[주9),24,25)].

수체증(水滯證)과 담음증(痰飲證)은 동계 숨참[주10]과 함께 두통, 현기증, 메스꺼움(惡心),

주7) 「허로리급(虛勞裏急) 계(悸) 뉵(衄) 복중통(腹中痛) 몽실정(夢失精) 사지산동(四肢酸疼)수족번열(手足煩熱) 인건구조(咽乾口燥) 소건중탕주지(小建中湯主之)」(『금궤요략(金匱要略)』, 혈비허로:血痺虛勞)

주8) 「……당귀건중탕(當歸建中湯) 치부인산후허영부족(治婦人産後虛嬴不足) 복중자통부지(腹中刺痛不止) 흡흡소기(吸吸少氣)……」(『금궤요략(金匱要略)』, 부인산후병:婦人産後病)

주9) 「……자감초탕(炙甘草湯), 치허로부족(治虛勞不足) 한출이민맥결계(汗出而悶脈結悸)……」(『금궤요략(金匱要略)』, 혈비허로병:血痺虛勞病)

주10) 『금궤요략(金匱要略)』의 수기병(水氣病)에 「비수자(脾水者) 기복대(其腹大) 사지고중(四肢苦重) 진액불생

멀미, 부맥(浮脈) 등에서 상정되는 실증병리이고, 표 11-4에 표시된 각종 이수화담제(利水化痰劑)가 사용된다. 이들 중에서 영계출감탕(苓桂朮甘湯)과 진무탕(眞武湯)이 체력의 허증경향(虛證傾向)인 환자의 동계 숨참에 범용(汎用)되고 있다.

이와 같이 중의학의 병리변증은, 증례(症例)에 따라서는 병리의 허실(虛實)이 복잡한 경우도 있고, 방제에도 복수(複數)의 효능이 있으므로, 표 11-3과 같이 단순하지 않지만 처방을 생약단위(生藥單位)로 선택하는 체계적인 지침으로서 유용하다.

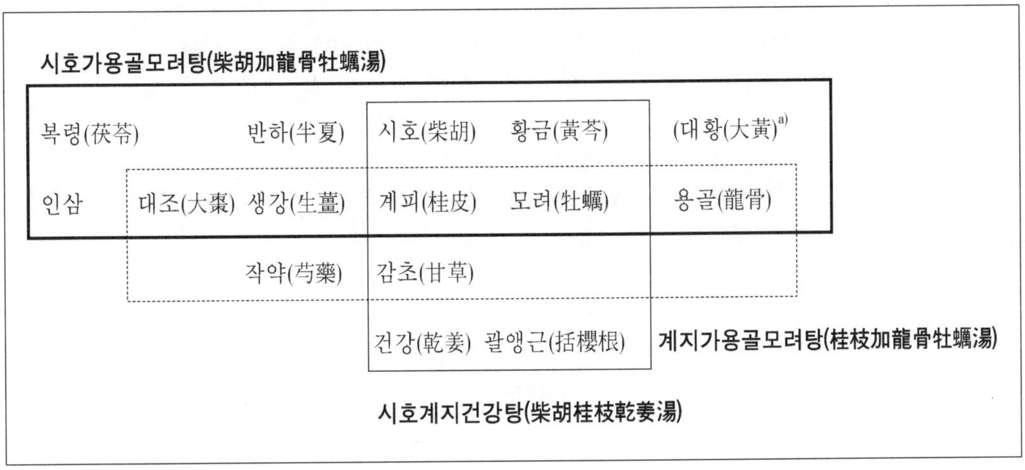

시호가용골모려탕(柴胡加龍骨牡蠣湯)

복령(茯苓)		반하(半夏)	시호(柴胡)	황금(黃芩)		대황(大黃)[a]
인삼	대조(大棗)	생강(生薑)	계피(桂皮)	모려(牡蠣)		용골(龍骨)
		작약(芍藥)	감초(甘草)			
			건강(乾薑)	괄앵근(括樓根)	**계지가용골모려탕(桂枝加龍骨牡蠣湯)**	

시호계지건강탕(柴胡桂枝乾薑湯)

a) 의료용 한방제제에는 대황(大黃)이 배제되어 있지 않은 시호가용골모려탕(柴胡加龍骨牡蠣湯)제제도 있다. 한편, 『상한론(傷寒論)』에 예시된 시호가용골모려탕(柴胡加龍骨牡蠣湯)의 배제생약조성(配劑生藥組成)은 십이미(十二味)이지만, 일본에서는 구미(九味) (소시호탕가용골모려:小柴胡湯加龍骨牡蠣), 십미(十味) 〔대시호탕가용골모려(大柴胡湯加龍骨牡蠣) 또는 그림에 나타낸 상한론 처방에서 연단(鉛丹)과 대황(大黃)을 제거한 것〕, 십일미(十一味) 〔상한론 처방에서 연단(鉛丹)을 제거한 것〕 등 여러 가지가 있다. 종래의 한방제제요법(韓方煎劑療法)의 치험예(治驗例)를 참조할 경우는 그 처방내용에 주의 할 필요가 있다.

그림 11-5 시호가용골모려탕(柴胡加龍骨牡蠣湯)의 관련방제

(津液不生) 단고소기(但苦少氣) 소변난(小便難)」이 기록되어 있고 또, 담음해수병편(痰飮咳嗽病篇)에는 「수존비(水存脾) 소기신중(少氣身重)」, 「부병인음수다(夫病人飮水多)……심자즉계(甚者則悸)……」 등 수체(水滯)·담음(痰飮)과 동계 숨참의 관계가 기록되어 있다.

표 11-4 수체담음(水滯痰飮)의 병리에 바탕을 둔 동계 숨참을 조정하는 방제

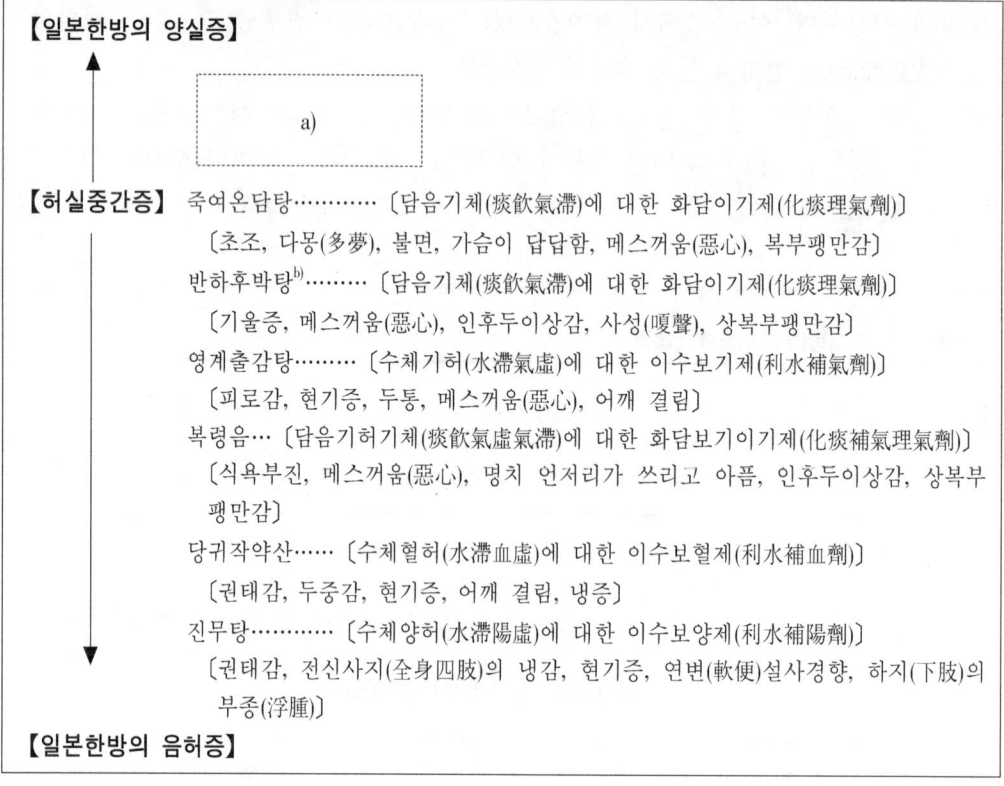

【일본한방의 양실증】

a)

【허실중간증】 죽여온담탕…………〔담음기체(痰飮氣滯)에 대한 화담이기제(化痰理氣劑)〕
　　　　　　　　〔초조, 다몽(多夢), 불면, 가슴이 답답함, 메스꺼움(惡心), 복부팽만감〕
　　　　　　반하후박탕[b]………〔담음기체(痰飮氣滯)에 대한 화담이기제(化痰理氣劑)〕
　　　　　　　　〔기울증, 메스꺼움(惡心), 인후두이상감, 사성(嗄聲), 상복부팽만감〕
　　　　　　영계출감탕………〔수체기허(水滯氣虛)에 대한 이수보기제(利水補氣劑)〕
　　　　　　　　〔피로감, 현기증, 두통, 메스꺼움(惡心), 어깨 결림〕
　　　　　　복령음…〔담음기허기체(痰飮氣虛氣滯)에 대한 화담보기이기제(化痰補氣理氣劑)〕
　　　　　　　　〔식욕부진, 메스꺼움(惡心), 명치 언저리가 쓰리고 아픔, 인후두이상감, 상복부
　　　　　　　　팽만감〕
　　　　　　당귀작약산……〔수체혈허(水滯血虛)에 대한 이수보혈제(利水補血劑)〕
　　　　　　　　〔권태감, 두중감, 현기증, 어깨 결림, 냉증〕
　　　　　　진무탕…………〔수체양허(水滯陽虛)에 대한 이수보양제(利水補陽劑)〕
　　　　　　　　〔권태감, 전신사지(全身四肢)의 냉감, 현기증, 연변(軟便)설사경향, 하지(下肢)의
　　　　　　　　부종(浮腫)〕

【일본한방의 음허증】

a) 이 영역(이열실증:裏熱實證)에는 황련해독탕(黃連解毒湯), 대시호탕(大柴胡湯), 오령산(五苓散)이 병용
된다.
b) 본방(本方)과 소시호탕(小柴胡湯)의 합방(合方)이 시박탕(柴朴湯)이고, 또 복령음(茯苓飮)과도 합방하여
사용되고 있다.

──── 참고문헌

1) 森 博受 : 동계와 숨참. 의학과 약학, 17(3), 582~587 (1987)

2) 山原條二, 三木修二, 松田久司, 藤村 一 : Ca^{2+}-Blocker작용을 갖는 천연물의 screening시험,
　　향나무의 활성성분. 약지(藥誌), 106(10), 888~893 (1986)

3) 加藤敏平 : 심장신경증. 치료, 67(2), 339~342 (1985)

4) 筒井末春 : 한방과 심신증. 임상정신의학, 13(1), 41~46 (1984)

5) 雪村八一郎 : 심전도(心電図) R-R 간격변동(間隔変動)장애의 한방약에 의한 개선. 일본동양
　　의학잡지, 37(2), 103~107 (1986)

6) 假野隆司, 西川 潔 : 결합형 estrogen이 무효한 자율신경 실조형 갱년기장애에 대한 한방약
　　요법. 일본 불임학잡지, 30(2), 205~214 (1985)

7) 假野隆司, 西川 潔 : 갱년기 양(樣)부정수소(不定愁訴)를 갖는 난소(卵巢)기능 부전증에 대한

한방약요법. 일본 불임학잡지, 30(3), 367~375 (1985)

8) 清水英一, 稲田啓一, 藤岡大司郎 외 : 내과질환에 대한 한방요법의 시도—부정수소(不定愁訴)와 한방요법— . 진료와 신약, 16(5), 1049~1052(1979)

9) 荻原俊男, 熊原雄一 : 본웅성(本熊性)고혈압 질환자의 수소(愁訴)개선에 대한 한방제제의 효과. 진료와 신약, 16(12), 2885~2899 (1979)

10) 大原健士郎, 深澤裕紀, 鈴木康譯 외 : 신경증에 대한 시호가용골모려탕, 반하후박탕의 임상효과에 대해서. 신약과 임상, 34(1), 131~141 (1985)

11) 小松崎篤, 坂田英治, 龜井民雄 외 : 만성기의 현기증에 대한 시호가용골모려탕과 영계출감탕의 유효성 및 안전성의 임상시험. 약리와 치료, 14(6),4479~4495 (1986)

12) 根岸達郎 : 부정수소(不定愁訴)에 대한 한방제제의 임상경험. 산부인과의 세계, 33(5), 671~677 (1981)

13) 馬嶋恒雄, 小川雅利, 泰 宏樹 외 : 부정수소(不定愁訴)증상에 대한 한방제제의 적응증(適応症)과 그 한계. 산과와 부인과, 49(3), 400~405 (1982)

14) 筒井末春, 西澤道元, 坪井康次 외 : 자율신경 실조증에 대한 시호계지건강탕, 가미소요산의 효과. 의학과 약학, 11(2), 599-~610 (1984)

15) 筒井末春, 難波經彦, 對馬宗德 : 자율신경 실조증에 대한 계지가용골모려탕, 영계출감탕의 효과. 의학과 약학, 7(3), 773~783 (1982)

16) 雪村八一郎 : 갑상선기능항진증의 한방약 병용치료. 화한의약학회지, 2(1), 212~213 (1985)

17) 田口喜一郎 : 한방치료가 저효(著效)를 나타낸 난치성 양측(兩側)메니에르병(Meniere)의 일례(一例). 현대동양의학, 7(1, 임증), 198~199 (1986)

18) 槇本 深, 小國親久 : 냉증 등을 주소(主訴)로 하는 증례(症例)에 대한 TJ23, TJ24의 치료효과. 진찰과 신약, 18(2), 473~481 (1981)

19) 惠川彰雄, 豊田正治, 長尾秀子 외 : 갱년기장애 및 수술후 부정수소(不定愁訴)에 대한 한방제제의 사용경험. 약물요법, 12(9), 1151~1155 (1979)

20) 木下恒雄 : 만성심방세동(晩成心房細動)이 있고 실신발작(失神發作)을 반복하는 예. 현대동양의학, 7(1, 임증), 21~23 (1986)

21) 沖山明彦 : 자감초탕이 심실성기(心室性期)외 수축 (빈발성)에 유효하다고 생각한 1례. 현대동양의학, 8(1, 임증), 34~35 (1987)

22) 藤田勝成 : 노령자에 있어서의 팔미지황환의 효과에 대해서— 화한약평가의 금후(今後)의 과제—. 신약과 임상, 31(1), 97~104 (1982)

23) 村松 睦 : 노년기 불면 억울(抑鬱)상태에 대한 억간산가진피반하의 유효 예에 대해서. 현대동양의학, 8(1, 임증), 162~164 (1987)

24) 廣田曄子 : 난치성 부정맥에 대한 한방치료. 현대동양의학, 10(1, 증), 40~41 (1989)

제 12 장

기침과 객담을 개선하는 생약

기침(咳)과 객담(喀痰)

기도(氣道) 내의 이물(異物)과 분비물을 선모(線毛)운동을 통해 위쪽으로 운반하고, 기침으로 객담을 객출(喀出)하는 것은 정상적인 기도(氣道) 클리어런스(clearance)기능이기 때문에 무제한 억제하는 것은 적절하지 않다. 호흡기 외래(外來)에서 기침과 가래를 호소하는 환자 치료시 먼저, 흉부 엑스레이 촬영을 하고, 폐기능, 세균검사와 심(心)에코(echo), ECG, IgE치 등 각종검사를 하여 기침과 가래의 발증원인(發症原因)을 확인하고, 그것에 대한 근치적(根治的)인 치료가 우선되어야 한다.

그렇지만, 기침이 생리적 범위를 넘어 심하게 또는 장기에 걸쳐 계속될 경우에는, 음식섭취와 수면을 방해하고, 전신상태를 악화시키는 일도 있으므로, 대증요법(對症療法)도 필요하게 된다[1,2]. 그 경우에는 가래의 성상(性狀)을 건성기침과 습성기침으로 분류하고, 전자(前者)에는 진해제(鎭咳劑)를 주로 하고, 후자(後者)에는 거담제(去痰劑)도 사용된다(그림 12-1).

건성기침(乾性咳)은 인플루엔자(influenza), 감기증후군, 백일해(百日咳)와 같은 상기도(上氣道)와 전신감염증(全身感染症)에 의한 것이 일반적이다[주1].

습성기침(濕性咳)에는 기관지염, 부비강염(副鼻腔炎), 폐렴과 같은 상·하기도감염과 염증이 일반적이고 폐수종(肺水腫), 폐암, 기관지 확장증과 같이 혈담(血痰)을 동반하는 것도 있다. 그리고, 기관지 천식은 건성기침과 습성기침을 동반하는 것이 있다.

주1) 건성기침의 특수한 예로서는 갑상선과 대동맥(大動脈)류, 폐기종(肺氣腫) 등에 의한 기도(氣道)의 압박, 기흉(氣胸)과 기도(氣道)내 이물 및 자극성 가스와 진애(塵埃)흡입에 의한 것도 있지만, 이들은 한방제제의 대상은 아니다.

현대의료에 있어서 한방제제의 적응이 되는 기침과 객담(喀痰)에는 전신증상(全身症狀)이 경미한 상기도감염증(上氣道感染症)이 있다. 특히, 악화된 시기와 노인성 감기증후군에 유용하다. 또, 기관지 천식의 관해기(寬解期)의 전신상태를 개선하는 관리의료에도 한방제제가 활용되고 있다. 그리고, 정신신경증상(精神神經症狀)을 동반하는 히스테리성(性)과 인후두 이상감증(咽喉頭異常感症)의 마른기침에는 전신요법제(全身療法劑)인 한방제제가 특히 유용하다고 생각된다.

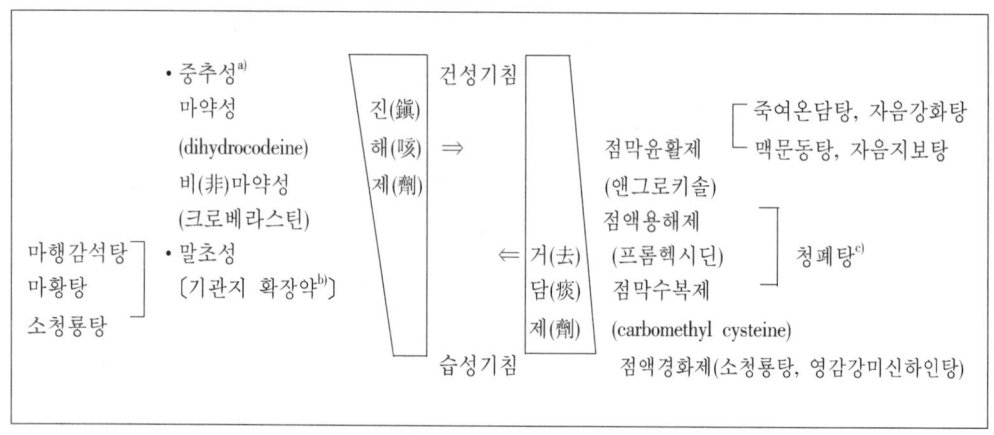

◎ Sputum의 역어(譯語)로서 사용되고 있는 객담(喀痰)은, 전통의학의 「가래(痰)」를 유용(流用)한 것이다. 가래(痰)는 음(飮), 수종(水腫)과 함께 「물(水)의 병리산물(病理産物)」이다. 담음(痰飮)은 현재 객담 이외에 아토니 상태의 위(胃)에 고이는(貯留) 액체와 구토되는 액상물(液狀物)등도 포함하고, 현기증, 두통, 메스꺼움, 트림, 복부팽만감, 위내진수음(胃內振水音) 등의 전신증후에서 상정(想定)된다. 중의학에서는 담음(痰飮)을 제거하는 약능을 「거담(去痰)」이라 아니하고, 「화담(化痰)」으로 칭한다.

a) 최근에는 연수(延髓)의 해수중추(咳嗽中樞)를 억제함과 동시에 호흡중추(呼吸中樞)를 흥분시키고, 그 위에 기도분비(氣道分泌)를 촉진하는 다방면(多方面)의 작용이 있는 진해제(鎭咳劑) (염산 호미노반)도 개발되어 있다.

b) 기관지 확장약(β 작동약, 크산틴:Xanthin 유도체, 항코린약)을 넓은 의미도 말초성(末梢性) 진해약(鎭咳藥)으로 한다. 마행감석탕(麻杏甘石湯), 마황탕(麻黃湯), 소청룡탕(小靑龍湯)은 마황(ephedrine)의 β 작동약적(作動藥的)인 작용(作用)을 기대할 수 있는 약제이다.

c) 청폐탕(淸肺湯)은 기도액(氣道液) 증가작용, 가래의 점도저하작용(粘度低下作用)이 분명히 밝혀져 있으므로, 점액용해제(粘液溶解劑)와 점막수복제(粘膜修復劑) (및 점막윤활제)에 해당한다고 생각된다.

그림 12-1 건성기침과 습성기침에 대한 진해거담제

기도감염증의 기침과 객담에 사용되는 생약과 처방

일본한방의 방제변증에서는, …
- 급성기침, 만성기침 이라는 경과(經過)와 ‥
- 건성기침, 습성기침 이라는 병성(病性)‥
- 전신증후와 체력의 여력 정도…에 따라서 한방방제가 사용되어 왔다.

급성기(急性期)의 기도감염증에는 마황제(麻黃劑)가 사용되고 아급성기(亞急性期)는 시호제, 악화된 만성기에는 인삼, 맥문동, 지황제(자윤제:滋潤劑)를 사용하는 것이 경과변증(經過辨證)의 원칙이다(그림 12-2)[3]. 아급성기(亞急性期)에서 만성기에 걸쳐 연용(連用)할 경우에는, 체력변증(体力辨證)을 가미(加味)하게 된다.

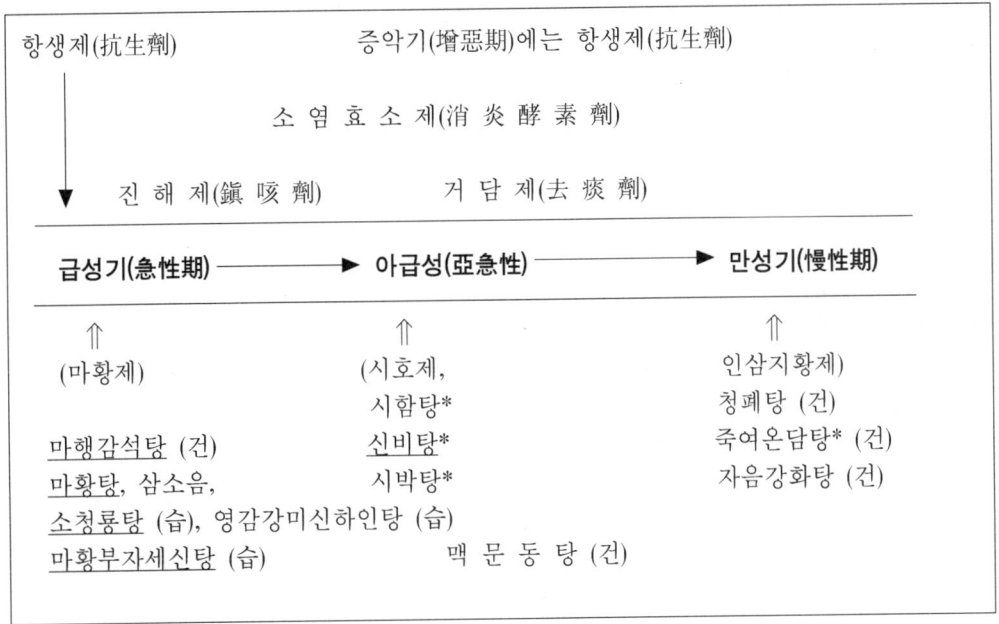

• __는 마황배제(麻黃配劑)처방, *는 시호배제(柴胡配劑)처방이다.
• ( )안에 건성기침, 습성기침을 나타냈다. 한편, 건성, 습성 양쪽모두 응용하기 위해 마황감석탕 (과 오호탕)에 이진탕(과 육군자탕)을 합방하거나, 삼소음을 주체(主体)로 해서 건성경향에는 맥문동탕을 가미하고 습성경향에는 소청룡탕을 가미하는 것도 행해지고 있다.

그림 12-2 상하기도감염(上下氣道感染)에 의한 기침과 객담의 경과변증과 약제

급성기(急性期) 감기증후군의 기침과 가래에 사용하는 마황제에는 건성(열증)에서 습성

(한증) 순으로 마행감석탕(오호탕)[4)], 마황탕[5)], 갈근탕[5)], 소청룡탕, 마황부자세신탕[6)] 등이 사용되고 있다.

기침의 병성(病性) 한열판단(寒熱判斷)은, …

- 건성(乾性)기침이 열증이고, 여기에는 한성(寒性)의 상백피(桑白皮), 석고(石膏), 죽여(竹茹)를 사용하고, …

- 습성(濕性)기침을 한증으로서, 온성(溫性)의 행인(杏仁), 마황(麻黃), 오미자(五味子), 세신(細辛)…으로 조정한다고 약속되어 있다.

예를 들면, 마행감석탕과 마황탕은 마황, 행인, 감초를 공통으로 하고, 석고를 포함하는 마행감석탕이 조담(燥痰)(건성점성담:乾性粘性痰)에 사용되고, 계피를 포함하는 마황탕은 이것보다도 습성가래에 사용된다(그림 5-2). 이들 마황제의 진해효과(鎭海效果)의 일부는 마황에 포함되는 ephedrine과 methylephedrine의 β 작용에 의한 기관지 확장(氣管支 擴張)효과로 설명할 수 있다.

행인(杏仁)은 행인수(杏仁水)로서 서양의학적으로 사용되고 있는 진해거담약(鎭咳去痰藥)이고 마황감석탕, 마황탕, 청폐탕, 신비탕, 영감강미신하인탕 등에 배제(配劑)되어 있다(표 12-1).

표 12-1 행인(杏仁) (Xingren, Armeniacae Semen)의 규격, 약능, 약리

약전(1985년) : *Prunus armeniaca* L. var. *ansu* MAXIM. *P. sibirica* L. *P. mandshurica* : (MAXIM.) KOEHNE, *P. armeniaca* L의 건조성숙종자(乾燥成熟種子)

JP. XI : *P. armeniaca* L. *P. armeniaca* L. var. *ansu* MAXIM.또는 기타 근연(近緣)식물 (Rosaceae) 의 종자(種子)이다.
현재 일본에서 사용되고 있는 행인(杏仁)은 북한 및 중국 (사천성, 하북성)으로부터의 수입품이다.

신농본초경 : 미감온(味甘溫) 주해역상기뢰명(主欬逆上氣雷鳴) 후비(喉痺) 하기(下氣) 산유금창(產乳金瘡) 한심분돈(寒心奔豚)
중의학 : 고미온(苦微溫) 유소독(有小毒) ; 강기지해평천(降氣止咳平喘) 윤장통변(潤腸通便) (『약전(藥典)』)
일본한방 : 주치흉간정수야(主治胸間停水也) 고치천해(故治喘咳) 이방이단기(而旁而短氣) 결흉(結胸) 심통(心痛) 형체부종(形體浮腫) (『약징(藥徵)』)

약 능(藥能)	약 리(藥理)
강기지해평해(降氣止咳平咳) ············· 진해(鎭咳)작용 (마행감석탕, amygdalin)	
마행감석탕, 오호탕	
청폐탕	
마황탕, 신비탕	
영감강미신하인탕	

윤장통변(潤腸通便) ⎯⎯⎯⎯⎯⎯⎯⎯⎯⎯⎯⎯ 윤장탕, 마자인환(麻子仁丸)	소화관 수송능 항진(消化管 輸送能 亢進)
형체부종(形體浮腫) (『약징(藥徵)』) ⎯⎯⎯⎯⎯ 마행의감탕	진통작용(鎭痛作用), 항염증작용(抗炎症作用) (amygdalin, 단백분화:蛋白分畵)

행인(杏仁)은 「천(喘) (약간 숨막히는 상태)」에 사용하고, 마황은 「기침 (소리를 내어 기침을 하지만 가래가 없는 상태)」에 사용한다고 되어 있다. 즉, 『상한론(傷寒論)』의 소청룡탕의 조문(條文)후반에 「…약천거마황가행인(若喘去麻黃加杏仁)…」이라고 기록되어 있고, 기침에 사용하는 소청룡탕의 주약(主藥)의 하나라고 할 수 있는 마황을 빼고, 천(喘)에 행인(杏仁)을 첨가하는 것이 기록되어 있다.

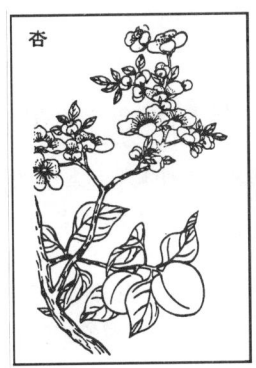

『식물명실도고』 (오기준, 청대 1848년)에 그려진 행인(杏仁)그림

행인(杏仁)과 마황이 배제된 마행감석탕의 진해작용(鎭咳作用)에는 마황(麻黃)의 ephedrine과 행인(行人)의 amygdalin이 관여하고 있는데[7], 처방전체의 복합적인 효과가 행인(杏仁)과 마황 단독의 진해효과보다 강력한 것이 약리학적으로 해석되고 있다[7,8].

아급성기(亞急性期)에서 만성기(慢性期)의 기침과 가래에는,

• 마황과 시호를 포함하는 신비탕과 시호제의 시박탕(柴朴湯), 시함탕(柴陷湯), 소시호탕가길경석고(小柴胡湯加桔梗石膏),

• 인후통과 점조담(粘稠痰)을 동반하는 건성기침에는 청폐탕[9~11]과 죽여온담탕[12]

• 체력저하 경향인 사람의 건성기침에는 자음강화탕[13], 자음지보탕, 맥문동탕[주2),14,15]

• 습성기침이 현저히 나타날 경우에는 소청룡탕을 연용(連用)하거나 영감강미신하인탕을 체력(体力)의 여력(餘力)정도 (체력의 허실)에 따라 사용한다(그림 12-3).

주2) 본방(本方)은 임신중의 감기에 범용(汎用)되고 있다.

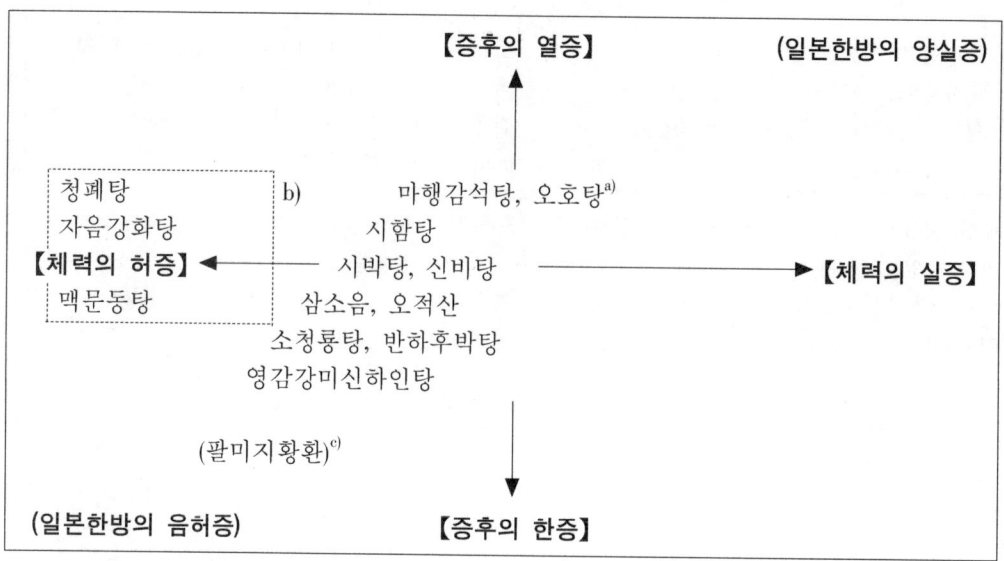

◎ 이 그림에서는 초기 기침에 사용되는 마황탕은 생략했다. 또, 마황탕을 비롯한 마행감석탕, 오호탕, 오적산, 소청룡탕은 β 작동약 (기관지 확장약)인 마황을 포함하는 방제이다.

a) 마행감석탕과 오호탕을 이진탕과 육군자탕과 합방하여 장기간 연용한다.

b) 이들은 인후(咽喉)의 건조감, 마른 기침 등 음허에 의한 허열증(虛熱證)을 나타내는 상태에 사용된다. 청폐탕과 죽여온담탕, 자음강화탕은 열담(熱痰), 조담(燥痰)에 자음지보탕, 맥문동탕은 조담에 사용한다.

c) 본방(本方)은 기침과 가래에 대한 적응증은 기재되어 있지 않지만, 노인성 기침과 기관지 천식의 관해기(寬解期)의 관리에 사용되는 일이 있다.

그림 12-3 아급성기에서 만성기의 기침과 객담에 사용하는 처방의 증후와 체력

기관지 천식에 사용되는 생약과 처방

기관지 천식의 치료도 경과에 따라 작용기서(作用機序)가 다른 약제를 구분하여 사용한다. 서양의학에서는 즉시형(卽時型) 천식(IAR)의 …

- 발작기(發作期)에는 기관지 확장제 〔β$_2$작동제, 크산틴(Xanthin) 유도체(誘導体)제제, 항코린제〕가 대증요법(對症療法)으로서 범용(汎用)되고, ‥
- 발작기에서 관해기(寬解期)에는, 항알레르기제가 기초약으로서 사용되고, ‥
- 관해기에는 변조요법(変調療法)과 심신강화요법…이 행해지며 중증발작(重症發作)과 발작중적상태(發作重積狀態)에서는 스테로이드제가 사용된다. 본제(本劑)는 지발형 천식(遲發型 喘息) (LAR)에 있어서 지속성인 점막부종(粘膜浮腫)에 특히 유효하다.

이와 같이 경과에 따른 약제의 선택지침은 한방제제에도 응용할 수 있는 사고방식이고,

- 발작기에는 β 작동제와 항알레르기제에 해당하는 소청룡탕[16,17]과 마행감석탕[18,19] 등의 마황제(麻黃劑)

- 관해기는 항알레르기제에 해당하는 시박탕 등의 시호제를 중심으로, BRM작용에 바탕을 두고 전신상태를 개선하는 인삼, 감초, 황기제(보기제)

를 사용하는 것이 원칙이다 (그림 12-4)[3].

발작기에 사용되는 소청룡탕에는, … • β 작용에 의해 cAMP를 증가시키는 작용에 덧붙여서, … • PCA반응 억제작용과… • 비만세포로부터의 탈과립 억제작용(脫顆粒 抑制作用)… • egg-albumine IgE에 의한 모르모트(marmotte) 전신(全身) 아나필락시(anaphylaxis)쇼크 억제작용… 등 I형[20~22] 및 IV형[23] 알레르기 염증을 조정하는 작용이 있는 것이 기초적으로 밝혀지고 있다.

이들 작용은 소청룡탕에 배제(配劑)되는 마황의 ephedrine의 작용과 공통된다.

이와 같이 소청룡탕과 마황제의 약효약리적인 검토는 진행되고 있지만, 한방제제는 경구제(經口劑)뿐이기 때문에, 중적발작(重積發作)시에는 복용이 불가능하다. 현대 의료에서는 서양의학의 중증도 판단(重症度 判斷)에 따라서, 발작시에는 비경구적(非經口的)으로 투여할 수 있는 서양약제의 적응을 우선하는 것이 현실적이고, 한방제제를 투여할 수 있는 증례(症例)를 선별할 필요가 있다.

발작관리(發作管理) (서양약제가 확실)	체조관리(体調管理) (한방제제도 유용)	
β 작동제(作動劑)	감감작요법(減感作療法)	
크산틴(Xanthin) 유도체제제(誘導体製劑)	비특이적 변조요법(非特異的 変調療法)	
항콜린제	항알레르기제	
항알레르기제(스테로이드제)	(스테로이드제)	
⬇	⬇	
발작기(發作期)	**관해기(寬解期)**	**(발작기(發作期))**
기초치료 : 알레르겐 (Allergen)의 회피 ; 심신(心身)단련 (운동, 식사, 심리요법)		
⇑	⇑	
마황제 : 소청룡탕[a]	시호황금감초인삼제 : 시박탕[b]	
중독예(重篤例)로는 비경구적 (非經口的)으로 투여할 수 있는 서양약제가 제 1선택제가 되는 일도 많다.	심신강화요법의 일환으로서 시호계지탕, 보중익기탕, 육군자탕, 소건중탕, 팔미 지황환 등이 사용된다[c].	

a)항알레르기제를 겸한 β 작동제에 해당한다.

b)비특이적 변조요법제(變調療法劑)를 겸한 항알레르기제에 해당한다. 또 스테로이드제의 유효성을 증
　가시키고, 부작용을 경감하는 작용도 있으므로 스테로이드제 의존성 기관지천식의 관리의료에 유용
　하다.

c)이들 처방은 기관지천식에 대한 적응증은 기록되어 있지 않지만 위장허약, 이감염성(易感染性), 권
　태감 등의 전신상태에서「기허(氣虛), 신허(腎虛)」라는 병리를 상정하고 이것의 조정(調整)을 목표로
　한 기초약으로서 투여된다. 환자의 개성에 따른 종합의료라는 점에서 중국전통의료의 사상과 소재
　를 활용할 수 있는 영역이다.

그림 12-4 기관지 천식의 경과에 따른 치료지침

　관해기(寬解期)의 관리의료에는 BRM유사 작용을 기대할 수 있는 시박탕(柴朴湯)[18,19,24,25)]
이 범용되고 있다.

　시박탕에는, … •천식소아환자(喘息患兒)의 이감염성(易感染性)의 개선효과[26)]·· •PCA
반응억제작용·· •Ⅳ형 알레르기염증 억제작용·· •스테로이드제의 항염증, 항알레르기
작용을 증강(增强)하는 효과[27)]와 감량효과(減量效果)[28)]·· •β 리셉터(receptor)와 스테로이
드 리셉터의 회복효과[29)]···가 있는 것이 기초와 임상에 걸쳐서 밝혀져 있고, 이 작용의 일
부는 시호, 감초, 인삼, 황금 등의 배제(配劑)생약에서도 검토되고 있다 (그림 12-5).

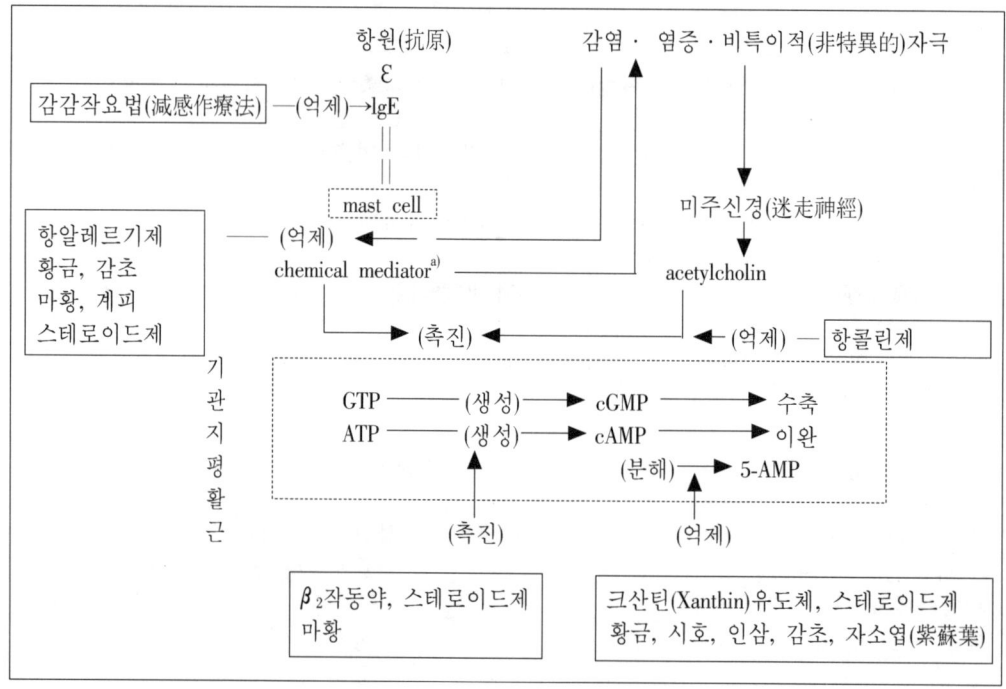

◎ I형 알레르기 염증 발현모델인 PCA 반응을 억제하는 생약으로서 시호, 황금, 감초, 대조, 오미자가 있고, 이들은 소청룡탕과 시박탕에 배제되어 있다.

a) 천식의 원인이 되는 chemical mediator의 SRS-A (LTC₄, D₄, E₄ 등)의 생성에 관여하는 lipoxygenase에 대해 황금, 산치자, 목단피, 인진호에는 억제작용이 있다. 또, 천식에는 chemical mediator에 의한 즉시형(即時型) 기관지반응에 덧붙여, chemical mediator (LTB4, PAF)가 염증성 세포(호산구, 호중구, 혈소판)를 유주활성화(遊走活性化)해서 기도염증(지속성의 점막부종)에 바탕을 둔 지발형(遲發型) 기관지반응과도 관여하고 있으므로, 기관지 천식의 병태는 더욱 복잡해진다. 이 지연형 천식(遲延型喘息)에는 스테로이드제가 유용하다.

그림 12-5 기관지 평활근(氣管支 平滑筋)의 수축이완을 조정하는 약제

한편, 시박탕에 포함되는 황금의 flavone성분에는, … •cAMP의 분해효소 (phosphodiesterase)의 억제작용… •SRS-A의 합성효소 (lipoxygenase)의 억제작용… 등 항알레르기제 (DSCG와 azelastine)와 같은 작용이 있는 것이 밝혀졌고, 이 활성성분을 바탕으로 하여 새로운 항알레르기제가 개발되고 있다(그림 12-6).

이와 같이 황금배제 처방 (황련해독탕, 시호청간탕 등의 금련제와 소시호탕, 시박탕 등의 황금시호제)이 알레르기 질환에 사용되어온 경험의 일부는 약리학적으로 계속 뒷받침되고 있다(표 12-2, 그림 12-7)[주3].

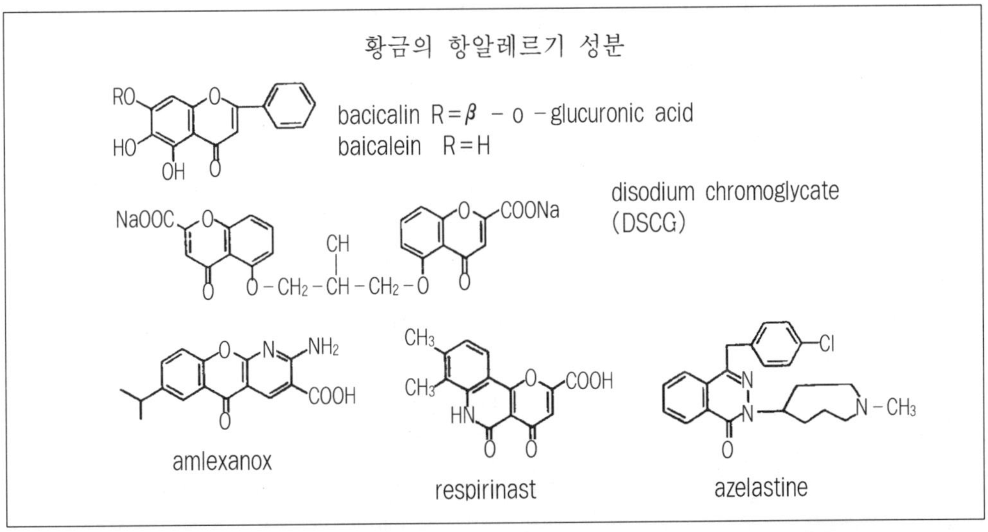

그림 12-6 황금(黃芩)의 항알레르기 성분과 관련구조를 갖는 항레르기제

주3) 황금은 이와 같은 알레르기 질환에 사용하는 처방과 함께 삼황사심탕, 황련해독탕, 대시호탕, 방풍통성산 등 고지질혈증에 사용하는 처방에도 배제되어 있다.

표 12-2 황금(黃芩) (Huangqin, Scutellariae Radix)의 규격, 약능, 약리

약전(1985년) : *Scutellaria baicalensis* GEORGI의 건조근(乾燥根)

JP. XI : *Scutellaria baicalensis* GEORGI (Labiatae)의 주피(周皮)를 제거한 뿌리
현재 일본에서 사용되고 있는 황금은 대부분 중국(하북성, 내몽고)으로부터
의 수입품이다.

신논본초경 : 미고평(味苦平) 주제열황달(主諸熱黃疸) 장벽설리(腸澼泄痢) 축수하혈폐(逐水
下血閉)악창저식(惡瘡疽蝕) 화양(火瘍)

중의학 : 고한(苦寒) 청열조습(淸熱燥濕) 사화해독(瀉火解毒) 지혈(止血) 안태(安胎) (『약전
(藥典)』)

일본한방 : 주치심하비야(主治心下痞也) 방치흉협만(旁治胸脇滿) 구토(嘔吐) 설사야(下痢也)
(『약징(藥徵)』)

약 능(藥 能)	약 리(藥 理)
청열(淸熱), 사화해독(瀉火解毒) ············	항염증작용
방풍통성산, 대시호탕	(카라게닌 부종법(浮腫法), adjuvant관절염법)
삼황사심탕, 황련해독탕	항알레르기작용 (탈과립억제:脫顆粒抑制작용)
온청음, 형개연교탕, 시호청간탕	(항리포키시게나제 작용)
청폐탕, 신이청폐탕	담즙분비(膽汁分泌)촉진작용
소시호탕, 시박탕, 시령탕, 을자탕	간장애(肝障害)예방작용(D-gal 장해)
	항균(抗菌)작용
조습청열(燥濕淸熱) ···························	항염증작용
삼황사심탕, 황련해독탕	항알레르기작용
형개연교탕, 시호청간탕, 청상방풍탕	이뇨(利尿)작용
용담사간탕, 오림산, 청상방풍탕	
시령탕, 이출탕	
심하비(心下痞) (『약징(藥徵)』) ············	진경(鎭痙)작용
삼황사심탕, 황련해독탕	(적출결장:摘出結腸을 사용한 항:Ba^{2+}작용)
반하사심탕	소화관 점막의 내인성(內因性)PG증가작용
소시호탕, 시령탕, 시호계지탕	
············	혈압강하작용
방풍통성산, 대시호탕	고지질혈증 개선작용
삼황사심탕, 황련해독탕	지질과산화(脂質過酸化)반응억제작용
시호가(加)용골모려탕	
············	완화작용
방풍통성산, 대시호탕, 삼황사심탕	장관운동(腸管運動)항진작용
을자탕, 윤장탕, 여신산	

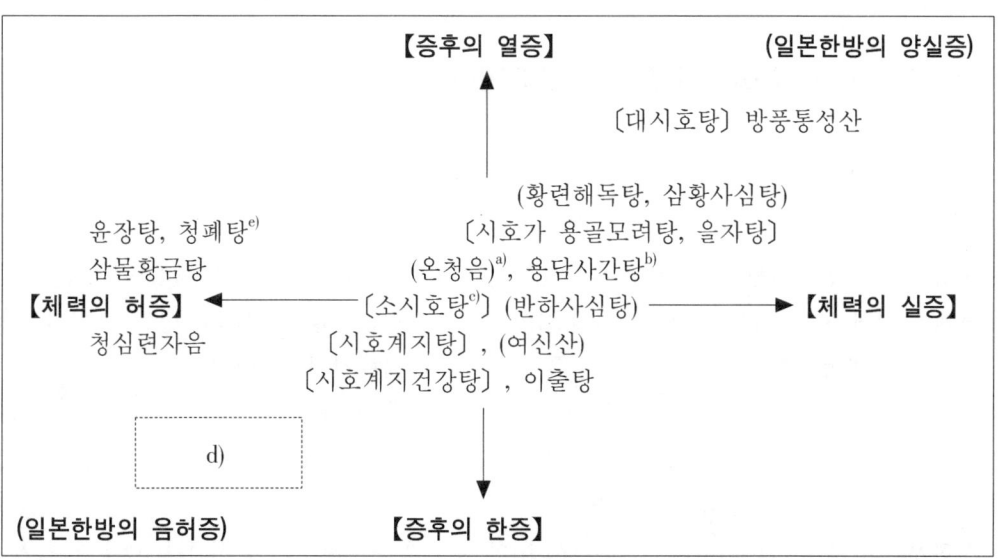

【증후의 열증】　　　　　　　　　　**(일본한방의 양실증)**

〔대시호탕〕 방풍통성산

(황련해독탕, 삼황사심탕)
〔시호가 용골모려탕, 을자탕〕
(온청음)[a], 용담사간탕[b]

윤장탕, 청폐탕[e]
삼물황금탕

【체력의 허증】 ◀───── 〔소시호탕[c]〕 (반하사심탕) ─────▶ **【체력의 실증】**

청심련자음　　　　〔시호계지탕〕 , (여신산)
〔시호계지건강탕〕 , 이출탕

d)

(일본한방의 음허증)　　　　**【증후의 한증】**

〔 〕는 황금시호제, ( )는 황금황련제를 나타내고 있다.

a) (청상방풍탕도) 유사처방이다. 형개연교탕과 시호청간탕은 황금황련시호제이다.

b) 오림산도 유사처방이다.

c) 〔시박탕, 시령탕, 소시호탕가 길경석고〕도 유사처방이다. 시함탕은 황금황련시호제이다.

d) 이 영역(일본한방의 음허증)에 청열약(淸熱藥)인 황금을 주약으로 하는 처방을 사용하는 것은 드물 다.

e) 신이청폐탕(辛夷淸肺湯)도 유사처방이다.

그림 12-7 황금 배제처방의 증후와 체력

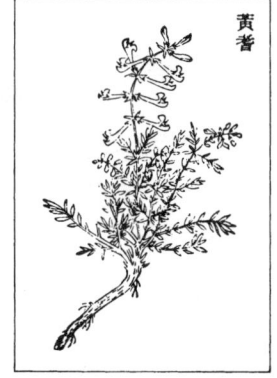

『식물명실도고』(오기준, 청대 1848년) 에 그려진 황금(黃芩)그림
· 자소(紫蘇)과 식물의 특징이 그려져 있다.

기침과 객담에 있어서의 전통의료의 병리

중의학에서는,

- 상하(上下)기도 감염증(상한계질환)에서는 경과변증을 행하고,
- 감염증이 만성화된 상태와 기관지천식 및 심인성 인후두 이상감증(心因性 咽喉頭異常感症)에 의한 마른기침(잡병계질환)에서는 병리(病理)를 상정하고 생약과 방제를 선별하는 병리변증(病理辨證)에 바탕을 두고 치료하는 것이 원칙이다.

상한계질환(傷寒系疾患)의 기침과 객담(喀痰)에 대한 경과변증(經過辨證)과 병성변증(病性辨證)〔이 경우는 객담의 습성(濕性)을 한증(寒證)으로 하고 점성(粘性)을 열증(熱證)으로 한다〕은 이미 정리했다(그림 12-2).

상한계질환(傷寒系疾患)이어도 숙주(宿主)의 생리기능저하상태(「허」)인 경우에는 생체(生体)에 외사(外邪)가 침입하는 것이 기본이고, 또 천연화(遷延化)하는 것은 질환준비(疾患準備)상태와 관련이 크다고 생각된다. 이와 같은 환자의 전신상태는 허증병리(虛證病理) (기허, 혈허, 음허)에 해당하고, 병리의 허증(虛證)은 병리의 실증(實證) (수체:水滯와 담음:痰飮)의 유인(誘因)이 되므로,

- 음허(陰虛), 허열(虛熱), 담음(痰飮) (조담:燥痰, 열담:熱痰)에는 청폐탕과 자음강화탕,··
- 음허(陰虛), 기체(氣滯), 담음(痰飮) (조담:燥痰)에는 자음지보탕··
- 음허(陰虛), 기허(氣虛), 담음(痰飮) (조담:燥痰)에는 맥문동탕[주4),30] ··
- 기허(氣虛), 기체(氣滯), 담음(痰飮) (한담:寒痰, 습담:濕痰)에는 보기화담제:補氣化痰劑인 삼소음···등 병리 허실(虛實)의 복잡한 상태를 조정하는 약능이 있는 방제(方劑)로 종합적으로 조정된다 (표 12-3).

이와 같은 방제는 현대의 진해거담제(鎭咳去痰劑)와 같이 기도(氣道)에 직접 작용하는 것은 아니고, 전신상태를 개선하는 것에 의해 결과적으로 기침과 객담을 개선한다고 생각한다.

잡병계질환(雜病系疾患)에서는 상한계질환의 만성기(慢性期)와 같이 전신증후에서 병리를 상정(想定)하는 것이 주체(主体)가 된다. 이것은 기관지천식의 관해기(寬解期)에 전신상태의 개선을 목표로 하여,

- 기허(氣虛)에 대한 보기제(補氣劑) (보중익기탕, 소건중탕, 육군자탕)··
- 신허(腎虛)에 대한 보신제(補腎劑) (팔미지황환[19], 육미환)···를 응용할 때 근거가 된다 (그림 12-4).

주4) 셰이그렌증후군의 구강내 건조증상(口腔內 乾燥症狀)에 대해서 맥문동탕이 유용하다는 보고가 있는데, 이 것은 「음허(陰虛)」의 병리와 「보음보기제(補陰補氣劑)」의 현대적인 응용이다.

표 12-3 아급성에서 만성(慢性)인 기침과 객담에 사용하는 처방의 목표증후와 병리

처 방	기침 (咳)	가래 (痰)	목 표 증 후	병리←약능	생 약
청폐탕			인통(咽痛), 황색점조담(黃色粘稠痰), 구내염(口內炎)	청열	황금, 산치자, 상백피
	건(乾)	열조 (熱燥)	온몸의 화끈거림, 초조, 얼굴의 상기감, 구갈(口渴), 사성(嗄聲)	음허←보음	맥문동(麥門冬), 천문동(天門冬)
			다량의 점조(粘稠)로 끊이지 않는 가래	담음←화담	진피, 생강, 길경(桔梗), 패모(貝母)
자음강화탕			현기증, 피부고조(皮膚枯燥)	혈허←보혈	지황, 당귀
	건(乾)	조(燥)	건성기침, 소량점조담(少量粘稠痰), 피부고조(皮膚枯燥)	음허←보음	맥문동(麥門冬), 천문동(天門冬)
			온몸의 화끈거림, 식은땀, 구건(口乾), 미열(微熱)	청허열	황백(黃柏), 지모(知母)
맥문동탕			식욕부진, 권태감, 숨이 참(심한 기침이 계속날 때의 상기(上氣))	기허←보기	인삼, 감초, 대조(大棗), 갱미(粳米)
	건(乾)	조(燥)	건성기침, 목의 건조감, 소량점조담(少量粘稠痰), 사성(嗄聲)	음허←보음	맥문동(麥門冬)
시박탕[a]			식욕부진, 권태감	기허←보기	인삼, 감초, 대조(大棗)
	습(濕) ~ 건(乾)	습(濕) ~ 조(燥)	기울감(氣鬱感), 불안감, 인후두이상감	기체←이기	시호, 후박(厚朴)
			오심(惡心), 상복부팽만감, 동계(動悸), 현기증	담음←화담	반하, 복령, 자소엽(紫蘇葉)
삼소음			두통, 오한, 기침(약간 건성가래), 비폐감(鼻閉感)	표한←해표	갈근(葛根), 전호(前胡), 자소엽(紫蘇葉)
	건(乾) ~ 습(濕)	조(燥) ~ 습(濕)	식욕부진, 권태감, 메스꺼움	기허←보기	인삼, 감초, 대조(大棗)
			상복부의 답답함, 복부팽만감, 두통	기체←이기	목향, 지실, 진피(陳皮)
			메스꺼움, 상복부의 답답함, 기침(약간 건성가래)	담음←화담	반하, 길경(桔梗), 진피(陳皮), 생강
소청룡탕[b]			오한, 두통, 발열, 수양성(水樣性)콧물, 비폐감(鼻閉感)	표한←해표	마황, 계피
	습(濕)	습한 (濕寒)	수양성포말담(水樣性泡沫痰), 천명(喘鳴)	담음←화담	세신(細辛), 반하
			오한, 수양성콧물, 재채기	온리 (溫裏)	세신(細辛), 건강(乾姜), 계피
영감강미신하인탕			수양포말담(水樣泡沫痰)과 콧물, 심하부(心下部)의 진수음(振水音), 동계(動悸)	담음←화담	반하, 복령, 행인(杏仁)
	습(濕)	습한 (濕寒)	냉증경향, (수양성포말담:水樣性泡沫痰과 콧물)	이한←온리	세신(細辛), 건강(乾姜)

- 열담(熱痰) (농점담, 황색점조담)에는 청열화담약 (상백피, 전호, 죽여, 괄루인:栝樓仁, 패모:貝母), 조담 (燥痰) (목의 건조감을 동반하는 소량점조담)에는 윤조화담약(괄루인:栝樓仁, 패모:貝母, 맥문동, 천문동, 백합)이 사용된다. 열조담(熱燥痰)에 사용하는 방제로서 청폐탕, 죽여온담탕, 자음강화탕, 맥문동탕이 있다.

- 한담(寒痰)과 습담(濕痰) (수양성포말담:水樣性泡沫痰, 장액성담:漿液性痰)에는 온화한담약 (반하, 생강, 자소엽:紫蘇葉, 세신:細辛)과 조습화담약(燥濕化痰藥) (반하, 행인, 진피, 생강)이 사용된다. 한담과 습담 을 제거하는 방제로서 소청룡탕, 이진탕, 반하후박탕, 영감강미신하인탕이 있다.

a) 시박탕의 목표증후는 기관지천식에 덧붙여서 비알레르기 질환인 인후두 이상감증과 동계 숨참을 동반 하는 불안신경증과 공통하므로, 본방(本方)은 이들 질환에도 사용된다 (이병동치:異病同治).

b) 소청룡탕의 목표증후는 기관지천식에 덧붙여서 코알레르기(화분증:花粉症)와 감기증후군에 따른 급성 비염과 공통하므로 본방은 이들 질환에도 사용된다.

이와 같은 전신(全身)의 기능이상(機能異常)으로 기침이 나온다는 전통의료의 사고방식 [주5]은 기관지천식의 전신증후를 목표로 한 종합의료에 응용할 수 있을 것이다.

─────── 참고문헌

1) 長岡 滋 : 기침과 거담. 약리와 치료, 11(7), 2469~2474 (1983)

2) 長野 準, 小山田正孝 : 기침·가래·객혈(喀血). 의학과 약학, 17(3), 561~567 (1987)

3) 谿 忠人 : 『현대의료와 한방약』 의약저널사, 오오사카(大阪), pp. 121~145 (1988)

4) 阿部博子, 河井 洋, 谷 勳 외 : 마행감석탕 엑기스의 임상적검토. 신약과 임상, 28(12), 2046~2060 (1979)

5) 柏木征三郎, 林 純, 新宮世三 외 : 급성상기도염(急性上氣道炎) 및 인플루엔자에 대한 한방 치료. 임상과 연구, 63(6), 2007~2010 (1986)

6) 黃 弘毅, 津谷喜一郎 : 마황부자세신탕 엑기스산의 감기증후군의 제증상에 대한 효과에 대 해서. 약리와 치료, 13(1), 381~388 (1985)

7) M. Miyagoshi, S. Amagaya, Y. Ogihara : Antitussive effect of L-ephedrine, amygdalin and Makyokansekito (Chinese traditional medicine) using a cough model induced by sulphur dioxide gas in mice.Planta Medica, 275~278 (1986)

8) 細谷英吉, 油田正樹, 黑川成美 외 : 한방방제의 구성에 관한 약리학적 연구 (제1보) 진해작 용을 지표로 한 마행감석탕의 구성검토. Proc. Symp. WAKAN-YAKU, 16 296~300 (1983)

9) 長岡 滋, 中村淸一, 山中榮一 외 : 청폐탕의 거담작용에 대한 검토. 기초와 임상, 17(11), 3608~3621 (1983)

─────────────

주5) 기침이 폐의 병변뿐만 아니라 전신의 장부기능(臟腑機能)의 이상에 바탕을 두는 것은 『소문(素問)』(해론: 欬論)에 「……오장육부개령인해(五臟六腑皆令人欬) 비독폐야(非獨肺也)……」로 예시되어 있다.

10) 松本慶藏, 宮崎昭行, 原田知行 외 : 객담을 갖는 호흡기질환에 대한 청폐탕의 효과. Pharma Medica, 3 (신춘증간), 91~96 (1985)

11) 宮田 健 : 청폐탕의 기도(氣道) 클리어런스(clearance) 촉진작용기서(機序). 한방의학, 12(9), 14~24 (1988)

12) 中村庸一 : 해수·객담환자에 대한 죽여온담탕의 사용경험. 한방진료, 5(3), 31~33 (1986)

13) 水島宣昭, 小笠原俊夫 : 자음강화탕과 면역능(免疫能) — 호흡기계감염 입장에서 —. 화한의약학회지, 4(3), 414~415 (1987)

14) 岡本光石 : 만성으로 경과한 인후(咽喉)의 가려운 기침 2예. 현대동양의학, 8(1, 임증), 30~31 (1987)

15) 村田高明 : 임신중의 제병(諸病)과 합병증에 대한 한방요법. 한방진료, 6(1), 35~38 (1987)

16) 森島 昭 : 소청룡탕에 의한 소아 기관지천식의 치험. 소아과진료, 41(2), 229~238 (1978)

17) 四家正一郎, 世良憲正, 粟倉 眞 외 : 소아 기관지천식에 대한 소청룡탕의 검토. 소아내과, 16(별책), 6~8 (1984)

18) 水谷邦一, 更科三郎 : 소아 기관지천식에 있어서의 시박탕·마행감석탕의 사용경험, 소아과진료, 47(6), 976~979 (1984)

19) 倉澤卓也, 西山秀樹, 河合 滿 외 : 기관지천식에 대한 한방약치료의 시도. 일본 흉부임상, 42(10), 834~841 (1983)

20) 梅里義博, 飯倉洋治, 中村祐子 : 기관지천식과 한방 (Ⅱ) 소청룡탕 및 시박탕의 항알레르기 작용에 대한 검토. 알레르기, 33(12), 1047~1052 (1984)

21) 木村義民, 竹內良夫 : 기초적 견지(見地)에서 본 소청룡탕의 임상치험보고의 고찰. 알레르기임상, 6(14), 1054~1057 (1986)

22) J. Yamahara, M. Kimata, T. Sawada, H. Fujimura : Antiallergic effect of Mao-bushi-saishin-to and active principles of Asiasarum sieboldi. J.Med. Pharm. Soc. WAKAN-YAKU, 3(3), 153~158 (1986)

23) 山原條二, 山田敏雄, 木村 均 외 : 생약의 생물활성성분에 관한 연구. 소청룡탕의 항알레르기 작용성분 (제1보) 지연형 알레르기에 대한 효과. 약학 잡지, 102(9), 881~886 (1982)

24) 小田嶋 博, 馬場 實, 岩田 力 외 : 소아 기관지천식에 대한 시박탕의 임상효과. 소아내과, 16(별책), 29~39 (1984)

25) 長野 準, 小林節雄, 中島重德, 江頭洋祐 외 : 기관지천식에 대한 시박탕의 장기투여의 검토. 호흡, 7(1), 76~87 (1988)

26) 塚本祐壯, 上境 勉, 靑木久男 외 : 소아 기관지천식과 시박탕. Proc. Symp. WAKAN-YAKU, 12, 65~68 (1979)

27) 江田昭英 : 스테로이드제와 한방— 스테로이드 증강효과—. 현대의료학, 2(4), 480~483

(1986)

28) 江頭洋祐 : 스테로이드 감량효과. 현대의료학, 2(4), 484~488 (1986)

29) 中島重德, 土井幸雄, 大川健太郎 외 : 시박탕의 스테로이드 의존성 천식에 대한 효과와 글루코코르티 코이도레세프터로의 영향. 한방의학, 11(2), 28~34 (1987)

30) 大野修嗣, 鈴木輝彦, 土肥 豊 : 셰이그렌 증후군에 대한 맥문동탕의 동양의학적 검토. 화한의약학회지, 3(3), 422~423 (1986)

제 13 장

메스꺼움 · 트림, 인후두 이상감을
개선하는 생약

상복부 부정수소(上腹部 不定愁訴)

소화기계(系) 환자의 수소(愁訴)에는 여러 가지가 있는데, 본 항에서는 메스꺼움(嘔氣), 트림(噯氣), 명치 언저리가 쓰리고 아픔 (탄산:吞酸, 산성트림) 및 인후두 이상감, 체한 느낌과 중압감에 대해서 한방제제의 수비범위(守備範囲)를 정리하기로 한다.

일상진료에서 이들 상복부 부정수소(不定愁訴)는 소위 위염(胃炎)의 복합증상으로서 나타나는 일이 많다. 위염은 내시경검사의 위 점막 결손과 재생이 반복되고 있는 모습에서

•급성위염 (급성 위점막 병변 AGML), ‥ •미란성(糜爛性)위염, ‥ •만성위염…으로 분류되고 있다.

위염의 유인(誘因)에는 폭음(알콜), 폭식, 정신 스트레스 등이 있으므로 과식을 피하고 소화가 잘되는 음식을 섭취하고 식후의 휴양과 정신적 안정을 유지하기 위한 지도가 제일이다.

위염의 약물요법은 경과에 따라 항콜린제를 비롯한 각종 기서(機序)의 약제가 사용되고 있다(그림 13-1).

최근에는 위염의 본질을 점막 방어인자(粘膜 防御因子)의 저하에 있다는 인식에서, 방어인자를 증강하는 약제[1]가 주목받고 있다.

이것은 중국 전통의료의 「기허증(이 경우는 소화관 점막기능의 저하)」에 대해서 육군자탕을 비롯한 「보기제(인삼, 황기, 복령제)」를 응용하는 것과 통한다.

한편, 상복부 수소(愁訴)는 위염뿐만 아니라 위암과 식도암, 충수염 및 간(肝), 담(膽), 췌(膵)의 기질적 질환과, 또 특수한 예로서 위(胃)아니사키스증(anisakasis)[주1),2)]도 있고, 메니

에르(Memiere) 증후군과 임산부에 수반하는 경우도 있다. 또한, 다른 질환의 치료경과에 사용되는 약제(소염진통제, 부신피질 호르몬제, 항생물질)가 위염의 원인이 되는 경우도 많으므로, 이들을 염두에 두면서 검뇨(檢尿), 혈액검사와 함께 복부단순 X선 검사와 상부 소화관 X선 검사에서 원질환(原疾患)을 파악해 종합적인 판단을 내리는 것이 필요하다[3,4].

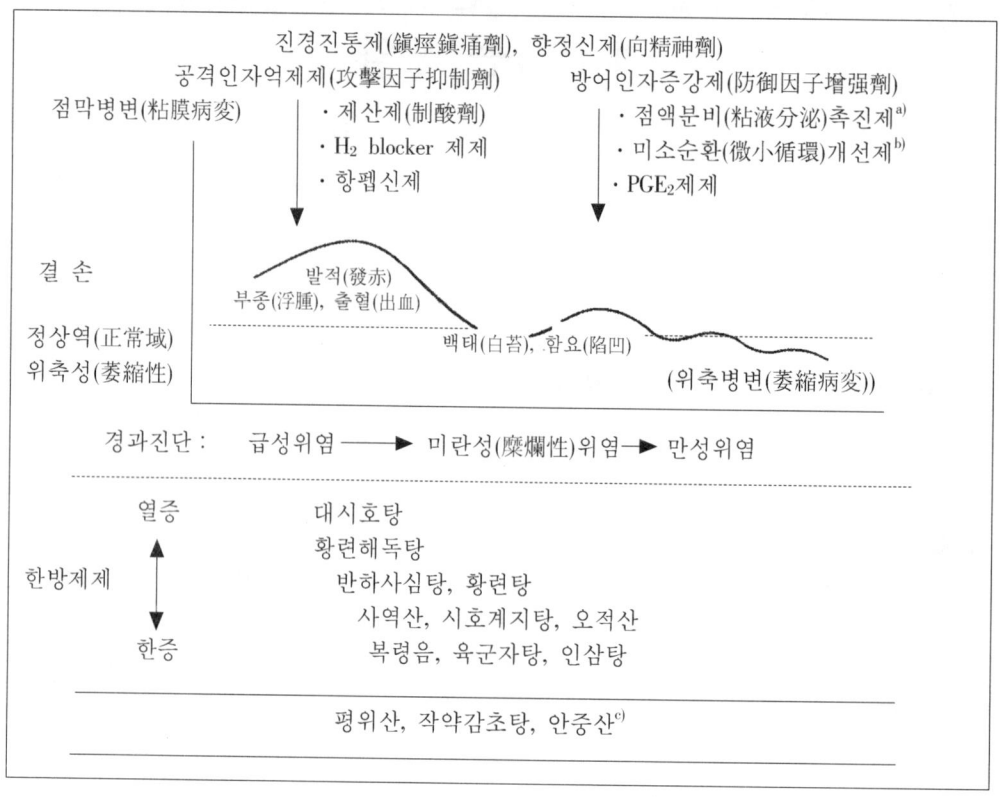

그림 13-1 급성 및 만성위염의 경과변증

a) 글루타민제제(마즈렌S, 프로미드 등), 알지오키사(이사론, 아란타), 게파르나트(게파닐), 테프레논 (teprenone)(세르벡스), 세크레틴(secretim)(세크레판)

b) 세토라키서트(노이엘), 장기추출제(소르코세린, solcoserin)

c) 이들 처방은 돈용(頓用)으로 사용되는 일이 많다.

상복부 수소(上腹部 愁訴)에 사용되는 생약과 처방

소박한 중국 전통의료에서는 소화기능을 조절하는 것이 항병력(抗病力)을 키우는 것으

주1) 아니사키스(Anisakis) I형 유충(幼虫) 운동을 억제하는 작용이 안중산(安中散)에 있고, 배제생약인 회향(茴香)의 anethole, 계피의 cinnamic aldehyde에 활성이 있는 것이 보고되고 있다.

로 이어진다고 생각하고 있었다. 메스꺼움(惡心)과 트림(曖氣)에 사용되는 한방처방을 일본한방의 체력진단(체력의 허실)과 증후진단(병성의 한열)에 따라 그림으로 나타낸 것이 그림 13-2이다. 이들 처방은,

- 구고감(口苦感), 구내염(口內炎), 메스꺼움(惡心)과 함께 얼굴의 상기감, 초조 등 「열증(熱證)」에는 대시호탕[주2),5)], 황련해독탕[6)] 등 대황, 황금, 황련, 산치자를 주로 하는 제1분면에 위치하는 처방과,
- 따뜻한 음식물을 좋아하고 냉증과 권태감을 동반하는 「한증(寒證)」에는 육군자탕[7~9)], 인삼탕[10~12)], 보중익기탕[13)] 등 인삼, 감초, 복령을 주로 하는 제 3분면의 처방…으로 구분된다.

이들 처방은 임상보고에서,

- 에탄올과 아스피린에 의한 위 점막의 파탄(破綻)에 대한 황련해독탕, 삼황사심탕, 대시호탕, 안중산의 작용[14)]
- 위루(胃瘻)래트(rat)의 위분비(胃分泌)와 수침구속(水浸拘束)에 의한 급성 위점막병변(急性胃粘膜病変)에 대한 사역산, 시호계지탕, 육군자탕의 작용[15)]
- 사역산, 사군자탕, 시호계지탕의 위 점막 방어능(防御能) 증강작용과 위 점막 혈류량 감소 억제작용[16)] 등 기초적으로도 그 효과가 검증되고 있다.

그림 13-2에 예시(例示)한 처방에는 반하(半夏)와 생강(또는 건강(乾姜))이 배제된 것이 많다. 이 두 생약(生藥)은 「구(嘔)와 담음(痰飮)」에 사용되는 것이고, 이진탕, 소반하가복령탕[주3),17)], 반하후박탕(半夏厚朴湯)은 양자(兩者)를 포함하는 대표 처방이다. 이들 생약의 경험적인 약능의 일부는 말초성 진토작용(末梢性 鎮吐作用), 장관내(腸管內) BaSO$_4$ 이동촉진작용 등 소화기계(消化器系)에 대한 실험적 약리작용[주4),18)]으로 해명(解明)되고 있다(표 13-1, 2).

한편, 반하(半夏)와 생강(건강)의 약성(藥性)은 「온성(溫性)」이므로 「한증」의 증후에 사용하는 육군자탕과 같은 처방 (그림 13-2의 제 3분면의 처방)이 본래의 사용법이다. 그렇지만 강류(姜類)는 대시호탕과 죽여온담탕과 같이 「한성(寒性)」인 대황, 황금, 황련, 시호 등과도 배제되어 폭넓게 활용되고 있다(그림 13-3, 4).

또 그림 13-2에 있어서 금련제(芩連劑)인 반하사심탕(半夏瀉心湯)[주5),19)]이 좌표축의 원점

주2) 만성 췌염(膵炎)환자의 식욕부진, 복부팽만감, 메스꺼움에 응용되고 있다.
주3) 본방(本方)은 임신오조(姙娠惡阻)에 사용하는 대표적인 처방이다.
　　또한 임신중의 소화기 증상과 오조(惡阻)에는 반하사심탕, 계지가작약탕, 오령산, 소반하가복령탕, 반하후박탕 등이 사용되고 있다.
주4) 이 보고에서는 반하(半夏)와 건강(乾姜)의 병용효과는 특별히 인정할 수 없다는 것이다.
주5) 반하사심탕(半夏瀉心湯)은 심하부(心下部) (심와부(心窩部))의 답답함과 복진(腹診)에 있어서 저항소견(심하비(心下痞)와 심하비경(心下痞硬))을 목표로 사용된다. 이 복증(腹證)은 그 영역의 체표온도가 낮은 것

부근에 위치한 것은 「온성(溫性)」인 반하, 건강, 인삼으로 황금, 황련의 「한성(寒性)」을 완화(緩和)하고 있다고 생각했기 때문이다(그림 13-5). 마찬가지로 소시호탕(小柴胡湯)과 시령탕도 시호, 황금의 「한성(寒性)」을 반하, 생강, 인삼으로 완화한 처방이라고 생각할 수 있다.

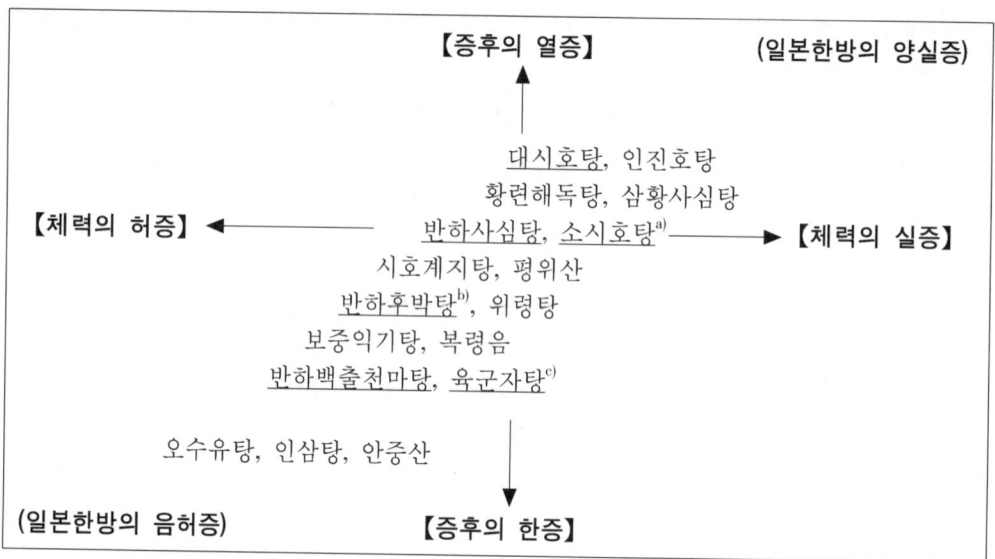

밑줄은 반하(半夏)와 강(姜) (생강 또는 건강)을 동시에 포함하는 처방이다.

a) 시박탕(소시호탕합(+)반하후박탕), 시령탕(소시호탕합(+)오령산)도 관련처방이다.
　또 소시호탕은 평위산과 합방(合方)되기도 한다(시평탕(柴平湯)).

b) 이진탕, 소반하가복령탕도 인후두 이상감 증, 메스꺼움, 트림에 사용되는 관련처방이다.

c) 사군자탕, 계비탕, 인삼양영탕, 십전대보탕, 청서익기탕도 권태감, 설사연변(軟便), 냉증을 동반하는 증후에 사용하는 인삼제이다.

그림 13-2 메스꺼움, 트림, 명치 언저리의 쓰리고 아픔에 사용되는 한방처방의 증후와 체력

표 13-1 반하(半夏) (Banxia, Pinelliae Tuber)의 규격, 약능, 약리

약전(1985년)	: *Pinellia ternata* (Thunb.) BREIT.의 건조괴경(塊莖)
JP. XI	: *P. ternata* BREITENBACH (Araceae)의 코르크층을 뺀 괴경(塊莖)
	현재 일본에서 사용되고 있는 반하(半夏)는 중국(사천성, 호북성)으로부터의 수입품이다. 일본에서도 재배연구가 이루어지고 있지만, 거의 상품으로 유통되고 있지 않다.

을 써모그라피(thermography)를 사용해 해석하고 있다.
　또한 육군자탕은 반하사심탕의 황금, 황련대신에 창출, 복령, 진피라는 이수화담이기약(利水化痰理氣藥)을 배합한 처방이고, 반하사심탕보다 체력복력(体力腹力)이 허한 예에 사용된다.

신농본초경 : 미신평(味辛平) 주상한한열(主傷寒寒熱) 심하견(心下堅) 하기(下氣) 인종통
　　　　　(咽腫痛) 두현(頭眩) 흉창해역(胸脹欬逆) 장명지한(腸鳴止汗)

중의학 : 신온(辛溫), 유독(有毒), 조습화담(燥濕化痰), 강역지구(降逆止嘔), 소비산결(消痞
　　　散結) (『약전(藥典)』)

일본한방 : 주치담음구토야(主治痰飮嘔吐也) 방치심통(旁治心痛) 역만(逆滿) 인중통(咽中
　　　痛) 해계(咳悸) 복중뢰명(腹中雷鳴) (『약징(藥徵)』)

약 능(藥 能)	약 리(藥 理)
화담(化痰), 소비(消痞) -------	진해(鎭咳)작용
소청룡탕, 삼소음	소화성궤양 억제작용
시박탕, 시령탕	장관내(腸管內)수송 촉진작용
죽여온담탕, 맥문동탕	
이진탕, 반하후박탕, 소반하가복령탕	
반하백출천마탕, 육군자탕	
강역지구(降逆止嘔) -------	진토(鎭吐)작용
대시호탕	(에페드린, 아라비난을 주로 하는 다당체
소시호탕, 시박탕, 시령탕, 시호계지탕	(多糖体)
억간산가진피반하, 오적산	
반하사심탕, 황련탕	
이진탕, 반하후박탕, 소반하가복령탕	
반하백출천마탕, 육군자탕	
[　　　] -------	면역부활작용(免疫賦活作用)
소시호탕, 시박탕, 시령탕, 시호계지탕	인터페론 유기(誘起), 세망내피계항진(細網
삼소음, 오적산	內皮系亢進)
[　　　] -------	자발운동억제작용(自發運動抑制作用)
시호가용골모려탕	스트레스궤양 억제작용
시박탕, 시호계지탕, 억간산가진피반하	
반하사심탕, 황련탕	

표 13-2 생강(生薑) (Shengjiang, Zingiberis Recens Rhizoma)과 건강 (Ganjiang, Zigiberis Rhizoma)

약전(1985년) : 생강　　　　　　　: *Zingiber officinalale* (Willd.) Rosc의 신선근경(新鮮根莖)

　　　　　　간강(干姜)(乾姜) : *Zingiber officinalale* (Willd.) Rosc의 건조근경(乾燥根莖)

JP. XI　　: 생강 *Zingiber officinalale* Roscoe (Zingiberaceae)의 근경(根莖)

　　　　현대 한방엑기스제제에서 생강은 중국(운남성, 호남성)으로부터 수입되고
　　　　있는 JP.XI의 생강(건강 : 중약의 말린 생강)이 사용되고 있다. 건강(乾姜)은
　　　　신선한 생강의 노근경(老根莖)을 쪄서 건조시켜, 적갈색으로 절단면에 윤기
　　　　가 있는 건강(乾姜)이 사용되고 있다.

신농본초경 : (건강) 미신온(味辛溫) 주흉만(主胸滿) 해역상기(欬逆上氣) 온중(溫中) 지혈
　　　　　(止血) 출한(出汗) 축풍습비(逐風濕痺) 장벽설사(腸澼下痢) 생자우량(生者犬

良) 구복거취기(久服去臭氣) 통신명 (通神明)

중의학 : (생강) 신미온(辛微溫) 해표산한(解表散寒) 온중지구(溫中止嘔) 화담지해(化痰止咳) (건강) 신열(辛熱) 온중산한(溫中散寒) 회양통맥(回陽通脈) 조습소담(燥濕消痰)

일본한방: 〔생강주구토(生姜主嘔吐) 건강주수독지결체자야(乾姜主水毒之結滯者也) 불가혼(不可混)〕 (건강) 주치결체수독야(主治結滯水毒也) 방치구토(旁治嘔吐) 기침설사(咳下痢) 궐랭(厥冷) 번조(煩燥) 복만흉통요통(腹滿胸痛腰痛) (『약징(藥徵)』) (생강) 주치구(主治嘔) 고겸치건구(故兼治乾嘔) 희홰야(噫噦也) (『약징(藥徵)』 속편)

약 능(藥 能)	약 리(藥 理)
해표산한(解表散寒)	
계지탕, 갈근탕, 갈근탕가천궁신이	
향소산, 오적산, 삼소음	
시호계지탕	
(소청룡탕, 시호계지건강탕)	
지구(止嘔), 화담(化痰) (소담:消痰)	진토(鎭吐)작용
대시호탕	장관내(腸管內)수송촉진작용
소시호탕, 시박탕, 시호계지탕	연동운동(蠕動運動) 항진작용 (6-shogaol)
소반하가복령탕, 이진탕, 반하후박탕	5-hydroxytryptamine길항(拮抗)작용
오수유탕, 당귀사역가오수유생강탕	(8-gingerol)
(소청룡탕)	
(반하사심탕, 황련탕, 반하백출천마탕)	
지해(止咳)	진해(鎭咳)작용(6-shogaol)
시함탕, 시박탕	
자음강화탕, 죽여온담탕, 청폐탕	
(소청룡탕)	
온중(溫中) (회양통맥(回陽通脈))	
(시호계지건강탕)	
육군자탕, 사군자탕, 보중익기탕	
오수유탕, 당귀사역가오수유생강탕	
소건중탕, 계지가작약탕, 계지가용골모려탕	
계지가출부탕, 진무탕	
(인삼탕, 대건중탕, 당귀탕, 영강출감탕)	
	중추억제작용(6-gingerol)
대시호탕	
가미소요산, 가미귀비탕, 죽여온담탕	
	소화성궤양억제작용(6-gingerol, zingiberene)
시호가용골모려탕	진비(鎭痞)작용
시호계지탕	진통(鎭痛)작용
(반하사심탕), 육군자탕	

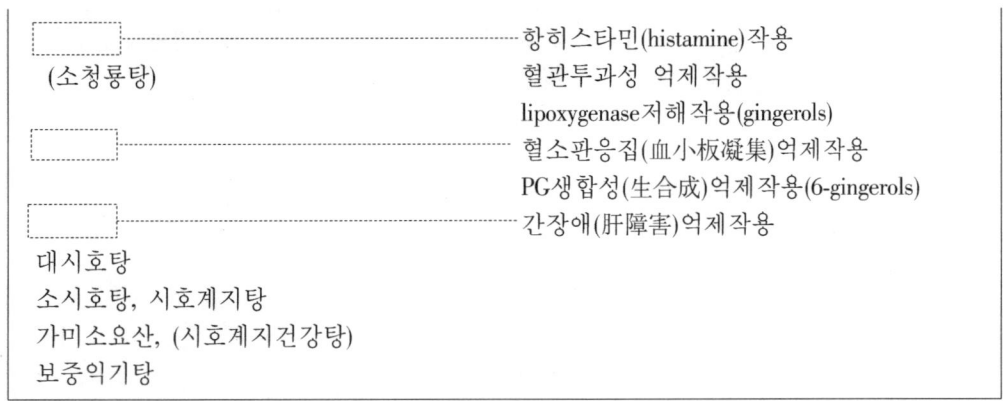

( )의 처방은 건강(乾薑)이 배제(配劑)된 처방이다.

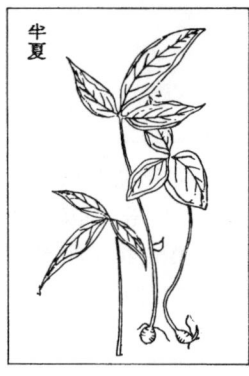

『식물명실도고』(오기준, 청대 1848년)에 ▶
그려진 건강(乾薑)그림

◀『식물명실도고』(오기준, 청대 1848년)에
그려진 반하(半夏)그림
• 괴근상부(塊根上部)에서부터 뿌리가 나
와 있는 점 등 pinellia속식물의 실물(實
物)을 보고 그렸다.

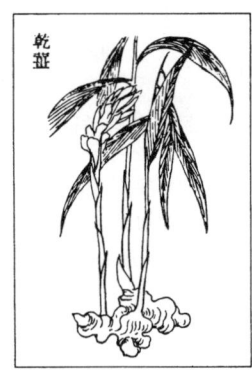

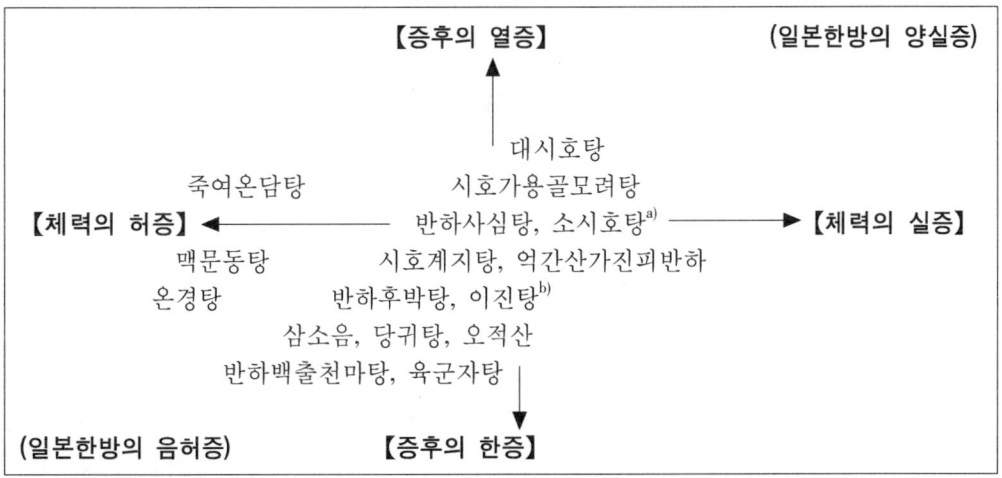

a) 황련탕, 시령탕, 시박탕, 소시호탕가길경석고, 시함탕도 이 위치이다.
b) 소반하가복령탕, 복령음합반하후박탕도 관련방제이다.

그림 13-3 반하배제(半夏配劑)처방의 증후와 체력

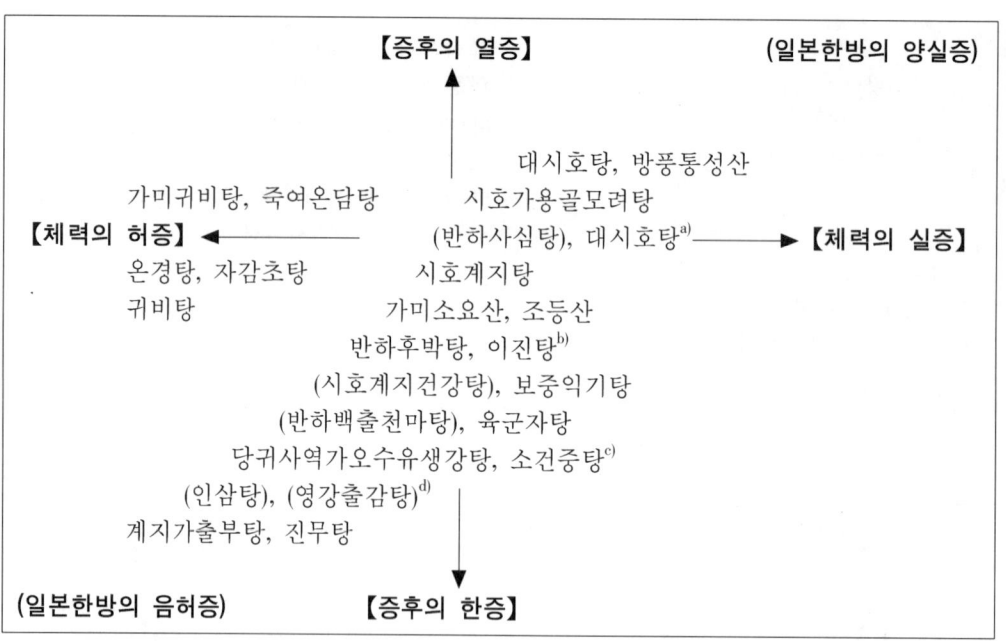

【증후의 열증】 　　　　　　　　　　　　　　　　(일본한방의 양실증)

대시호탕, 방풍통성산
시호가용골모려탕
(반하사심탕), 대시호탕[a]

가미귀비탕, 죽여온담탕

【체력의 허증】 ◄─────────────────────────► 【체력의 실증】

온경탕, 자감초탕
귀비탕

시호계지탕
가미소요산, 조등산
반하후박탕, 이진탕[b]
(시호계지건강탕), 보중익기탕
(반하백출천마탕), 육군자탕
당귀사역가오수유생강탕, 소건중탕[c]
(인삼탕), (영강출감탕)[d]
계지가출부탕, 진무탕

(일본한방의 음허증) 　　　　　【증후의 한증】

◎ 건강배제(乾姜配劑)처방을 ( )로 나타냈다. 단, 일본의 엑기스제제에서는 생강(生姜)과 건강(乾姜)의 사용구별이 애매한 경우도 있다. 또 이 그림은 잡병 계질환(만성질환)에 사용되는 처방을 중심(中心)으로 했기 때문에 계지탕, (소청룡탕), 갈근탕, 갈근탕가천궁신이, 승마갈근탕(升麻葛根湯) 등의 상한 계질환에 사용하는 처방은 생략했다. 이들 발표제(發表劑)에 있어서 생강(生姜)도 중요하다.

a) 시령탕, 시박탕, 시함탕, 십미패독탕, 배농산급탕(排膿散及湯)

b) 소반하가복령탕, 복령음합반하후박탕

c) 계지가작약탕, 당귀건중탕, 황기건중탕 등에도 생강(生姜)이 배제(配劑)되어있다.

d) (대건중탕), (계지인삼탕), (당귀탕), (황련탕)도 건강배제(乾姜配劑) 처방이다.

그림 13-4 생강(生姜)과 건강(乾姜)을 배제한 처방의 증후와 체력

강(姜)류(類)는 조제법에 따라 생약의 규격이 다르고, 고전(古典)에서 사용되고 있는 강(姜)과 현재 사용되고 있는 생약과의 동등성에 대해서는 의문이 있는 생약이다 (표 13-2). 또한, 신선한 생강근경(根莖) (본래의 생강)을 JP. XI의 생강(건생강)과 건강(乾姜)으로 가공조제(加工調製)하면 신미성분(辛味成分)이 변화하는 것이 밝혀져 있다(그림 13-6)[20].이 2차 변화는 생강, 건생강, 건강(乾姜)의 약능을 약리학적으로 검증하는데 유의해야할 변화라고 생각한다[주6].

─────────────

주6) 일본의 한방엑기스제제에서는 생강(生姜)과 건강(乾姜)의 사용구별은 명확하지 않고 상품마다 다른 경우도 있다. 그리고 일본규격의 강(姜)은 중약(中藥)과 규격(規格)이 서로 다르므로 중의학 이론대로의 효능이 나타난다는 보증(保證)은 없다.

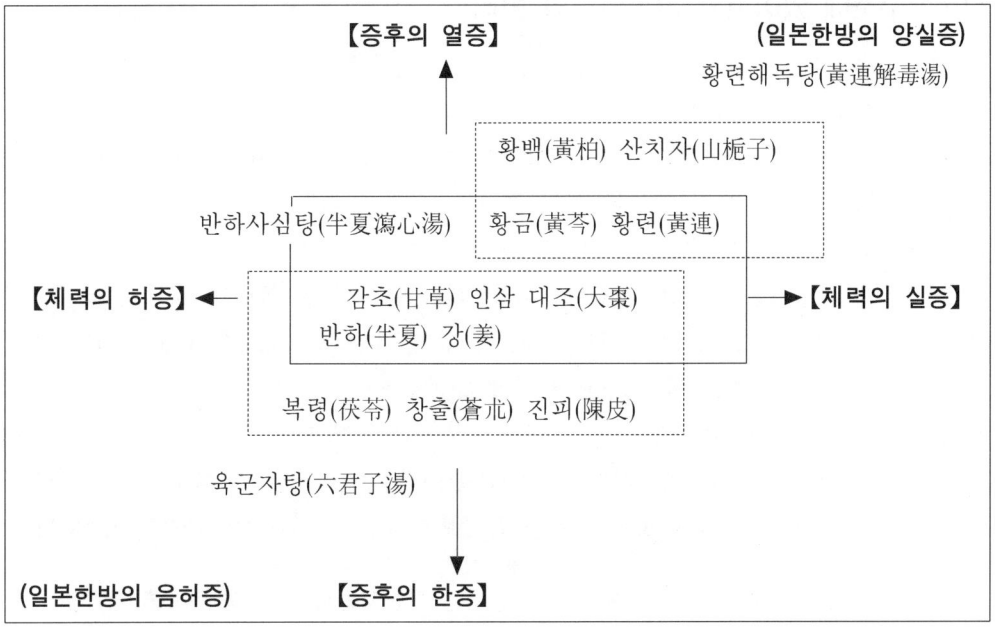

- 황련해독탕은 한성(寒性)인 청열조습양혈약(淸熱燥濕涼血藥)으로 되어있다.
- 반하사심탕과 한성(寒性)인 황금황련은 황련해독탕과 공통하지만, 온성(溫性)인 보기화담약 (인삼, 대조, 반하 건강)이 배제(配劑)되어 한증(寒證)과 열증(熱證) 양쪽으로 대응할 수 있게 구성되어 있다.
- 육군자탕은 평성(平性, 한열(寒熱)에 치우치지 않는 성질)인 감초, 복령을 빼고 온성(溫性)인 생약이 중심(中心)이 되어 있다. 한편, 본방(本方)은 일본규격의 육미(六味)로 이루어진 보기제(補氣劑)인 사군자탕에 진피와 반하를 가미(加味)한 것이다. 또, 화담제(化痰劑)인 이진탕에 인삼, 대조, 창출을 가미(加味)한 처방이라고 생각할 수도 있다.

그림 13-5 황련해독탕, 반하사심탕, 육군자탕의 배제생약

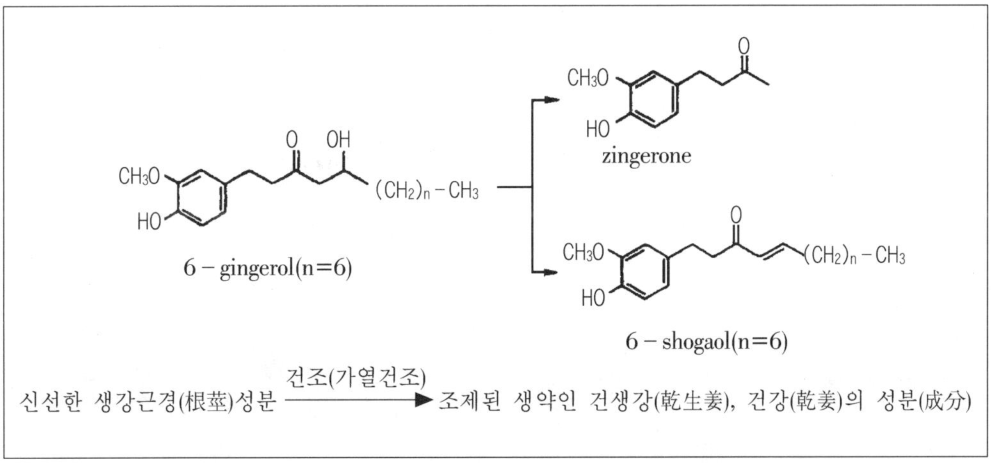

그림 13-6 생강근경(根莖)의 조제과정에서 활성성분의 변화

상복부수소에 있어서의 전통의료의 병리

상복부 부정수소(不定愁訴) 증후(症候)에서 상정(想定)된 전통의료의 병리에는,
- 팽만감(膨滿感) 및 정신적인 흥분과 기울(氣鬱)상태에서 상정되는 「기체(氣滯)」
- 소화기계(消化器系)의 기능저하에서 상정되는 「기허(氣虛)」
- 위부(胃部)의 진수음(振水音)과 현기증 등에서 상정되는 「담음(痰飮)」[주7]

이 있다. 이들 병리는 「기허(氣虛)」와 「담음(痰飮)」이 뒤섞여 복잡한 것도 있으므로 복수(複數)의 병리에 대응(對応)할 수 있는 약능이 있는 처방으로 조정한다(표 13-3).

상복부 부정수소(不定愁訴)에 범용되는 처방 중에서, …
- 평위산(平胃散)은 화담(化痰)작용도 있는 이기제(理氣劑)이고, ‥ •인삼탕은 보기제(補氣劑), ‥ •반하후박탕(半夏厚朴湯)은 이기(理氣)작용도 있는 화담제(化痰劑)‥ •육군자탕(六君子湯)은 이기(理氣)의 효능도 있는 화담보기제(化痰補氣劑)로 분류할 수 있다.

표 13-3 상복부 부정수소(不定愁訴)에 사용되는 한방처방과 그 적응병리(適応病理)

증후(症候) / 병리 / 방제(方劑)	초조, 다노(多怒), 우울감 두통, 입이 씀(口苦), 명치언저리가 쓰리고 아픔 간기울결(肝氣鬱結) (간화상염(肝火上炎)) 기(氣)	상복부팽만감, 메스꺼움(惡心) 구기(嘔氣), 인후두이상감(咽喉頭異常感) 비위기체(脾胃氣滯) (비위기역(脾胃氣逆)) 체(滯)	식욕부진, 심하부(心下部)정체감 권태감, 복부팽만감 비위기허(脾胃氣虛) 기 허(氣 虛)	메스꺼움(惡心), 트림, 심하부진수(心下部振水) 복명(腹鳴), 현기증, 두중감(頭重感) 비위담음(脾胃痰飮) 담 음(痰 飮)
대시호탕(大柴胡湯)	◎[a]	○		
시박탕(柴朴湯)	○	◎	○	○
평위산(平胃散)		◎		○
안중산(安中散)		○	○[b]	
반하사심탕(半夏瀉心湯)			○	(○)
소시호탕(小柴胡湯)	○		○	(○)
보중익기탕(補中益氣湯)			◎	○
인삼탕			◎[b]	○
오수유탕(吳茱萸湯)				
위령탕(胃苓湯)		◎		◎
반하후박탕(半夏厚朴湯)		○		◎
복령음(茯苓飮)		○	○	◎
육군자탕(六君子湯)		○	◎	◎

주7) 현기증은 메스꺼움(惡心)을 수반하고, 여기에는 담음(痰飮)이 관여하여 화담제(化痰劑)인 영계출감탕, 반하백출천마탕, 진무탕 등이 유용하다는 것은 이미 제9장에서 정리했다.

• 각 방제(方劑)의 주요한 적응병리를 ◎로 나타내고, 관련있는 것을 ○으로 나타냈다.

a) 자율신경제의 과항진(過亢進) (간기울결(肝氣鬱結)으로 정신적인 흥분 또는 기울(氣鬱)상태와 함께 소화기계(系)의 기능장애(機能障害)를 동반하는 것을 「간위불화(肝胃不和), 간비불화(肝脾不和)」라고 한다.

b) 기허증(氣虛證)에 한증(寒證)을 동반하는 양허증(陽虛證)이기도 하다.

이들 처방의 운용(運用)시에는 …

• 증후에서 상정되는 병리와 함께·· • 증후의 한열(寒熱), 체력의 허실 (그림 13-2)을 종합적으로 판단하는 것이 바람직하다.

인후두 이상감증(咽喉頭 異常感症)은 상복부 부정수소 중에서도 한방엑기스제제가 유용한, 그리고 치험보고(治驗報告)가 많은 증후이다. 본증은 「기체(氣滯)」라는 병리가 주체가 되므로

• 시호가용골모려탕[21~24)], 시박탕[25,26)]·· • 가미소요산[24)], ·· • 반하후박탕[22,23,27,28)], 복령음합반하후박탕[29,30)] 등의 이기제(理氣劑)에도 적응된다.

안중산의 효과와 이기제인 시호가용골모려탕과 반하후박탕의 유효성을 비교한 보고[22)]에 의하면, 안중산의 개선율(改善率)이 낮으므로 인후두 이상감증에는 이기제가 유효하다는 방증(傍證)을 얻었다.

한편, 시박탕(柴朴湯)의 투약목표가 되는 증후군은, …

• 인후두 이상감증과 같은 불안신경증과·· • 기관지천식의 관해기…와 유사하므로 서양의학적으로는 다른 이들 질환에 동일 처방을 사용하게 된다 (이병동치(異病同治) : 그림 13-7).

인후두 이상감증의 병리에는 표 13-4에 나타냈듯이 「기체(氣滯)」외에 「기허(氣虛)」와 「담음(痰飮)」도 관계한다고 생각되므로 환자의 증후군과 체력에 따라서 각종방제를 사용하면 유효율이 높을 것으로 기대된다.

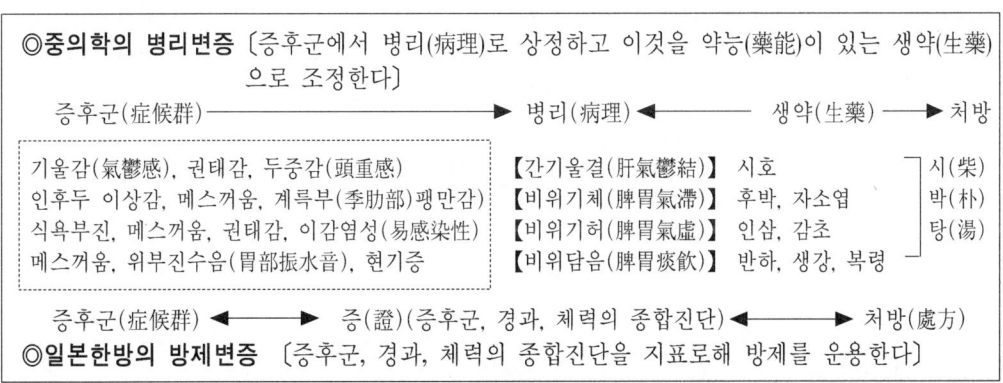

시박탕의 투여목표가 되는 증후군은 인후두 이상감증, 부정수소 증후군과 상기도 감염증(上氣道 感染症), 위장장애의 아급성기에서 만성기 및 기관지 천식의 관해기이므로 시박탕은 이들 질환에 사용된다.
【이병동치(異病同治)】

그림 13-7 시박탕(柴朴湯)의 투여지침이 되는 증후와 병리 및 병명

표 13-4 인후두 이상감증을 주소로 하는 증후에 사용하는 한방 처방의 병리와 약능

	목표증후	병리←이기(理氣)	생약
시호가용골모려탕 (이기안신보신제)	불면, 기울감, 초조, 동계(動悸)	◎기체←이기(안신)	시호(용골, 모려)
	식욕부진, 메스꺼움, 복부팽만감	○기허←보기	인삼, 대조, 복령
	인후두이상감증, 현기증	○담음←화담	반하, 생강
	〔일본한방에서는 소리에 민감하고 꿈을 많이 꾸며, 얕은 잠을 자는 것과 제방(臍傍)의 동계(動悸)가 투약목표가 된다 : 허실중간(虛實中間)~조금실증(實證)〕		
가미소요산 (이기활혈보혈제)	초조, 다노(多怒), 두통, 불면, 기울감	◎기체←이기	시호
	냉상기증, 두통, 구갈(口渴)	○혈어←활혈	목단피, 산치자
	사지의 저림과 냉감, 동계(動悸), 피부 거칠음	○혈허←보혈	당귀, 작약
	권태감, 식욕부진, 복명(腹鳴), 어깨결림	기허←보기	감초, 백출
	〔일본한방에서는 생리불순을 동반하는 다수소(多愁訴)인 여성 부정수소증후군에 사용하는 일이 많다 : 허실중간(虛實中間)~조금허증(虛證)〕		
반하후박탕 (이기화담제)	기울감, 불안감, 상복부팽만감	○기체←이기	후박, 자소엽
	메스꺼움, 구토, 식욕부진, 위부진수음(胃部振水音)	◎담음←화담	반하, 생강
	〔일본한방에서는 내공형(內功型)인 기울경향 환자의 위장과 인후부(咽喉部)의 부정수소(不定愁訴)에 사용된다 : 허실중간증(虛實中間證)〕 • 시박탕(소시호탕합반하후박탕) : 기울감과 알레르기를 동반하는 경우 (체력 : 허실중간증) • 복령음합반하후박탕 : 메스꺼움, 트림 등 기허(氣虛)와 기체(氣滯)를 동반하는 경우 (체력 : 허실중간~허증)		
육군자탕[a] (보기화담이기제)	식욕부진, 권태감, 상복부팽만감	◎기허←보기	인삼, 감초, 대조, 복령
	메스꺼움, 위부진수음(胃部振水音)	○담음←화담	반하, 생강, 복령
	상복부팽만감, 복명(腹鳴)	○기체←이기	진피
	〔일본한방에서는 소화기능저하에 바탕을 둔 권태감, 어깨 결림, 냉증과 심하부진수음(心下部振水音)이 목표가 된다 : 허실중간~허증〕		

a) 귀작육군자탕(歸芍六君子湯) (엑기스제에서는 육군자탕에 당귀작약산 또는 사물탕을 합미:合味), 시작육군자탕(柴芍六君子湯) (엑기스제에서는 육군자탕에 사역산을 가미:加味) 등도 유용하다.

─── **참고문헌**

1) 粉川皓仲 : 위점막 방어성 약제와 위염. Pharma Medica, 6(2, 증간), 53~56 (1988)

2) 安田一郎, 村田以和夫 : 기생충 증에 유효한 화한약의 연구 (제 1보) 안중산에 포함되는

anisakasis I형유충 운동 억제물질. 화한의약학회지, 5(3), 548~549 (1988)

3) 花牟禮文太郎 : 메스꺼움·구토. 치료, 68(12), 2457~2461 (1986)

4) 白根昭男 : 명치 언저리가 쓰리고 아픔·트림. 치료, 68(12), 2469~2474 (1986)

5) 舟越顯博 : 만성 췌염환자에 있어서의 대시호탕 및 시호계지탕, 보중익기탕의 임상효과. 임상과 연구, 63(2), 580~585 (1986)

6) 七堂利幸, 有地 滋 : 황련해독탕의 숙취방지 효과. 의학의 발자취, 145(11), 789~795 (1988)

7) 橫田康正 : 위하수증(胃下垂症)에 대한 보중익기탕 엑기스과립 및 육군자탕 엑기스과립의 사용경험. 의학과 약학, 11(3), 915~920 (1984)

8) 岸本眞也 : 만성 수축위염의 1 증례. 현대 동양의학, 81(1, 임증), 44~45 (1987)

9) 河村 奬, 竹本忠良, 岡崎幸紀 외 : 상복부 부정수소에 대한 육군자탕의 임상적 검토. 한방의학, 11(8), 18~25 (1987)

10) 松本 裕, 奧瀨 哲 : 위하수증(胃下垂症)과 위배출(胃排出)기능에 관한 연구 ―한방요법의 평가―. 진찰과 신약, 14(6), 1463~1469 (1977)

11) 若狹一夫 : 만성위염의 한방치료 경험. 한방진료, 5(3), 28~30 (1986)

12) 陳 永芳 : 식도 위 무력증에 대한 한방치료 경험. 한방진료, 5(3), 28~30(1986)

13) 橫田康正 : 위하수증(胃下垂症)에 대한 보중익기탕, 육군자탕의 사용경험. 의학과 약학, 11(3), 915~920 (1984)

14) 高瀨英樹, 三浦 治, 伊藤敬三 : 수종(數種)한방처방의 위(胃)기능에 대한 약리학적 연구 (제 1보). 일약리지(日藥理誌), 89, 299~306 (1987)

15) 佐藤 弘, 森 治樹 : 한방제제의 위분비에 미치는 영향에 대해서. Pharma Medica, 6(2, 증간), 87~92 (1988)

16) 鎌田悌輔, 小林絢三 : 화(和)한약의 위 점막 방어능에 대한 효과. 한방의학, 9(10), 26~28 (1985)

17) 唐澤陽介 : 임신오조(姙娠惡阻)와 소반하가(加)복령탕. 산과와 부인과, 45(1), 126-130 (1978)
    村田高明 : 증후로 본 임상의 실제, 임부에 따르는 모든 증후. 산부인과의 실제, 34(11), 1781~1789 (1985)

18) 笠原義正, 齊藤惠利子, 히키노히로시 : 반하(半夏) 및 건강(乾姜)의 약리작용. 생약지(生藥誌), 37(1), 73~83 (1983)

19) 有地 滋, 赤丸敏行, 溪 忠人 : 한방의학적 복진(腹診)의 현대의료로의 응용 ―Thermal video system으로 본 복증(腹證) (그 1)―. 의학과 약학, 10(2), 667~674 (1983)

20) 鹿野美弘, 齊藤謙一, 櫻井徹朗 외 : 한방엑기스제제의 품질 평가에 대해서(제 1보) 생강 속의 6-gingerol. 생약지(生藥誌), 40(3), 333~339 (1986)

21) 山際幹和, 福生治成, 坂倉康夫 외 : 시호가용골모려탕에 의한 인후두 이상감증 남성 예(例)

의 치료성적. 이비(耳鼻)임상, 76(5), 1517~1529 (1983)

22) 山際幹和, 福生治成, 坂倉康夫 외 : 위약(僞藥)으로 사용한 안중산에 의한 인후두 이상감증의 치료성적. 이비(耳鼻)임상, 76(11), 3041~3049 (1983)

23) 山際幹和, 福生治成, 坂倉康夫 외 : 한방약과 minor tranquilizer의 병용(倂用)에 의한 인후두 이상감증의 치료성적. 이비(耳鼻)임상, 77(11), 2461~2472 (1984)

24) 內本榮光 : 인후두 이상감 증의 한방제제요법. 현대동양의학, 7(1, 증보), 244~245 (1986)

25) 河合純一郎, 齊藤 彰 : 인후두 이상감증의 시박탕에 의한 치료경험. 진료와 신약, 21(11), 2409~2412 (1984)

26) 原田輝彦, 福喜多啓三, 山際幹和 외 : 시박탕에 의한 인후두 이상감증 증례(症例)의 치료성적. 이비(耳鼻)임상, 79(12), 2117~2124 (1986)

27) 岡 孝和 : 반하후박탕과 시박탕으로 변방(変方)하여 주효한 인후두 이상감증. 한방의학, 12(2), 21~22 (1988)

28) 藤井一省 : 반하후박탕에 의한 인후두 이상감증의 치료. 한방의학, 11(12), 16~27 (1987)

29) 大久保弘, 三橋重信, 富田英士郎 : 인후두 이상감증에 대한 복령음합(合)반 하후박탕의 사용경험. 기초와 임상, 16(13), 7591~7595 (1982)

30) 小林一女, 相馬 惠, 高野信也 외 : 인후두 이상감증에 대한 복령음합반하후박탕의 치료효과. 이비전망(耳鼻展望), 29(3 보), 309~313 (1986)

제 14 장

복통을 개선하는 생약

복통(腹痛)

복통[주1]은 일상진료에 있어서 보편적으로 볼 수 있는 증상이다. 그 발현(發現)에는 소화기계의 질환 이외에 비뇨기계, 생식기계, 순환기계의 기질적 병변(病變) 및 심인(心因) 기타에 의한 기능성 실조(失調)가 관여하고 있다. 그 때문에 복통의 진료시에는,

- 통증의 성질〔산통(疝痛), 둔통(鈍痛)〕··
- 부위〔심와부(心窩部), 계륵부(季肋部), 하복부(下腹部) : 그림 14-1〕··
- 발현양식(發現樣式) (급성, 만성) ··

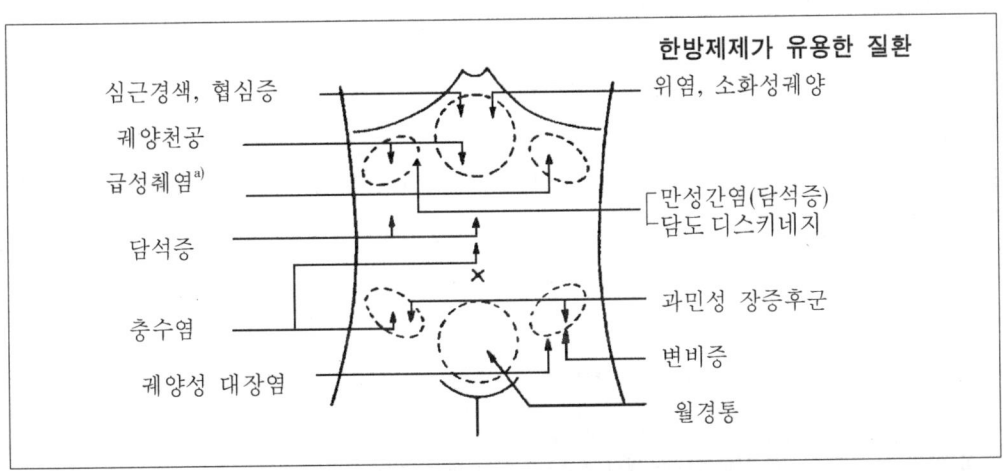

그림 14-1 복통의 부위와 병명 및 한방제제의 적응

주1) 복부의 동통(疼痛)은 내장(內臟) 자체에 원인이 있고, 자율신경계를 개재(介在)시켜서 발현(發現)하는 내장통(內臟痛)과 내장지각반사(內臟知覺反射)에 의해 일정부위에서 느낄 수 있는 관련통(關連痛), 및 복막(腹膜)자극에 의해 뇌척수(腦脊髓) 신경을 개재(介在)한 체성통(体性痛) 등이 있다.

a) 만성췌염의 관리의료에는 사역산, 반하사심탕, 시호계지탕, 시작육군자탕(柴芍六君子湯) (사역산합(+) 육군자탕으로 대용), 육군자탕, 안중산 등의 응용을 생각할 수 있는데 앞으로의 검토과제이다.

b) 서양약제 (스테로이드제)의 유효성증강, 부작용 경감을 목표로 한 한방제제의 병용요법이 유용(有用) 하다고 생각된다.

・유인(誘因)과 수반(隨伴)증상 (폭음폭식, 메스꺼움, 발열, 공복(空腹), 변비, 설사, 혈뇨 (血尿)) … 등을 문진(問診)해서 질환의 개략(槪略)을 파악하고, 서양의학적인 병리를 확인하기 위한 많은 검사 중에서 필요한 항목을 선정하여야 한다[1].

소화기계(系)에 관련하는 복통에서는,

・공복시의 심와부통(心窩部痛)으로 식사섭취에 의해 경쾌(輕快)해질 경우에는 소화성 궤양

・변통부정(便痛不定)과 복부 팽만감을 동반하는 회맹부(回盲部)와 좌장골와부(左腸骨窩 部)의 산통(疝痛)과 둔통(鈍痛)이, 배변(排便)과 배(排)가스 후에 경쾌해질 경우에는 과 민성장증후군… 과 같이 복통이외의 증상에서 병명을 추정할 수 있다.

한편, 복통에는 궤양천공(潰瘍穿孔), 급성충수염(虫垂炎), 급성췌염, 자궁외임신 파열(姙娠破裂) 등의 급성복증(腹症)과 같이 급성기에는 한방제제의 대상이 되지 않는 것도 있다. 이 때문에 현대의료에 있어서 한방제제의 적응영역을 판단하기 위해서도 서양의학적인 감별진단(鑑別診斷)이 불가결하다.

복통에 사용되는 생약과 처방

한방제제의 적응이 되는 복통은, 만성위염과 소화성궤양의 수복기(修復期) 관리의료, 과민성 장증후군, 담도(膽道)디스키네지, 복부(腹部) 수술후의 부정수소(不定愁訴), 냉방병의 복부증상 등 기능성(機能性)복통이다. 이들 영역에서 한방제제를 응용할 때에는 환자의 전체상(全体像)에서, 체력의 「허실(虛實)[주2]」과 증후군의 병성 「한열(寒熱)[주3]」을 종합적으로 진단해서 투약조건을 결정하는 것이 필요하다.

주2) 『금궤요략』에는 「병자복만(病者腹滿) 안지불통위허(按之不痛爲虛) 통자위실(痛者爲實)……」과 같이 복진(腹診)에 의해 「허실(虛實)」을 변별(辨別)하고, 실증(實證)에는 「안지심하만통자(按之心下滿痛者) 차위실야 당하지(此爲實也當下之) 의대시호탕(宜大柴胡湯)」과 같이 대황지실제(청열사하제)를 사용하는 것이 기록되어 있다. 이 경우의 「허실(虛實)」은 병리(病理)의 허실(虛實)로도 체력(体力)의 허실(虛實)로도 해석할 수 있다.

주3) 『금궤요략』에는 「복만시감(腹滿時減) 복지고(復知故) 차위한당여탕약(此爲寒當與湯藥)」, 「심흉중대한통(心胸中大寒痛) 구불능음식(嘔不能飮食) 복중한(腹中寒) 상충피기(上衝皮起)출견유두족(出見有頭足) 상하통이불가촉근대건중탕주지(上下痛而不可觸近大建中湯主之)」와 같이 복통에 따른 증후군에서 병성(病性)의 「한열(寒熱)」을 변별(辨別)하고, 한증(寒證)에는 대건중탕과 같은 온약(溫藥)으로 조정하는 것이 예시(例示)되어 있다.

이 한방의학적인 증후진단이 「증(證)」이고, 일본한방의 「양실증, 허실중간증, 음허증」에 대응해서 한방처방이 분류되어 있다(그림 14-2).

한방엑기스제제 요법에서,

- 변비와 고지질혈증을 동반하는 담석증(膽石症)의 우계륵부통(右季肋部痛)을 대시호탕 합(合)인진호탕 (작약감초탕을 돈용:頓用)으로 좋아진 예[주4),2)]
- 심와부통(心窩部痛), 배부통(背部痛), 복부팽만감을 동반하는 만성 췌염환자에게 대시호탕을 주로 사용하고 연변(軟便)설사경향의 예에는 시호계지탕, 보중익기탕을 구분해서 사용한 예[3)]
- 소화관(消化管)에 힘이 없기 때문에 일어나는 복만(腹滿), 복통 및 변통부정(便通不定)에 계지가작약탕(桂枝加芍藥湯)[4)]
- 냉증이 현저한 과민성 장증후군의 복통에는 당귀사역가오수유생강탕의 응용[5)]

등 「증」진단을 고려하여 제제(製劑)를 구분해서 사용한 예가 보고되고 있다.

또, 그림 14-2에 예시한 처방군을 상복부통(심와부:心窩部, 계륵부:季肋部)과 하복부통(회맹부:回盲部, 장골와부:腸骨窩部)처럼 복통의 부위에 따라 정리한 것이 표 14-1이다.

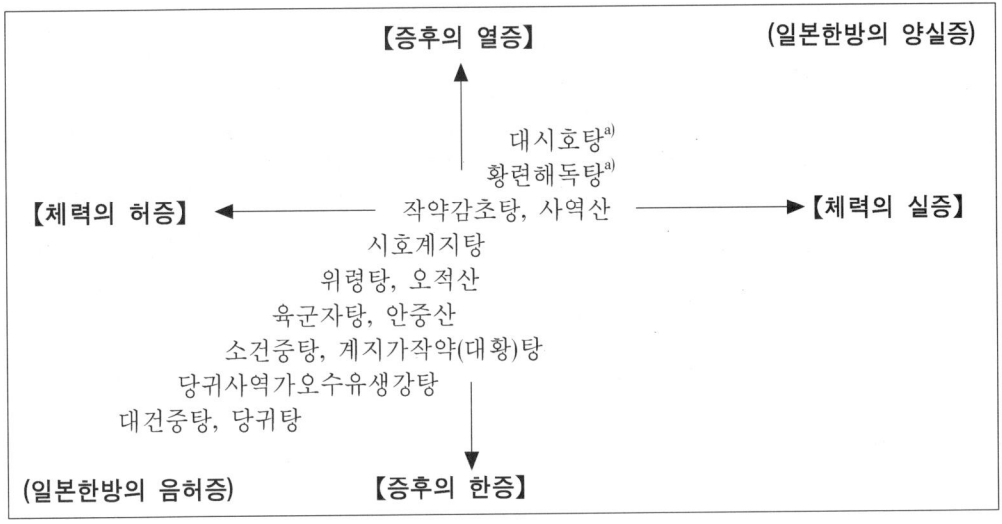

그림 14-2 복통에 사용되는 한방처방의 체력과 증후

a) 이들 처방의 적응증에 복통은 기재되지 않았지만, 위염과 위장 카타르(katar)의 적응(適応)이 있다.
◎ 생리통에는 통도산, 도핵승기탕, 계지복령환, 오적산, 당귀작약산, 가미소요산, 당귀건중탕, 온경탕 등이 사용된다.

주4) 또한, 대시호탕(大柴胡湯)은 담즙산합성(膽汁酸合成)을 촉진함과 동시에 담즙산(膽汁酸)재흡수(再吸收)를 억제하므로, 담석증(膽石症)에 유용하다는 것이 기초적으로 검토되고있다.

표 14-1 복통의 각 부위에 응용되는 한방처방

상복부통		
【체력의 실증】	대시호탕 ·················	메스꺼움, 계륵부심와부(季肋部心窩部)의 답답함, 복부팽만감
↑	사역산 ···················	계륵부(季肋部)의 답답함, 메스꺼움, 변통부정(便通不定), 초조
【허실중간증】	황련탕, 반하사심탕	심와부(心窩部)의 답답함, 통증, 메스꺼움, 복명(腹鳴)
	시호계지탕 ·············	메스꺼움, 식욕부진, 두통, 미열
↓	위령탕 ···················	메스꺼움, 설사 연변(軟便)경향, 입마름(口渴)
【체력의 허증】	당귀탕 ···················	심와부(心窩部)에서 가슴까지의 통증, 냉증
하복부통		
【체력의 실증】	도핵승기탕 ·············	냉상기증, 복부팽만감, 월경곤란증, 변비
↑	대시호탕, 방풍통성산 ···	고지질혈증(高脂質血症), 두통, 어깨 결림, 복부팽만감, 변비
【허실중간증】	온경탕 ···················	손바닥의 열감, 입마름, 사지(四肢)의 냉감, 생리불순
	당귀작약탕 ·············	빈혈경향, 현기증, 냉증, 어깨 결림, 월경곤란증
	계지가작약탕, 소건중탕 ···	변통부정(便通不定), 권태감, 복부팽만감
↓	당귀사역가오수유생강탕 ····	전신(全身)과 사지(四肢)의 냉증, 편두통, 요통증(腰痛症)
【체력의 허증】	대건중탕 ·················	냉증, 복부팽만감, 장(腸)의 연동불안(蠕動不安), 권태감

◎ 작약감초탕(芍藥甘草湯)은 복통의 부위(部位)와 체력의 허실, 증후의 한열(寒熱)에 관계없이 각종 방제(方劑)와 합방(合方)해서 돈용(頓用)으로 사용된다.

◎ 안중산(安中散)도 복통의 부위(部位)에 관계없이 사용되고, 만성위장염과 소화성 궤양에는 시호계지탕과 병용(倂用)되고 냉증경향의 생리통에는 당귀작약산과 병용(倂用)된다.

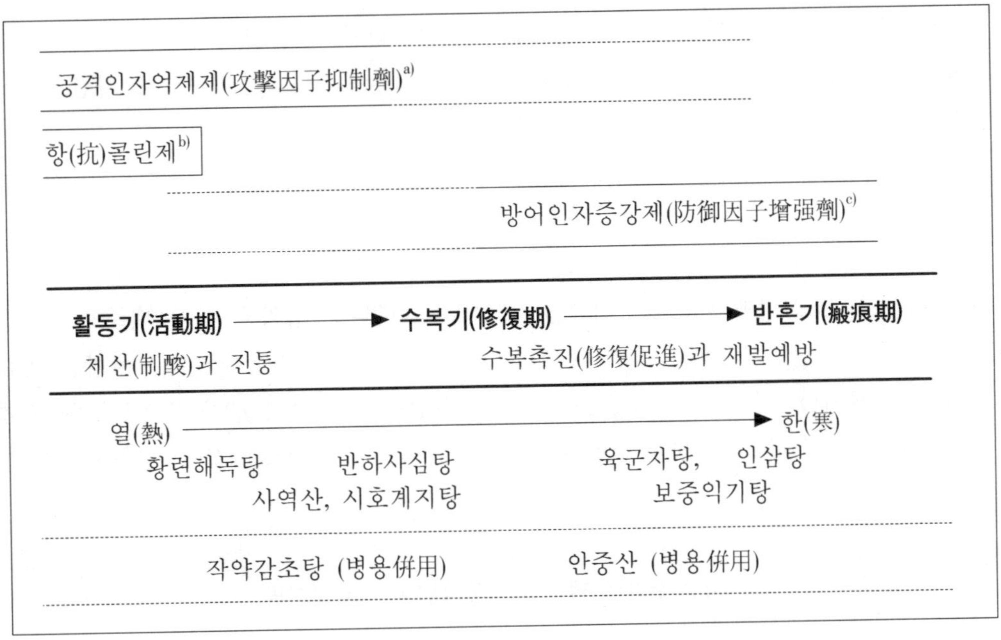

```
공격인자억제제(攻擊因子抑制劑)ᵃ⁾

항(抗)콜린제ᵇ⁾

                              방어인자증강제(防御因子增强劑)ᶜ⁾
```

활동기(活動期) →	수복기(修復期) →	반흔기(瘢痕期)
제산(制酸)과 진통	수복촉진(修復促進)과 재발예방	

```
열(熱)                                                    → 한(寒)
   황련해독탕      반하사심탕         육군자탕,   인삼탕
             사역산, 시호계지탕              보중익기탕

       작약감초탕 (병용併用)        안중산 (병용併用)
```

그림 14-3 소화성궤양의 경과와 약물요법

◎ 십이지장궤양은 공격인자(攻擊因子)를 억제하고 위궤양은 방어인자 증강에 노력하는 것이 좋다.

a) 주로 H_2수용체 길항제(受容体拮抗劑)가 사용되고 궤양기(潰瘍期)의 공격인자를 억제하는 대증요법(對症療法)은 서양약제가 확실하다

b) 항무스카린제도 대증요법(對症療法)으로 돈용(頓用)해 사용된다

c) 점액분비 촉진제, 수복촉진제(修復促進劑), 미소순환개선제(微小循環改善劑), PG제제 등이 사용된다. 수복기(修復期)와 반흔기(瘢痕期)의 방어인자를 증강하기 위해 관리의료에서는 한방제제(특히시호계지탕)를 응용할 필요가 있다.

상복부통(심와통:心窩痛)을 소화성궤양과 췌장장애[주5]로 보는 것이 많다[주6),6].

소화성궤양의 서양의학적인 약물요법에서는,…

• 활동기 (궤양기)는 공격인자억제제와 대증약(對症藥)으로서 진경진통제(鎭痙鎭痛劑)가 사용되고,··

• 수복기(修復期)에서 반흔기(瘢痕期)에서는 방어인자를 증강하는 약제…가 사용되고있다(그림 14-3).

주5) 술을 마시거나, 지방식(脂肪食)을 먹으면 복부의 통증과 메스꺼움, 설사 등의 불쾌감을 느끼고 또, 때때로 둔통(鈍痛), 복부에서 배부(背部)로의 방사통(放射痛)을 호소하는 상태가 만성췌염의 주증상(主症狀)이다. 여기에는 단백분해효소 저해제(FOY)가 사용되고 있는데, 한방에서는 체력의 실증(實證)에서 허증(虛證)에 따라, 대시호탕, 반하사심탕, 사역산, 시호계지탕, 시작육군자탕(柴芍六君子湯), 육군자탕, 안중산 등의 적응된다.

주6) 또한 상복부통(上腹部痛)의 특수한 예로서 협심증양(狹心症樣)의 심와부동통(心窩部疼痛)에 사역산과 당귀탕을 사용하여 유용(有用)한 증례(症例)가 보고되어 있다.

이 경과(經過)에 따른 약물요법을 전통의료의 증후진단과 대비하면,

- 활동기의 점막국소(粘膜局所) 병변(病変)은 「열증(熱證)」으로 생각되므로 황련, 황금, 황백이 배제(配劑)된 황련해독탕[7]과 같은 「청열제(淸熱劑)」의 적응이고,
- 수복기(修復期)와 반흔기(瘢痕期)는 「열증(熱證)」이 경감(輕減)한 「한증(寒證)」경향이기 때문에, 황금과 시호의 「한성(寒性)」을 인삼, 감초, 대조, 작약 등으로 완화한 사역산 [주7),8,9]과 시호계지탕[10,11] (합:合, 안중산[주8)]), 육군자탕[12]의 적응이라고 생각된다.

현대의료에서 소화성궤양의 활동기에는 한방제제보다도 서양약제 쪽이 대증효과(對症效果)는 확실하고 한방제제의 주요한 수비범위는 수복(修復)을 촉진하고 재발예방을 목표로 한 관리의료이다. 이때의 주방(主方)은 시호계지탕이고, 본방(本方)은 임상보고와 함께 위점막방어능(胃粘膜防御能) 증강제(增强劑)에 해당하는 것이 기초적으로 밝혀져 있다[13] (표 14-2).

표 14-2 소화성 궤양의 약물요법과 시호계지탕

		시호계지탕
• 향정신약(向精神藥)		
• 공격인자억제제		
제산제(制酸劑)	도그마틸, 하이젯트	시호, 인삼, 계피 : 진정(鎭靜)작용
H₂수용체 길항제(受容体拮抗劑)	알미겔, 나시트	: 산분비(酸分泌) 억제작용
	타가멧트, 가스터, 잔탁	
항코린제		
항가스트린제	부스코판, 코란틸	
항무스카린제	우가론, 브로미드, 세크레판	
항펩신제	가스토로제핀	: 펩신분비억제 작용
HCO₃분비촉진제	알사르민	
	세크레판	
• 방어인자증강(防御因子增强)		
점액분비촉진제		
수복촉진제(修復促進劑)	캐베딘U, 글루민	감초(FM₁₀₀) : 점막수복촉진작용
미소순환개선제(微小循環改善劑)	솔코세릴, 게파닐, PLP	인삼 : 점막혈류증가작용
PG제제	울그트, 노이엘, 솔파르콘	시호, 황금 : 내인성(內因性)PG증가작용
	로노크, 아로카	

◎ 시호계지탕에는 미스테아민 궤양억제작용(펩신분비억제작용) : 가스트린 자극하의 위분비(胃分泌)억제 작용 : 인도메타신(Indometacin)의 위혈액량저하(胃血液量低下)에 대한 길항(拮抗)작용 : 수침구속에 의한 위점막혈류(胃粘膜血流)와 PGE₂의 저하(低下)에 길항(拮抗)하는 작용이 있는 것이 밝혀졌다. 이와 같이

주7) 또한 사역산은 육군자탕과 합방(合方)함에 따라 시작육군자탕(柴芍六君子湯)의 방의에 접근할 수 있다.

주8) 시호계지탕은 경험적으로 모려(牡蠣)와 회향(茴香)이 가미되어 있고 (일동의지:日東醫誌, 7, 10~14, 1956), 엑기스제제에서는 시호계지탕합(合)안중산으로 하면 이 방의(方意)에 접근할 수 있다. 또 시호계지탕가(加)오수유회향이라는 가미방(加味方)은 시호계지탕합(合)오수유생강탕으로 대용할 수 있다.

시호계지탕은 공격인자를 억제하는 약리작용을 갖는데 임상응용(臨床応用)시에는 방어인자증강제(보기제)와 궤양기질에 대한 향정신약(이기제)에 해당하는 재발예방·수복촉진제(修復促進劑)라고 생각하고 사용하는 것이 현실적이다.

◎ 방어인자증강제(防御因子增強劑)에는 FM₁₀₀, (아스패론), 프라우노틀(케르낙, 마온), 소패르콘(소론), 태반추출물(인터세린, PLP), 소(牛)혈액추출물(셀릴, 솔코세릴) 등 천연소재(天然素材)에 유래(由來)하는 것도 많다.

수술후 증후군(症候群)에 따른 복통에는 당귀사역가오수유생강탕[14]과 대건중탕[15]이 활용되고 있다. 그리고 수술후의, …·권태감등 체력 저하와 면역력의 회복을 목표로 해서 소시호탕, 보중익기탕[16], 십전대보탕[17~19]··간 기능장애에 소시호탕[20~22]···다수소(多愁訴)의 경감(輕減)을 위해서는 가미소요산[23]···등 각종 수술후 수소(愁訴)[24]에 따라 처방이 구분되어 사용되고 있다(표 14-3).

이와 같이 수술후의 삶의 질을 높이기 위해 한방엑기스제제를 활용하는 것은 현대의료에서 한방제제의 중요한 영역이다.

표 14-3 술후증후군(術後症候群)을 경감(輕減)하기 위한 한방제제

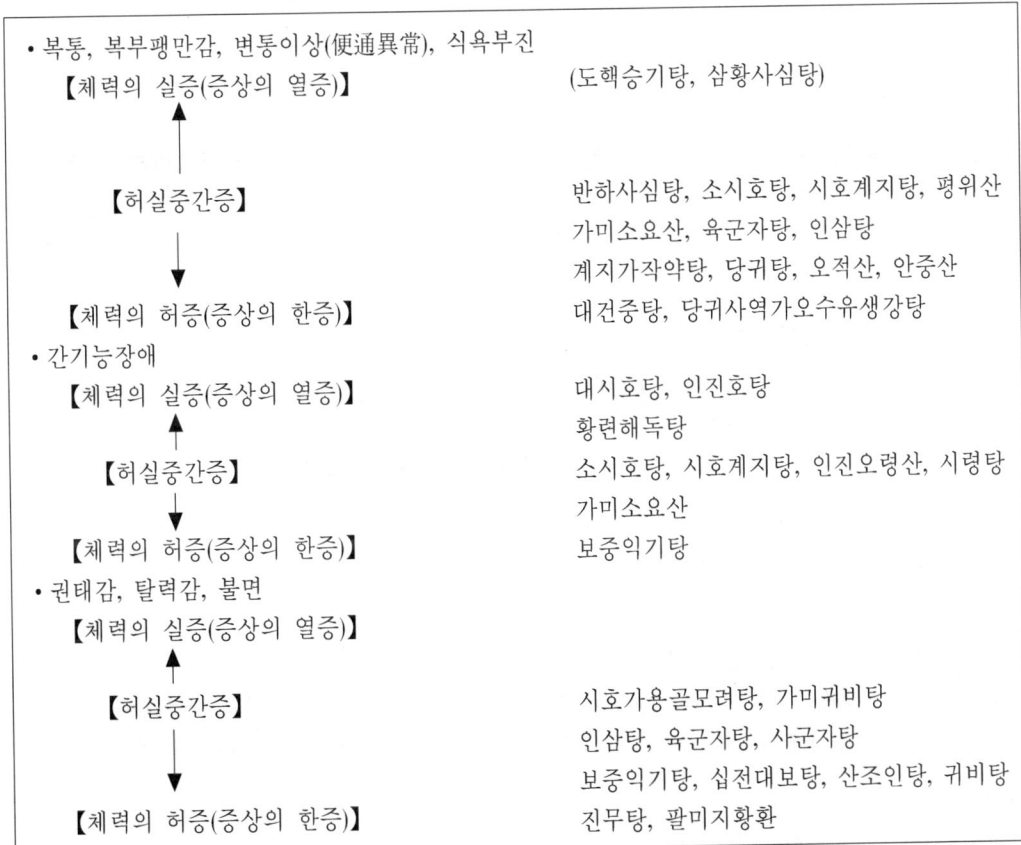

• 복통, 복부팽만감, 변통이상(便通異常), 식욕부진	
【체력의 실증(증상의 열증)】	(도핵승기탕, 삼황사심탕)
【허실중간증】	반하사심탕, 소시호탕, 시호계지탕, 평위산 가미소요산, 육군자탕, 인삼탕 계지가작약탕, 당귀탕, 오적산, 안중산
【체력의 허증(증상의 한증)】	대건중탕, 당귀사역가오수유생강탕
• 간기능장애	
【체력의 실증(증상의 열증)】	대시호탕, 인진호탕 황련해독탕
【허실중간증】	소시호탕, 시호계지탕, 인진오령산, 시령탕 가미소요산
【체력의 허증(증상의 한증)】	보중익기탕
• 권태감, 탈력감, 불면	
【체력의 실증(증상의 열증)】	
【허실중간증】	시호가용골모려탕, 가미귀비탕 인삼탕, 육군자탕, 사군자탕 보중익기탕, 십전대보탕, 산조인탕, 귀비탕
【체력의 허증(증상의 한증)】	진무탕, 팔미지황환

하복부통(下腹部痛)으로 복부팽만감을 동반할 경우에도,

- 대승기탕, 대시호탕, 도핵승기탕과 같은 대황(大黃), 지실(枳實), 망초(芒硝)를 주약(主藥)으로 하는 「청열사하제(淸熱瀉下劑)」(일본한방의 양실증 : 그림 14-2의 제1 분면의 처방군)를 사용하는 증례(症例)와
- 계지가(加)작약탕, 소건중탕, 대건중탕과 같은 감초, 건강(乾薑), 산초(山椒)를 주약(主藥)으로 하는 「온리거한제(溫裏祛寒劑)」(일본한방의 음허증 : 그림 14-2의 제3 분면)를 사용하는 증례(症例)

를 변별(辨別)해서 처방을 운용하는 것이 일본한방의 「방제변증(方劑辨證)」의 응용이다. 또한, 과민성 장증후군의 하복부통(下腹部痛)과 복부팽만감도 한방제제의 유용한 영역인데 이들은 다음 장(章)에서 정리하기로 한다.

이상과 같이 복통의 개선에 사용되는 처방에는 작약감초탕[25,26]을 비롯하여 시호계지탕, 계지가(加)작약탕 등 작약(과 감초)이 배제(配劑)된 것이 많다(그림 14-4).

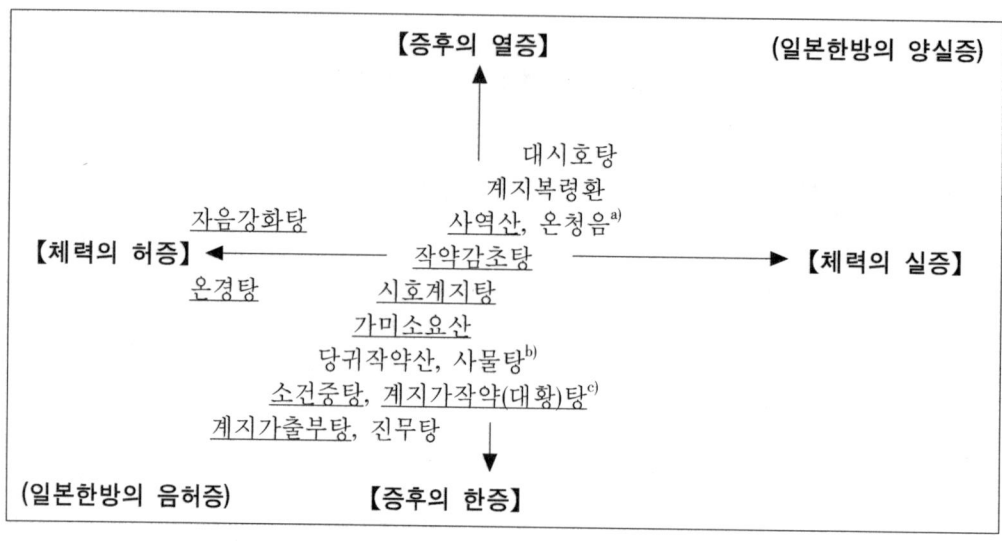

그림 14-4 작약 배제처방의 증후와 체력

__는 작약과 감초를 함께 배제(配劑)하는 처방이다.

a) 형개연교탕, 시호청간탕, 오림산도 관련처방이다.

b) 궁귀교애탕, 당귀음자, 칠물강하탕, 소경활혈탕도 관련처방이다.

c) 당귀사역가오수유생강탕, 오적산도 관련방제이다.

◎ 이 그림은 잡병계질환에 사용하는 처방을 주로 했기 때문에 계지탕, 갈근탕, 갈근탕가천궁신이, 소청룡탕, 승마갈근탕(升麻葛根湯) 등 주로 상한계질환의 초기(太陽病期)에 사용하는 처방은 생략했다.

표 14-4 작약(芍藥) (Shaoyao, Paeoniae Radix)의 규격, 약능, 약리

약전(1989년)	: 백작(白芍) *Paeonia lactiflora* PALL.의 건조근(乾燥根)
	: 적작(赤芍) *P. lactiflora* PALL., *P. veitch* LYNCH의 건조근(乾燥根)
JP. XI	: *Paeonia lactiflora* PALLAS .또는 기타 근연(近緣)식물 (Paeoniaceae)의 뿌리 현재 일본에서 사용되고 있는 작약은 奈良(나라), 北海道(홋카이도), 新潟(니이가타), 長野(나가노)의 재배품이 주체이고 한국, 북한으로부터의 수입품도 있다. 이들은 중약(中藥)의 백작(白芍)에 해당하는 것이다. 중국의 적작(赤芍)은 일본국방(局方)에 적합하지 않으므로 의료용 한방제제에 사용되는 것은 없다.

신농본초경	: 미고평(味苦平) 주사기복통(主邪氣腹痛) 제혈비(除血脾) 파견적한열산가(破堅積寒熱疝瘕) 지통(止痛) 이소변(利小便) 익기(益氣)
중의학	: (백작) 고산미한(苦酸微寒) 평간지통(平肝止痛) 양혈조경(養血調經) 렴음지한(斂陰止汗) (『약전(藥典)』)
	(적작) 고미한(苦微寒) 청열양혈(淸熱涼血) 산어지통(散瘀止痛) (『약전(藥典)』)
일본한방	: 주치결실이구련야(主治結實而拘攣也) 방치복통(旁治腹痛) 두통(頭痛) 신체불인(身体不仁) 동통(疼痛) 복만(腹滿) 해역(咳逆) 설사(下痢) 종농(腫膿)(『약징(藥徵)』)

약 능(藥 能)	약 리(藥 理)
지통(止痛) (복통)	초산(酢酸) writhing억제
시호계지탕, 사역산, 작약감초탕	진경(鎭痙)진통작용 (paeoniflorin)
소건중탕, 계지가작약탕, 오적산	소화성궤양 예방작용
계지복령환, 가미소요산, 온경탕	
당귀작약산, 사물탕, 소경활혈탕	
계지가출부탕, 대방풍탕, 팔미지황환	
(복만(腹滿))	
대시호탕, 방풍통성산	
마자인환(麻子仁丸), 계지가작약대황탕	
소건중탕, 계지가작약탕, 당귀탕	
양혈조경(養血調經)	자궁운동항진(亢進)작용
계지복령환, 가미소요산, 온청음	말초혈관확장작용
온경탕, 소경활혈탕	
당귀작약산, 당귀건중탕, 당귀탕	
사물탕, 궁귀교애탕	
십전대보탕, 인삼양영탕	
	Mₒ탐식능 항진(貪食能 亢進)작용
갈근탕가천궁신이	농양(膿瘍)억제작용
방풍통성산, 대시호탕	
배농산급탕(排膿散及湯), 형개연교탕, 시호청간탕, 오림산	
	항알레르기작용
소청룡탕	I형(PCA반응, 탈과립억제)
형개연교탕, 시호청간탕, 온청음	IV형 (접촉피부염)

시호계지탕

─────────────────── 아쥬팬트(adjuvant)관절염 억제작용

의이인탕, 계지복령환
소경활혈탕, 오적산, 당귀작약산
계지가출부탕, 대방풍탕, 팔미지황환

─────────────────── 혈청(血淸)BUN저하작용

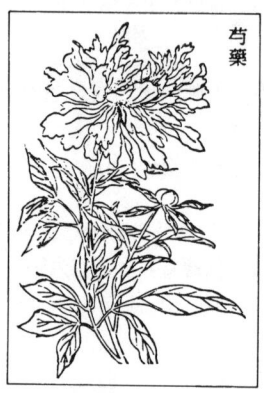

芍藥

『식물명실도고』(오기준, 청대 1848년)에
그려진 작약(芍藥)그림

paeoniflorin   paeonon   paeoniflorigenone

그림 14-5 작약의 활성성분

이들 이외에 혈중요소(血中尿素)질소 (BUN)의 저하(低下)에 관여하는 성분으로서 galloyl기의 결합 수 (結合數)가 다른 galloylglucose류가 단리(單離)되고 있다.

작약(芍藥)에는 백작(白芍)과 적작(赤芍)의 2종이 있는데, 일본에서 엑기스제제에 사용되고 있는 것은 중약(中藥)의 백작(白芍)에 해당하는 것뿐이다(표 14-4). 작약(芍藥)의 활성성분(그림 14-5)과 약리작용은 진경진통(鎭痙鎭痛)작용을 비롯하여 계속 밝혀지고 있고, 작약(芍藥)과 감초(甘草)의 병용(倂用)효과도 약리학적으로 해석되고 있다[27~29].

복통에 있어서의 전통의료의 병리

복통을 동반하는 증후에서 상정되는 전통의료의 병리에는 「기체(氣滯)」와 「기허(氣虛)」 및 「혈어(血瘀)」가 있다.

「기체(氣滯) (간기울결)」는 복부팽만감, 메스꺼움, 탄산(呑酸), 식욕부진, 복명(腹鳴) 등에서 상정되는 실증병리(實證病理)이고 이들 증상은 정신적인 스트레스로 더 악화된다. 「기체(氣滯)」 와 함께 안면홍조, 입마름(口渴), 입냄새(口臭), 구내염(口內炎) 등 열증(습열증) 증후를 동반하는 경우에는,

• 대승기탕, 통도산, 도핵승기탕, 대시호탕, … •구미빈랑탕(九味檳榔湯), 마자인환(麻子仁丸), 윤장탕(潤腸湯)…이 체력에 따라 구분 지어 사용된다[주9]. 또 사역산, 시호가용골모려탕, 시호계지탕, 가미소요산, 평위산, 위령탕, 복령음, 육군자탕 등도 이기(理氣)의 효능이 있는 방제(方劑)이다. 이들 중에서 시호가(加)용골모려탕은 신경증 경향의 담도(膽道) 디스키네지의 복통에 유효하다는 치험보고(治驗報告)[30]가 있고, 이것은 이기(理氣)라는 약능의 응용예(例)로서 흥미롭다.

「기허(氣虛)」의 복통에는 식욕부진, 권태감, 사지(四肢)의 냉감, 이상변(泥狀便)을 동반하고 차가워지면 더 악화되는 한증증후(寒證症候)[주10]를 동반하는 일이 많다.

이들 증후는, … •대건중탕, 소건중탕 및 당귀건중탕, 계지가작약탕의 적응이고 •당귀사역가오수유생강탕, 안중산, 당귀탕, 오적산…도 관련하는 보기거한제(補氣祛寒劑)로서 사용된다.

「혈어(血瘀)」의 복통은 완고(頑固)한 고정성(固定性)월경통으로 인식된다.

여기에는, … •통도산, 도핵승기탕, 대황목단피탕, •온청음, 계지복령환, •온경탕, 당귀작약산, 당귀건중탕…이 체내(体內)의 「허실(虛實)」과 증후의 「한열(寒熱)」에 따라 구분하여 사용된다.

── 참고문헌

1) 沖永功太, 宮澤幸久 : 복통. 의학의 변천, 138(9), 601~605 (1986)

주9) 이들 중에서 통도산, 도핵승기탕은 「기체(氣滯)와 혈어(血瘀)」에 대한 이기활혈제(理氣活血劑)이고 마자인환(麻子仁丸)과 윤장탕(潤腸湯)은 「음허(陰虛)의 가열증(仮熱證)과 기체(氣滯)」에 대한 이기보음제(理氣補陰劑)이다.

주10) 증상의 한열(寒熱)은 이상변(泥狀便), 설사 후 냉증을 동반하는 것이 「한증(寒證)」, 대변(大便)이 단단하고 변비일 경우는 「열증(熱證)」이다. 「한증(寒證)」에는 기허가 주인(主因)인 「병리(病理)의 허증(虛證)」과 기허(氣虛)가 있는 개체(個体)에 한사(寒邪)가 침입한 「병리(病理)의 허실(虛實)」을 동반하는 한증(寒證)으로 구분되지만, 치방(治方)은 유사하다.

2) 田澤寬子 : 담석증의 치험 예. 현대동양의학, 8(1, 임증), 64~65(1987)

   T. Miyada, H. Ogino, H. Okuda : Effects of Daisaikoto extract on the biliary constituents
   in mice and rats Agr. Biol. Chem., 52(8), 2065~2069 (1988)

3) 舟越顯博 : 만성췌염 환자에 있어서의 대시호탕 및 시호계지탕, 보중익기탕의 임상효과.
   임상(臨牀)과 연구, 63(2), 580~585 (1986)

4) 中川良隆 : 계지가작약탕의 치험(治驗). 신약과 임상, 26(7), 1381~1384(1977)

5) 三浦於菟 : 과민성 대장증에 대한 한방약의 치료경험과 그 동양의학적 고찰. 한방의학, 7(4),
   7~16 (1983)

6) 伊藤嘉紀 : 사역산 타입으로 보이는 의원성 협심증(醫原性 狹心症). 현대동양의학, 6(1, 임
   증), 23~25 (1985)

   矢部 作 : 협심증(狹心症)형태 동통(疼痛)에 대한 당귀탕의 사용경험. 한방진료, 6(5), 31~33
   (1987)

7) 水野修一 : 소화성 궤양에 대한 한방치료의 역할. 현대의료학, 2(1), 35~42(1986)

8) 水野修一, 原敬二郎, 武田省吾 외 : 사역산 엑기스과립에 의한 위궤양 치료. 한방의학, 11(3),
   26~30 (1987)

9) 原敬二郎 : 노인의 위십이지장 궤양의 사역산합(合)육군자탕 엑기스제에 의한 치료. 현대
   동양의학, 6(1, 임증), 82~84 (1985)

10) 中村欣一, 志賀知之, 市川英幸 : 소화성 궤양에 대한 시호계지탕, 사역산의 임상효과에 대
    해서. 한방의학, 9(1), 15~19 (1985)

11) 石川 誠, 高橋恒男, 中村東一郎 : 소화성 궤양의 재발방지. 치료, 71(8), 1711~1718 (1989)

12) 澤田 豊 : 위장과영역에 있어서의 사군자탕, 육군자탕의 사용경험. 한방 진료, 2(6), 42~44
    (1982)

13) 鎌田悌輔, 小林絢三 : 화한약의 위점막 방어능(防御能)에 대한 효과. 한방의학, 9(10), 26~
    28 (1985)

14) 吉田 著 : 당귀사역가오수유생강탕의 사용경험―특히 개복 수술후의 고통치료를 중심으로
    서―. 진료와 신약, 19(5), 1193~1199 (1982)

15) 森田 隆, 家近 浩, 本田直利 : 산부인과 개복 수술에 있어서의 대건중탕의 응용, 특히 배
    (排)가스 촉진효과에 대해서. 산과와 부인과, 51(7), 1095~1099 (1984)

16) 村田和武, 鄭 爲堯 : 수술후환자의 수소(愁訴)에 대한 한방제제의 개선 효과. 진료와 신약,
    19(1), 147~156 (1982)

17) 吳 明超, 市川弥生, 大澤政巳 외 : 산부인과 수술 후 환자에 대한 십전대보탕의 사용경험.
    산과와 부인과, 52(5), 539~544 (1985)

18) 黑川胤臣, 今井 順, 玉熊正悅 : 위암 수술 후에 있어서의 십전대보탕의 면역학적 검토.

Current Therapy, 6(12), 1703~1706 (1988)

19) 岡本 堯, 本橋久彦, 武宮省治 외 : 소화기암 수술후에 미치는 십전대보탕의 영향에 대해서. 암과 화학요법, 16(4), 1533~1537 (1989)

20) 竹內眞一, 渡辺岩雄 : 외과 영역에 있어서의 한방제제의 적응—특히 수술후 간장애에 대한 소시호탕 투여의 의의에 대해서. 외과진료, 26(3), 401~406 (1985)

21) 北出文男, 大澤 直, 岡田勝彦 외 : 수술후 간장애에 대한 시호제의 사용경험. 외과진료, 22(2), 249~253 (1981)

22) 村田悅男, 上村邦紀, 垣內正典 외 : 수술후 간장애에 대한 한방치료. Prog. Med., 9, 569~574 (1989)

23) 山田知之, 白水充典, 馬場常賢 외 : 갱년기장애 및 수술후 부정수소에 대 한 가미소요산의 사용효과. 산부인과의 세계, 35(7), 729~733 (1983)

24) 李 思元 : 수술후 소화기 부정수소(不定愁訴), Prog. Med., 9, 577~579(1989)

25) 田辺泰登 : 원인불명의 난치성 산통(疝痛)발작을 반복한 증례(症例)의 한방 제제의 사용경험. 한방진료, 2(4), 60~61 (1983)

26) 遠藤健次 : 요로결석(尿路結石)에 대한 저령탕(猪苓湯), 작약감초탕의 사용 경험. 한방진료, 2(6), 68~70 (1983)

27) T. Maeda, K. Shinozuka, K. Baba et al. : Effect of Shakuyaku-Kanzoh-Toh, a prescription composed of Shakuyaku and Kanzoh on guinea pig ileum. J. Pharm. Dyn., 6, 153~160 (1983)

28) M. Kimura, I. Kimura, K. Takahashi et al. : Blocking effects of blended paeoniflorin or its related compounds with glycyrrhizin on neuromuscular junction in frog and mouse. Japan. J. Pharmacol., 36, 275~282 (1984)

29) E. Sugishita, S. Amagaya, Y. Ogihara : Studies on the combination of Glycyrrhizae Radix in Shakuyaku-Kanzoh-Toh. J. Pharm. Dyn., 7, 427~435 (1984)

30) 大瀧正夫, 有地 滋, 織原夕起夫 외 : 담도(膽道)디스키네지에 있어서의 화한약치료의 임상적 검토 - 초음파담낭(膽囊)수축시험을 지표로서—. 기초와 임상, 17(8), 2675~2680 (1983)

제 15 장

변통이상을 개선하는 생약

변통이상(便通異常)

변통이상(설사, 변비, 交替性 便通)은 장관(腸管)의 기질적 병변(器質的病変)과 기능실조(機能失調)에 의한 것이 많지만, 장관(腸管)이외의 질환에 의해서도 발현(發現)되는 증후이다. 변통은 개인차가 크고, 정상상태와 병상(病狀)의 구별이 명확하지 않은 것도 많다. 인체의 폐해(弊害)는 만성적으로 변(便)의 경화(硬化)와 배변곤란, 배변간격의 지연을 동반하는 변비 쪽이 설사 보다 크다고 생각되어지고 있다.

변비 치료에는 우선, 문진(問診) 및 직장지진(直腸指診)과 신체소견에서 기질성 변비, 속발성 변비[주1]와 약제성 변비[주2]로 크게 구분하는 것이 필요하다. 이들을 제외한 만성(慢性) 기능성 변비에는 배변습관과 식사생활을 지도하면서 보조적으로 하제(下劑)를 투약한다. 또한, 이완성(弛緩性)변비와 경련성(痙攣性)변비에는 작용기서(作用機序)가 다른 하제(下劑)[주3]를 사용하게 되므로 변비의 병태(病態)를 확정하는 것이 중요하다(표 15-1).

설사는 세균바이러스 감염증에 의한 급성설사가 많고, 현대의료에서는 안정과 수분보급을 하면서 원인균(原因菌)에 따른 항생물질(抗生物質)을 투여한다. 한편, 최근에는 항생물질을 투여한 후에 장내세균총(腸內細菌叢)의 변화에 의한 설사도 인정되고 있다. 이와

주1) 신경정신질환(울병, 뇌혈관장애, Parkinson증), 내분비 대사질환(갑상선 기능저하증, 저칼륨혈증)에 따른 변비

주2) 마약성 약제(모르핀, 코데인), 항콜린제(아트로핀), 강압이뇨제(降壓利尿劑), 삼환성 항울제(三環性 抗鬱劑)의 투여에 따른 변비 등이 있다.

주3) 이완성(弛緩性) 변비에는 신경총(神經叢)의 아세틸콜린을 유리(遊離)시켜서 소화관 운동을 부활하는 약제(cisapride)가 사용되지만, 경련성(痙攣性)변비에는 역(逆)으로 3급 아민(amine)의 항콜린제(pipethanate)가 사용된다. 또, 과민성 장증후군의 설사형에는 4급 아민(amine)의 항콜린제(mepenzolate)가 사용되므로 병태분류(病態分類)는 중요하다.

같은 때에는 정장제에 해당하는 한방제제(반하사심탕과 인삼탕류?)의 병용도 유용하다.

만성설사에도 만성 감염증과 위(胃), 췌(膵), 간(肝), 담도계질환(膽道系疾患), 내분비계(內分泌系) 질환 및 약제성(藥劑性) 등 많은 원인이 있으므로 먼저, 원인규명과 거기에 따른 원인요법이 필수이다. 대증요법(對症療法)으로서는 정장제(整腸劑), 수렴제(收斂制) 등이 사용되고[1], 한방제제도 그 일환으로서 응용할 수 있다.

한방제제요법에서 적응이 되는 변통이상은, …

- 노인과 허약아(虛弱兒)의 소화기 증상, ‥
- 과민성 장증후군(IBS)의 변비, 설사, 교체변(交替便), ‥
- 폭음폭식 및 냉방병과 더위를 먹은 데 따른 설사… 등 기능성(機能性) 경우이다[주4),2].

표 15-1 한방제제의 적응이 되는 기능성 변비증과 조정약제의 비교

• 이완성변비(弛緩性便秘)〔복부팽만감〕	염류(塩類)설사(MgO) ⋯⋯⋯⋯⋯ 망초제(芒硝劑)	
	침윤성 설사(소르벤)	
	자극성 설사(프르세니드)[a] ⋯⋯⋯ 대황(지실,후박)제 (라키소페론)	
• 경련성변비(과민성 장증후군)〔좌하복부통(左下腹部痛)〕	평활근 이완제(Buscopan) ⋯⋯⋯ 작약감초배합제[b]	
	정신안정제 ⋯⋯⋯⋯⋯⋯⋯⋯ 이기제[c]	
	정장제(整腸劑) (래크B) ⋯⋯⋯ (반하사심탕)[d]	

◎ 변비에는, 변의(便意)를 억제하지 않고 규칙적인 배변습관, 적당한 휴양과 운동을 지도하는 것이 기본이고, 이완성(弛緩性) 변비에는 섬유가 많은 난소화물(難消化物)을 권장하고, 경련성(痙攣性)변비에는 불소화잔사(不消化殘渣)가 적은 이소화물(易消化物)을 많이 먹도록 지도한다.

a) 풀세니드는 센나(senna)잎의 유효성분(sennosideA, B)을 주성분으로 하며, 이 성분은 대황(大黃)에도 포함되어 있다. 한편, 안트라키논성하제(下劑)인 danthron을 동물에 대량투여하면 암을 일으킬 의심이 있기 때문에 발매중지가 되어있다.

b) 계지가작약탕, 계지가작약대황탕, 소건중탕, 황기건중탕, 당귀건중탕 등의 작약(芍藥)과 감초(甘草)가 배제된 건중탕류(建中湯類)가 주로 사용된다.

c) 사역산과 가미소요산등 이기약(理氣藥)인 시호가 배제된 처방이 사용된다.

d) 반하사심탕에 포함되는 berberine은 그 항균작용에 의해 장내세균총(腸內細菌叢)을 변화시킨다고 생각된다.

주4) 또한, 최근에는 궤양성 대장염과 크론병이라는 난병(難病)에도 한방제제가 응용되고 있다.

변비에 사용되는 생약과 처방

한방요법에서는 서양의학의 이완성(弛緩性), 경련성(痙攣性) 변비라는 병태분류(病態分類)는 없지만 전신증후(全身症候)와 체력에서,

- 복부팽만감과 고지질혈증을 동반하는 (이완성 변비에 해당)변비증에는 대황, 망초, 지실을 주약(主藥)으로 하는 방제군(方劑群) (그림 15-1의 제 1분면의 처방)
- 노인성의 복력(腹力)이 저하된 배변 곤란 변비증에는 마자인(麻子仁), 당귀, 지황을 주약으로 하는 완하제인 윤장탕과 마자인환(麻子仁丸)
- 변의(便意)가 강한 체력 저하자(低下者)의 (경련성 변비에 해당한다) 변비증(무지근한 배:腹)에는 작약, 감초와 교이(膠飴)[주5]를 배제한 방제군(그림 15-1의 제 3분면의 처방)이 사용되고 있었다[주6),3].

대황(大黃)배제처방[4~6] (그림 15-2)을 변비증(특히 이완성 변비)에 사용하는 것은 서양의학에서 센나(senna), 알로에, 카스카라사그라다 등에서 단리정제(單離精製)한 anthraquinone제제를 사용하는 것과 같다.

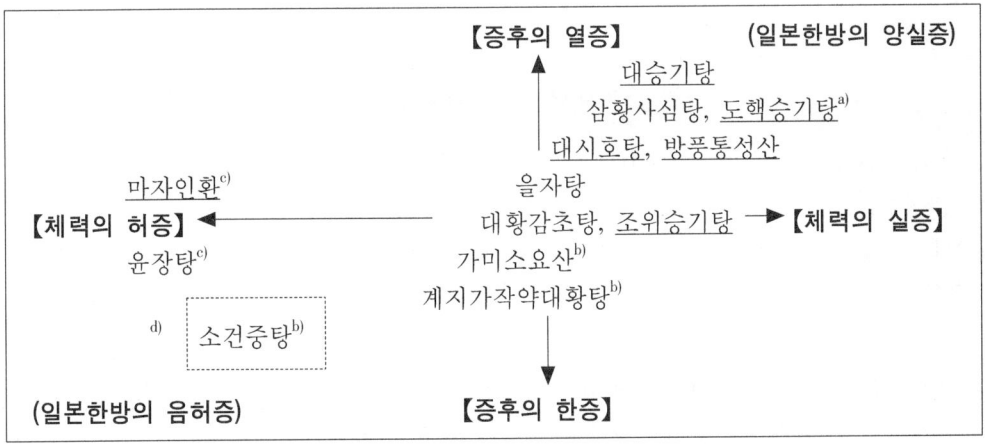

그림 15-1 변비증에 사용되는 한방처방의 증후와 체력

◎ 밑줄 그은 처방은 대황, 망초, 지실(大黃芒硝枳實)을 주약으로 하는 처방(대황제, 승기탕류)이다.

주5) 교이(膠飴)는 찐쌀에 맥아(麥芽)를 넣어 당화(糖化)한 것을 연고(軟膏)상태와 단단한 덩어리로 한 맥아당(麥芽糖)이고, 말츠엑기스에 해당하는 것이다. 중의학에서는 「보중완통(補中緩痛)」이라는 약능이 있는 보기약(補氣藥)으로 분류되어 있다. 의료용 한방제제는 분말이(粉末飴)로 대용되고 있다. 교이(膠飴)를 배제한 건중탕류는 엑기스분(分)이 많고 하루용량이 많아지므로 투약전에 그것을 설명해 둘 필요가 있다.

주6) 최근에는 위투시(胃透視) 바륨 복용자의 배변(排便)에 대해서, 체력의 정도에 따라 조위승기탕(調胃承氣湯)과 계지가 작약대황탕을 구분지어 사용하는 예(例)가 보고되고 있다.

a) 복진(腹診)에 있어서 좌장골와(左腸骨窩)부근(하행결장:下行結腸) 압통에는 도핵승기탕을, 우장골와(右腸骨窩)부근(상행결장:上行結腸)압통에는 대황목단피탕을 사용한다.

b) 이들 작약감초를 주약(主藥)으로 하는 처방은 과민성 장증후군의 변비형(便秘型)과 같은 경련성(痙攣性)변비에도 사용된다.

c) 피부고조(皮膚枯燥), 입 마름(口渴), 발바닥의 열감(熱感) 등 중의학의 「음허(陰虛)」의 병리에 바탕을 둔 증후(가열증)를 동반하는 노인성 만성변비증에 사용된다.

d) 이 영역(일본한방의 음허증)의 변비에는 대황을 주약(主藥)으로 한 사하제(瀉下劑)를 장기적으로 사용하는 일은 드물다. 전신상태(全身狀態)의 조정(調整)의 결과로서 변통(便通)을 개선하는 것을 목표로 한 처방(일본한방의 온보제:溫補劑)이 사용된다.

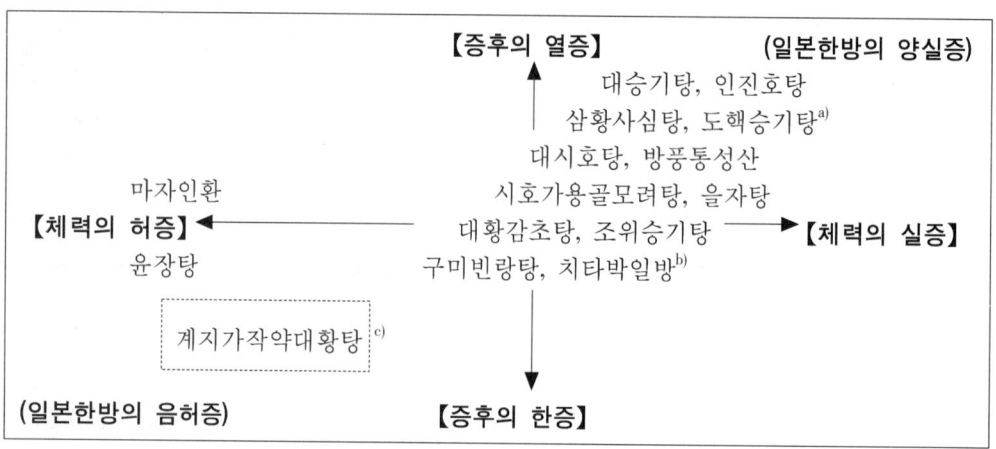

그림 15-2 대황 배제처방의 증후와 체력

a) 통도산, 대황목단피탕도 관련처방이다.

b) 치두창일방(治頭瘡一方)도 허실중간증에 사용되는 대황배합제(大黃配合劑)이다.

c) 일본한방의 음허증에는 대황을 주약(主藥)으로 하는 방제를 사용하는 것은 드물고, 말츠엑기스에 해당하는 교이(餃飴)가 배제된 건중탕류(建中湯類)가 사용된다.

대황(大黃)의 anthraquinone성분(sennoside류)은 장내세균의 대사(代謝)를 받아서 사하(瀉下)작용을 발현(發現)하기 때문에 (그림 15-3)[7], 유효량을 일률적으로 정하는 것은 곤란하다. 각 환자의 장내세균총(腸內細菌叢)은 변동하므로 대황제(大黃劑) 복용후의 배변상태에 따라 복용량을 조정하는 것이 현실적이다. 사하(瀉下)작용[주7] 이외에도 대황에는 향정신(向精神)작용[주8]과 고지질혈증(高脂質血症)개선작용 및 항염증(抗炎症)작용이 있는 것도 밝

주7)『상한론과 금궤요략』에는,…•「상한발열(傷寒發熱), 한출불해(汗出不解) 심중비편(心中痞 鞭) 구토이하리자(嘔吐而下利者) 대시호탕주지(大柴胡湯主之)」…•「하리불음식자(下利 不飮食者) 유숙식야(有宿食也) 당하지선대승기탕(當下之宣大承氣湯)」과 같이 대황제를 설사상태에 사용하는 경우도 예시되어 있다. 변비만으로 대황제의 적용을 결전하지 말고 전신요법과 체력에 따른 수증요법(隨證療法)도 필요하다.

주8) 대황의 향정신작용은 대승기탕, 통도산, 인진호탕, 마자인환 등의 이기제(理氣劑)에서 발현(發現)하고 있는

혀지고 있다. 최근에는 혈중 BUN을 조정하는 작용이 있는 것도 검토되어 신부전(腎不全)으로의 응용에도 기대가 모아지고 있다[10,11].

또한 한방의학적으로 대황(大黃)은 도핵승기탕과 대황목단피탕, 통도산, 치타박일방(治打撲一方) 등의 활혈제(活血劑)의 중요한 배제생약이다(표 15-2).

sennoside A.B
(R=R′=β-o-glucopyranosyl) (glucosidase)

sennidin-8-monoglucoside
(R=β-o-glucopyranosyl)
sennidin
(R=H) (reductase)

rheinanthrone

rheinoside A (R=α-OH)
rheinoside B (R=β-OH)

그림 15-3 대황에 포함되는 사하성분(瀉下成分) (sennoside류의 장내세균에 의한 활성화)

대황의 사하(瀉下)성분 sennoside A (또는 B)는 장내세균에 의해 가수분해된 sennidin A (또는 B)와 환원시(還元時)에 10-10 ′ 가 개열(開裂)한 rhein anthrone이 되어 사하활성(瀉下活性)을 발현(發現)하는 것이 밝혀져 있다. 이 때문에 항생제를 투여하면, 장내세균총(腸內細菌叢)이 변화하여 투여전후(投與前後)에 대황(大黃)의 사하효과(瀉下效果)가 변동하는 일이 있다.

또한, 최근 대황의 새로운 사하성분(瀉下成分)으로서 rheinoside류가 밝혀져 있다.

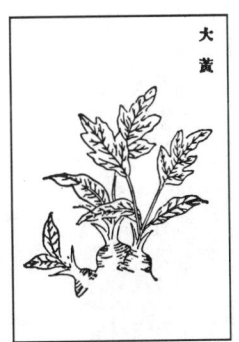

大黃

『식물명실도고』 (오기준, 청대 1848년)에 그려진 대황(大黃)그림
•이것은 Rheum속(屬)식물의 실물을 보지 않고 그린 것이라고 생각된다.

───────────

것으로 기대된다. 한편, 정신병[8]과 파킨슨병[9]은 변비를 동반하므로 이들 대황제가 사용되고 있다.

표 15-2 대황(大黃) (Dahuang. Rhei Rhizoma)의 규격, 약능, 약리

약전(1985년) : *Rheum palmatum* L. *R. tanguticum* MAXIM. ex Balf.
　　　　　　　　R. officinale BAOLL.의 건조근(乾燥根) 및 근경(根莖)

JP. XI 　　　: *Rheum palmatum* L. *R. tanguticum* MAXIMOWICZ. *R. officinale* BAILLON. *R. coreanum* NAKAI 또 그들 종간잡종(種間雜種) (Polygonaceae)의 통례(通例), 근경(根莖)이다.

> 현재 일본에서 사용되고 있는 대황은 중국으로부터의 수입품이고, 집하지(集荷地)인 사천성(四川省)의 아안(雅安)에 연관지어 아황(雅黃)이라고 부르는 것이 주체(主体)이다. 이것은 마제대황 (馬蹄大黃) (당대황, 운남대황)이라고도 하며, R. officinale에 바탕을 둔 것이다. 중국으로부터는 이 아황(雅黃)보다 중질(重質)인 금문대황(錦紋大黃) (서녕대황(西寧大黃)도 조금 수입되고 또, 북한으로부터 조선대황(朝鮮大黃)도 조금 수입되고 있다.
> 또 일본 대황으로서 홋카이도(北海道)에서 재배되는 R. coreanum계(系)의 대황도 있지만 유통량은 적다.

신농본초경 : 미고한(味苦寒) 주하어혈(主下瘀血) 혈폐한열(血閉寒熱) 파징가적취(破癥瘕積聚) 유음숙식(留飲宿食) 탕척장위(蕩滌腸胃) 추진치신(推陳致新) 통리수곡(通利水穀) 조중화식(調中化食) 안화오장(安和五臟)

중의학 　　 : 고한(苦寒), 사열통장(瀉熱通腸), 양혈해독(涼血解毒), 축어통경(逐瘀通經) (「약전(藥典)」)

일본한방 : 주통리결독야(主通利結毒也) 고능치흉만(故能治胸滿) 복만(腹滿) 복통급변폐(腹痛及便閉) 소변불리(小便不利) 방치발황(旁治發黃) 어혈(瘀血) 종농(腫膿) (「약징(藥徵)」)

약 능(藥 能)	약 리(藥 理)
사열통장(瀉熱通腸) (치흉만(治胸滿), 복만 (腹滿), 복통, 변폐(便閉)) ┄┄┄	사하(瀉下)작용(sennosides, rheinisides)
대승기탕, 통도산, 도핵승기탕	항염증작용
대시호탕, 인진호탕, 방풍통성산	카라게닌부종(浮腫)억제작용(lindleyin)
삼황사심탕	
을자탕, 조위승기탕, 대황감초탕	
마자인환, 윤장탕, 계지가작약대황탕	
(치흉만(治胸滿)) ┄┄┄┄┄	향정신작용(RG-tannin)
대승기탕, 통도산, 도핵승기탕	자발(自發)운동억제작용
대시호탕, 삼황사심탕	
시호가용골모려탕	
┄┄┄┄┄	고지질혈증(高脂質血症)개선작용
대승기탕, 통도산, 도핵승기탕	과산화지질(過酸化脂質)저하작용
대시호탕, 인진호탕, 방풍통성산	(angiotensin변환효소(変換酵素)저해작용)
삼황사심탕	
┄┄┄┄┄	혈청요소질소(BUN)저하작용
도핵승기탕	(Rhatannin)
(대황부자탕, 온비탕)	

```
양혈(涼血), 축어(逐瘀) (치어혈(治瘀血)) ············· 혈액응고억제작용(d-catechin)
   도핵승기탕, 대황목단피탕, 통도산         angiotensin변환효소(変換酵素)저해작용
   대승기탕                              항염증작용(lindleyin)
   치타박일방(治打撲一方)
(발황(發黃)                         ┌─────────────┐
                                   └─────────────┘
   대시호탕, 인진호탕
(치종농(治腫膿)) ─────────────── 항염증작용
   치두창일방(治頭瘡一方)
```

설사에 사용되는 생약과 처방

세균감염에 의한 설사에 대해서, 한방제제 요법에서는 황련해독탕과 같은 황련제가 사용되어 왔다. 세균성설사의 기서(機序) 중에는 장점막상피세포(腸粘膜上皮細胞) 안에 ATP에서 cAMP가 산생(産生)되어 Na^+의 재흡수를 저해하는 경우도 있다.

황련(黃連)과 황백(黃柏)에 함유되어 있는 berberine은, … •장내세균에 대한 항균작용[12]과 함께, ‥ •cAMP를 산생(産生)하는 adenylate cyclase를 저해한다[13]…는 것이 밝혀져 있다.

이것은 황련해독탕(黃連解毒湯)을 감염성(感染性) 설사에 사용하는 근거의 하나인데 현대의료에서는 항생물질요법이 우선된다. 비감염성 설사에 사용되는 반하사심탕과 청서익기탕(淸署益氣湯)에 배제되어 있는 황련과 황백도, berberine의 정장(整腸)작용에서 의의(意義)를 찾을 수 있다.

만성(慢性) 기능성(機能性) 설사에는 IBS 설사형(型)에 사용하는 반하사심탕, 인삼탕[14,15], 계비탕(啓脾湯) 등의 인삼제를 비롯하여 위령탕(胃苓湯)[16] 등의 복령(茯苓), 저령(猪苓), 출제(朮劑)가 사용되고 있다. 이들을 일본한방 입장에서 분류한 것이 그림 15-4이다.

과민성 장증후군(IBS)과 같이 소화기 심신증(消化器 心身症)을 동반하는 변통이상(便通異常)은, 한방제제의 효과를 기대할 수 있는 영역이다[17]. 서양의학적인 IBS 치료법은 항콜린제를 중심으로 환자의 전신상태에 따라 항불안제와 항울제(抗鬱劑), 자율신경조정제를 투약하고 있다[18]. 이와 같은 증후에 따른 치료는 중국전통의료의 증후변증(症候辨證)과 유사하다.

현대의 IBS에 대한 한방제제 요법에 있어서는,
- 설사형 : 반하사심탕[19], 인삼탕
- 변비형 : 계지가작약대황탕, 시호가용골모려탕 (가미소요산)
- 교체형 : 계지가작약탕, 소건중탕, 대건중탕, 가미소요산…

등과 같이, 변통(便通)에 따라 각종처방을 구분해서 사용하고 있다[20,21]. 이들 중에서는 계지가작약탕이 기본처방[22]이고, IBS에 사용되는 처방을 「체력의 허실(虛實)」과 「증후의 한열(寒熱)」에 바탕을 두고 분류한 것이 그림 15-5이다.

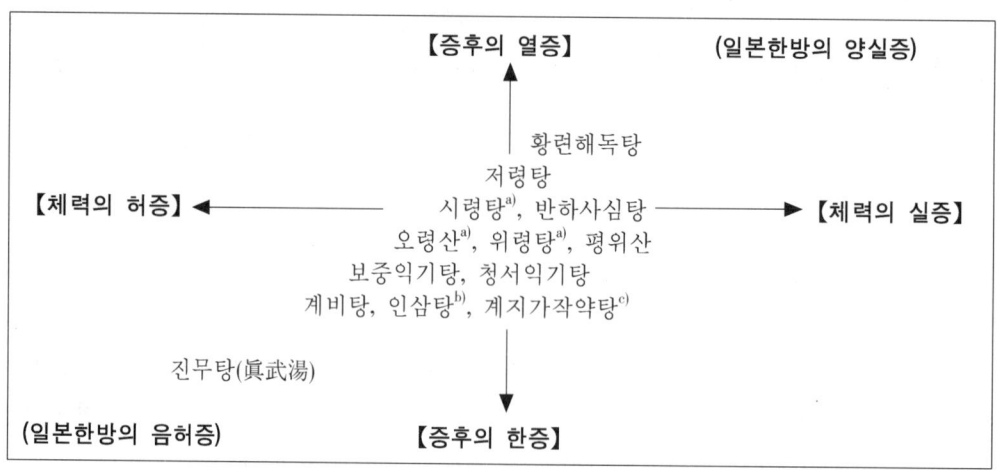

그림 15-4 설사에 사용되는 한방처방의 증후와 체력

◎ 감기 증후군의 초기설사에는 갈근탕이 사용된다.

a) 오령산과 소시호탕의 합제(合劑)가 시령탕이고, 평위산과의 합제(合劑)가 위령탕이다. 또한, 평위산은 소시호탕과 합제(合劑)되기도 한다 (시평탕:柴平湯).

b) 사군자탕, 육군자탕도 같다. 이들은 보중익기탕과 청서익기탕(淸署益氣湯)과 함께 「더위 먹은 경우」와 냉방병 설사에 사용되는 온보제(溫補劑) (보기거한제:補氣祛寒劑)이다.

c) 소건중탕과 함께 IBS의 교체변(交替便)과 경련성(痙攣性)설사에 사용된다.

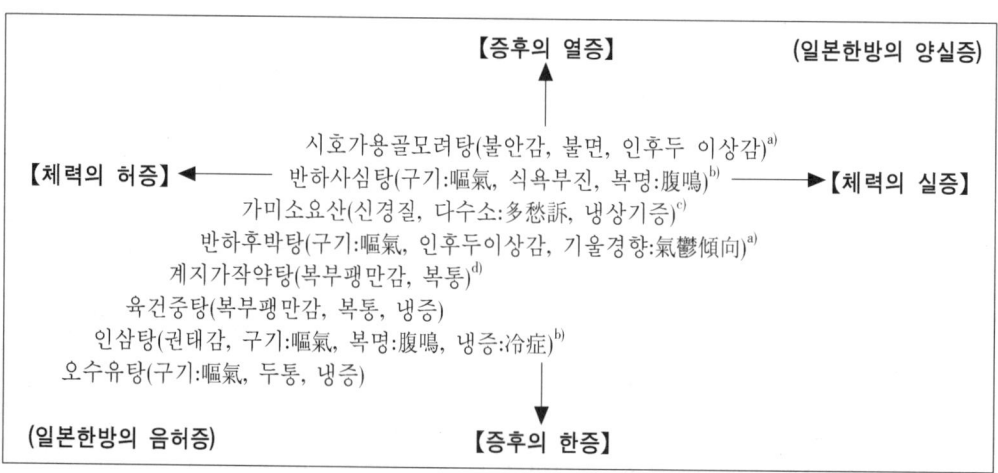

그림 15-5 과민성 장증후군에 사용되는 한방제제의 증후특징

◎ 상기처방 중에서, 변비형에는 시호가용골모려탕, 계지가작약대황탕 : 설사형에는 반하사심탕, 인삼탕, 오수유탕 : 불안정형에는 계지가작약탕, 소건중탕, 대건중탕, 가미소요산, 반하후박탕이 사용된다.

a) 항울제(抗鬱劑), 항불안제(抗不安劑)에 해당한다.

b) 정장제(整腸劑)에 해당한다.

c) 자율신경조절제에 해당한다.

d) 본방(本方)은 IBS의 기본 처방이고 관련방제로서 변비형에 사용하는 계지가작약대황탕, 불안정형(不安定型)으로 권태감을 동반할 경우에 사용하는 소건중탕이 있다. 이들은 항콜린제에 해당한다.

변통이상에 있어서의 전통의료의 병리

변비를 동반하는 증후를 전통의료의 「병리의 허실(虛實)」로 정리하면,

• 대승기탕, 대시호탕, 마자인환, 구미빈랑탕의 적응 증후군과 같이 「기체(氣滯)」가 관여하는 것과,

• 통도산, 도핵승기탕, 대황목단피탕으로 개선되는 「혈어(血瘀)(와 기체:氣滯)」가 관여하는 증후…

• 윤장탕과 같이 「혈허(血虛)와 음허(陰虛)」에 바탕을 둔 증후 (가열증)··

• 소건중탕, 계지가작약탕과 같이 「기허(氣虛)」에 관여하는 증후…

로 분류할 수 있다(표 15-3).

병리(病理)의 실증(實證) 중에서는 자율신경계의 긴장과 항진(亢進)에 의한 소화기증상 〔메스꺼움, 식욕부진, 복부와 흉부의 고민감(苦悶感)과 팽만감(膨滿感), 복명(腹鳴)〕에서 상정(想定)되는 「기체(氣滯)」에 바탕을 두는 것이 많다.

「기체(氣滯)」를 조정하기 위해서는, …

• 대승기탕과 통도산, 마자인환(麻子仁丸)과 같은 대황, 지실(枳實), 후박(厚朴)을 포함하는 이기제(理氣劑)가 주로 사용되지만,

• 가미소요산(시호)과 오적산(지실, 후박, 진피)[23]…과 같은 사하약(瀉下藥)을 포함하지 않는 이기제(理氣劑)도 변비에 사용된다.

표 15-3 변비에 사용하는 한방처방의 약능분류와 배제생약

증후의 열증(熱證)

↓

- 대승기탕(이기청열사하제:理氣淸熱瀉下劑 ; 지실, 후박 ; 대황, 망초)a)
  (흥분, 불면, 혀의 건조감, 복부팽만감, 복통)
- 통도산(이기활혈사하제:理氣活血瀉下劑 ; 지실, 후박, 진피 ; 홍화, 소목, 당귀 ; 대황, 망초)b)
  (가슴이 답답, 두통, 어깨 결림, 복부팽만감, 복통, 냉상기증, 생리불순)
- 대시호탕(이기사하제:理氣瀉下劑 ; 시호, 지실 ; 대황)c)
  (불면, 초조, 두통, 어깨 결림, 복부팽만감, 복통)

- 마자인환(麻子仁丸)(이기사하제:理氣瀉下劑 ; 지실, 후박 ; 대황, 마자인)d)
  (습관성 변비의 기본처방 ; 대승기탕을 순하게 한 처방)
- 윤장탕(보음이기사하제:補陰理氣瀉下劑 ; 지황, 당귀 ; 지실, 후박 ; 대황, 마자인)
  (입마름, 목의 건조감, 발바닥의 화끈거림, 복부팽만감, 토분변:兎糞便)

- 소건중탕(보기완하제:補氣緩下劑 ; 교이:膠飴, 감초, 대조, 작약)e)
  (권태감, 안색이 흐리다, 동계, 복통, 배와 사지의 냉:冷)

증후의 한증(寒證)

a) 삼황사심탕도 「기체(氣滯)와 리열증(裏熱證)」을 조정하는 방제이다.
b) 도핵승기탕, 대황목단피탕, 여신산도 관련방제이다.
c) 시호가용골모려탕도 관련방제이다.
d) 구미빈랑탕(九味檳榔湯)도 후박, 목향, 대황을 포함하는 「이기사하제(理氣瀉下劑)」이다.
e) 본방(本方)은 IBS의 변비ー연변교체형(軟便交替型)에도 사용된다. 계지가작약탕, 계지가작약대황탕은 본방(本方)의 유사처방(類方)이다.

지실(枳實)은 대황과 후박(및 작약)과 함께 사용되는 이기약(理氣藥)이고, 열증의 복부팽만감이 주요한 적응증후이다. 또 배농산급탕(排膿散及湯)과 형개연교탕(荊芥連翹湯)과 같이 피부질환에 사용하는 처방에도 배제되어 있다(표 15-4, 그림 15-6).

병리(病理)의 허증(虛證)이 관여하는 변비증(便秘症)에는,

- 「기허증(氣虛證)에 사용하는 소건중탕, 인삼탕, 보중익기탕주9), 팔미지황환
- 「혈허음허증(血虛陰虛證)」을 개선하는 사물탕, 자감초탕, 육미환…

과 같이 사하생약(瀉下生藥)을 배제하지 않지만 소화기계(消化器系)기능을 조정해서 결과적으로 변비증을 개선하는 처방이 사용된다.

만성설사주10)에 있어서 전통의료의 병리에는 인삼탕, 육군자탕, 계비탕(啓脾湯), 보중익

주9) 중의학에서는 삼령백출산(參苓白朮散), 사역탕(四逆湯), 보중익기탕(補中益氣湯)에 행인괄루인(杏仁括樓仁)을 가미(加味)해서 사용하고 있다.
주10) 감기 증후군에 따른 급성설사에는 「상한론」의, …•갈근탕(태양여양명합병자(太陽與陽明合病者) 필자하리

기탕, 청서익기탕(淸署益氣湯), 진무탕 등의 목표증후인 「기허증(氣虛證)[주11]과 양허증(陽虛證)」에 관여하는 것이 많다. 이들 병리의 허증(虛證)은 「한사(寒邪)와 서사(署邪)」의 침습을 받기 쉬우므로 냉방병과 더위먹음, 구토(嘔吐), 설사증[주12]에 걸리기 쉽다고 생각된다. 또 수양성(水樣性)설사와 연변(軟便)에는 「수체(水滯)와 담음(痰飮)」의 관여도 있으므로 이와 같은 경우에는

- 보기약〔인삼, 감초, 대조(大棗), 산약(山藥)〕과, ‥ •보양거한약(補陽祛寒藥)〔부자(附子), 건강(乾姜), 계피(桂皮)〕에‥ •이수화담약(利水化痰藥)〔복령(茯苓), 출(朮), 택사(澤瀉)〕…을 배합한 방제(方劑)로 관리한다.

표 15-4 지실(枳實) (Zhishi, Aurantii Pructus Immaturus)의 규격, 약능, 약리

약전(1985년)	지실(枳實) : *Citrus aurantium* L. (산등:酸橙) 및 그 재배변종(栽培変種), 또는 *C. sinensis* Osbeck (첨등:甛橙)의 건조한 유과(幼果)
	지각(枳殼) : *Citrus aurantium* L. (산등) 및 그 재배변종의 건조한 미성숙과실
JP. XI	지실(枳實) : *C. aurantium* L. var. *daidai* MAKINO (등자나무), *C. natsudaidai* HAYATA (여름밀감), *C. unshiu* MARKVICH 또는 기타 근연식물(近緣植物) (Ruteceae)의 미성숙과실(未成熟果實)을 그대로 또는 반으로 자른 것.
	┌현재 일본에서 사용되고 있는 지실(枳實)은 거의 일본산(시코꾸, 와카야마) 등자나무(橙), 여름밀감의 미숙과실(未熟果實)에 바탕을 둔 것이다. 중국산 지실(枳實)과 지각(枳殼)도 조금은 수입되고 있고 이 두└가지를 구별없이 지실로서 사용하고 있다.
신농본초경	: 미고한(味苦寒) 주대풍(主大風) 재피부중여마두고양(在皮膚中如麻豆苦痒) 제한열결(除寒熱結) 지리장기(止痢長肌) 육리오장(肉痢五臟) 익기경신(益氣輕身)
중의학	: 지실(枳實) : 고신산미한(苦辛酸微寒) 파기소적(破氣消積) 화담소비(化痰消痞)(『약전(藥典)』)
	지각(枳殼) : 고신산미한(苦辛酸微寒) 이기관중(理氣寬中) 행체소창(行滯消脹)(『약전(藥典)』)

(必自下利) ‥ •갈근황금황련탕(태양병계지증(太陽病桂枝證) 의반하지(醫反下之) 이수부지(利逾不止)……) …을 응용해서, 갈근탕과 갈근탕합 황련해독탕, 갈근탕합 오령산, 소시호탕합 오령산 (시령탕) 등이 응용된다.

주11) 『소문(素問) (장기법시론:臟氣法時論)』에 「……(비(脾)) 허즉복만(虛則腹滿) 복명(腹鳴) 손설(飱泄) 식불화(食不化)……」로 기록되어 있고 비기허(脾氣虛)(소화기계의 기능저하)로 복부팽만감, 복명(腹鳴), 설사, 소화불량증이 발증(發症)하는 것이 예시(例示)되어 있다.

주12) 『상한론(傷寒論)』의, ‥ •「태음지위병(太陰之爲病) 복만이토(腹滿而吐) 식불하(食不下) 자리익심시복자통(自利益甚時腹自痛)……」, ‥ •「소음병토리수족역냉(少陰病吐利手足逆冷) 번조욕사자(煩躁欲死者) 오수유탕주지(吳茱萸湯主之), ‥ •「하리복창만(下利腹脹滿) 신체동통자(身體疼痛者) 선온기리내공(先溫其裏乃攻) 기표온리의사역탕(其表溫裏宜四逆湯) 차표의계지탕(次表宜桂枝湯)」… 등이 「허한증(虛寒證)」의 구토설사증이다.

일본한방 　　　　　: 주치결실지독야(主治結實之毒也) 방치흉만흉비(旁治胸滿胸痺) 복만복통(腹滿腹痛) (『약징(藥徵)』)

약 능(藥 能)		약 리(藥 理)
파기소적(破氣消積) (복만복통:腹滿腹痛)		

대승기탕, 통도산
대시호탕, 사역산
마자인환, 윤장탕

화담소비(化痰消痞) (흉만:胸滿)
죽여온담탕
오적산, 복령음, 복령음합(合)반하후박탕
삼소음

　　　　　　　　　　　　　　　　　　항알레르기작용(Ⅰ형)
형개연교탕, 청상방풍탕　　　　　　　　　　PCA반응억제, 탈과립억제
배농산급탕　　　　　　　　　　　　　항염증작용 (naringin, neohesperidin)
　　　　　　　　　　　　　　　　　　담즙분비(膽汁分泌)촉진작용(limonene)
대시호탕, 사역산

　　　　　　　　　　　　　　　　　　α, β - 아드레날린작용(synephrine)
　　　　　　　　　　　　　　　　　　평활근(平滑筋)이완작용 (synephrine)

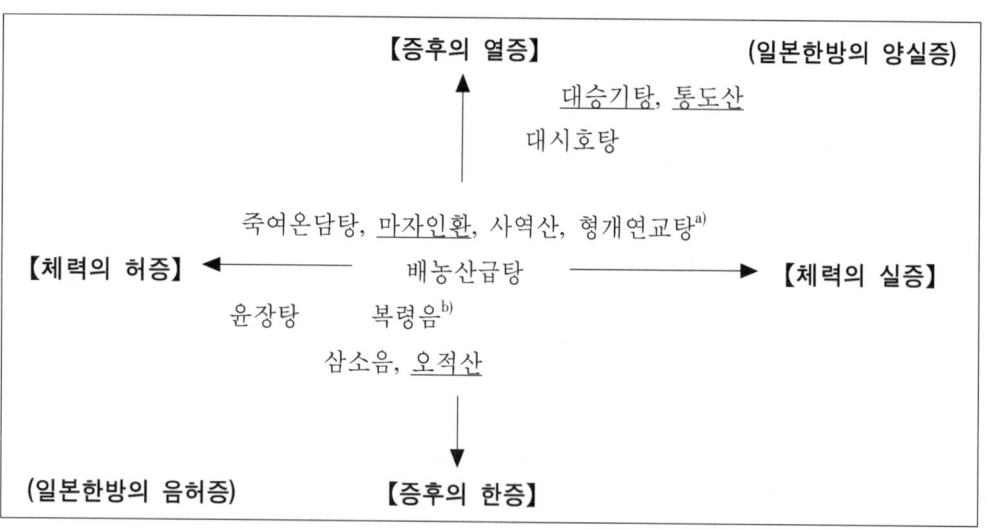

【증후의 열증】　　　　　　　　(일본한방의 양실증)

대승기탕, 통도산
대시호탕

죽여온담탕, 마자인환, 사역산, 형개연교탕[a]

【체력의 허증】　←　　　배농산급탕　　　→　【체력의 실증】

윤장탕　　　복령음[b]

삼소음, 오적산

(일본한방의 음허증)　　【증후의 한증】

그림 15-6 지실배제처방의 증후와 체력

밑줄 친 처방은 지실(枳實)과 후박(厚朴)을 함께 배합하는 처방이다.

a) 청상방풍탕(淸上防風湯)도 유사처방이다.

b) 본방(本方)은 화담이기제(化痰理氣劑)인 반하후박탕과 합제(合劑)로 사용되는 것도 많다.

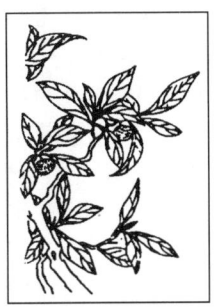

『식물명실도고』(오기준, 청대 1848년)에
그려진 지실(枳實)그림

　오령산(五苓散)과 그 관련방제(시령탕, 위령탕, 인진오령산), 보기화담제(補氣化痰劑)인 육군자탕, 계비탕(啓脾湯), 사군자탕, 보양이수제(補陽利水劑)인 진무탕 등도 해당된다(그림 15-4, 표 15-5). 또한, 복통(腹痛)과 변의(便意)가 절박(切迫)한 「이급(裏急)」과 배변이 어려운 「후중(後重)」이 동시에 생기는 「이급후중(裏急後重, tenesmusalvi)」에도 「열증(熱證)과 한증(寒證)」이 있다. 세균감염증 같은 열증 (습열증:濕熱證)은 황련해독탕의 적응증후와 유사하지만, 현대에는 화학요법제(化學療法劑)가 주체(主体)가 된다. 비감염성(非感染性)으로 기능성(機能性)인 한증(寒證)의 경우에는 인삼탕, 계지인삼탕, 계비탕(啓脾湯), 보중익기탕과 같은 「보기거한제(補氣祛寒劑)」로 조정할 수 있다.

표 15-5 설사에 사용하는 한방처방의 약능분류와 배제생약

증후의 열증(熱證)

* 황련해독탕(청열청습열해독제:淸熱淸濕熱解毒劑) : 황련, 황금, 황백, 산치자[a]
　안면홍조, 초조, 불면, 입이 씀(口苦), 입 마름(口渴), 메스꺼움, 설사
* 반하사심탕(해독제:解毒劑) : 황련, 황금 : 인삼, 감초, 건강(乾姜)
　메스꺼움, 식욕부진, 상복부팽만감, 복명(腹鳴), 설사, 연변(軟便)
* 저령탕(청습열이수제:淸濕熱利水劑) : 활석(滑石), 저령(猪苓), 복령, 택사 : 아교(阿膠)[a]
　발열, 입마름(口渴), 불면, 잔뇨감(殘尿感), 배뇨통(排尿痛)

* 청서익기탕(보기생진제:補氣生津劑) : 인삼, 황기, 감초 : 맥문동 : 황백[b]
　피로감, 식욕부진, 입 마름(口渴), 요량감소(尿量減少), 발열(發熱), 설사
* 인삼탕(보기거한제:補氣祛寒劑) : 인삼, 감초 : 건강[c]
　식욕부진, 구기(嘔氣), 복통, 소화불량성 설사, 빈뇨(頻尿)
* 진무탕(보양이수제:補陽利水劑) : 부자(附子) : 복령, 백출[d]
　권태감, 탈력감(脫力感), 현기증, 전신의 냉감, 요량감소(尿量減少), 설사연변(軟便)

증후의 한증(寒證)

a) 이들은 「습열(濕熱)」이 관여된 설사에 사용된다. 「습열(濕熱)」은 발열, 입 마름(口渴), 입이 씀(口苦), 메스꺼움, 복부팽만감, 황색뇨, 잔뇨감, 배뇨통, 설사 등 소화기계(와 비뇨기계)의 염증을 동반하는 증후

(무지근한 배)에서 상정(想定)되고 황금, 황련, 황백, 산치자, 용담(龍膽), 활석(滑石)등이 배제된 처방이 사용된다.

b) 기허(氣虛)의 더위 먹은 데 따른 설사에 사용하는 점에서는 보중익기탕과 십전대보탕의 유사처방(類方)이고 신허(腎虛)를 동반하는 설사에 사용하는 점에서는 청심련자음(淸心蓮子飮)의 관련처방이다.

c) 사군자탕, 육군자탕, 계비탕(啓脾湯)의 관련방제이다.

d) 본방(本方)은 냉증과 쉽게 피로하는 타입의 설사연변(軟便)에 사용한다는 점에서 인삼탕과 유사하다. 진무탕은 설사하복부통(下腹部痛) 등 장(腸)증상이 많고 인삼탕은 구기(嘔氣), 식욕부진 등 위내증상(胃內症狀)을 동반하고 빈뇨(頻尿)일 때 사용된다.

━━━ 참고문헌

1) 堀 信治, 下山 孝 : 설사변비. 의학과 약학, 17(4), 830~836 (1987)

2) 廣瀨滋之 : 계지가 작약대황탕이 주효한 궤양성 대장염의 1예. 현대동양의학, 6(1, 임증), 78~79 (1985)

三谷和合 : 궤양성 대장염에 대한 치험(治驗). 현대동양의학, 7(1, 임증), 37~39 (1986)

山內康平, 藤原茂芳, 三木知博 외 : 전신성 경화증의 소화기 장애-위성(僞性)바이러스에 대한 대건중탕과 도그마틸의 병용(倂用). 현대동양의학, 7(1, 임증), 92~95 (1986)

長岡由憲, 日野 厚 : 소건중탕을 장기(長期)사용하고 있는 크론병의 1예. 현대동양의학, 10(1, 임증), 46~48 (1989)

沖山明彦 : 만성간염, 고아밀라제 혈뇨증을 동반한 궤양성 대장염에 있어서의 궁귀교애탕, 십전대보탕의 유효예. 현대동양의학, 10(1, 임증), 60~61 (1989)

3) 木戶長一郎, 加納知之 : 위투시(胃透視) 바륨(barium) 복용자의 배변에 대한 한방약의 효과. 화한의약학회지, 2(1), 178~179 (1985)

4) 山下泰德, 杉本義雄 : 배변에 대한 대황감초탕의 임상효과. 약물요법, 13(9), 547~550 (1980)

5) 吳 明超, 市川弥生, 大澤政已 외 : 부인(婦人)의 상습성 변비증에 대한 조위승기탕의 효과. 산과와 부인과, 51(12), 1778~1781(1984)

6) 有地 滋, 布川宗治, 中島 大 외 : 방풍통성산의 비만 및 비만에 따른 통증에 대한 효과. 기초와 임상, 21(13), 5385~5391 (1987)

7) M. Hattori, G. Kim, S. Motoike et al. : Metabolism of sennosides by intestinal flora. Chem. Pharm. Bull., 30(4), 1338~1346 (1982)

8) 松橋俊夫 : 비정형(非定型) 정신병에 대한 대승기탕의 효용. 일본동양의학회지, 37(4), 281~287 (1987)

9) 鶴田光敏 : 파킨슨병에 대한 한방치료. 현대동양의학, 10(1, 임증), 167~168 (1989)

10) 橫澤隆子, 大浦彦吉, 野中源一郎, 西岡五夫 : 실험적 신부전(腎不全)래트(rat)에 대한 화한약

의 작용. 화한의약학회지, 4, 207~210 (1987)

11) 赤松 明, 多嘉良 稔 : 대황감초탕에 의한 만성신부전의 보존적치료. 신(腎)과 투석(透析),
　　26 (별), 128~132 (1989)

12) 近藤嘉和, 牛嶋峰子 : 유종(類種)의 berberinium염(塩)의 장내상재균(腸內 常在菌)에 대한 항
　　균작용. 생약학잡지, 40(2), 159~163 (1986)

13) 上馬場和夫, 丁宗鐵, 荒川和男 외 : 베르베린의 아디니레이트사이크라제 조해활성. 현대동
　　양의학, 4(1), 88~90(1983)

14) 岡本光石 : 현대의 곽란(霍亂) 치료에 대해서. 현대동양의학, 6(1, 임증), 80~81 (1985)

15) 佐藤 弘, 武田暢代, 川屋克彦 : 인삼탕이 주효한 반복되는 연변(軟便)설사에 흉부압박감을
　　동반한 1예(例). 현대동양의학, 8(1, 임증), 50~51 (1987)

16) 工藤暢孝 : 지리제(止痢劑)로서의 위령탕의 사용경험. 한방진료, 4(1), 38~39 (1985)

17) 松田邦夫, 稻木一元 : 과민성 장증후군의 한방치료. 치료, 72(6), 1263~1270 (1990)

18) 川上 澄 : 과민성 장증후군 치료에 있어서의 약물요법의 위치부여. 내과, 60(1), 47~54
　　(1987)

19) 岸本眞也 : 과민성 장증후군에 대한 반하사심탕의 사용경험. 현대동양의학, 6(1, 임증), 76~
　　77 (1985)

20) 三浦於菟 : 과민성 대장증에 대한 한방약의 치료경험과 동양의학적 고찰. 한방의학, 7(4),
　　7~16 (1983)

21) 藤田 潔, 針間 喬, 河野 裕 외 : 과민성 장증후군에 대한 한방제제의 사용성적(成績). 임상
　　과 연구, 62(6), 1843~1848 (1985)

22) 水野修一, 永田勝太郎, 吉田勝彦 외 : 과민성 장증후군에 대한 계지가작약탕 엑기스의 치
　　료효과—취화(臭化)메펜졸라트와의 비교시험—. 진단과 치료, 73(5), 1143~1452 (1985)

23) 淸水 眞 : 오적산(五積散)의 변비약으로서의 효용(效用)에 대해서. 진료와 신약, 19(1), 14~
　　19 (1982)

배뇨이상을 개선하는 생약

배뇨이상(排尿異常)

배뇨이상에는,

- 요량(尿量)의 이상 (다뇨:多尿와 핍뇨:乏尿)
- 배뇨회수의 이상 (빈뇨:頻尿와 희뇨:希尿)
- 배뇨상태의 이상 (배뇨곤란, 요실금, 유뇨:遺尿, 야뇨:夜尿)

등이 있고, 이들 증상은 복합적으로 발현된다.

요(尿)는 신장(腎臟)에서 혈액으로부터 생성되어 방광 내에 저유(貯留)된 후 요도(尿道)를 거쳐서 배설된다. 이 배뇨시스템은 많은 장기(臟器)와 신경계(神經系)에 의해 조정된다. 이 때문에 배뇨이상은 신(腎), 방광(膀胱), 요도계(尿道系)의 질환뿐만 아니라 뇌(腦)를 비롯한 전신성 질환(全身性疾患)의 미증상(微症狀)으로 발현(發現)하는 경우도 있다(표 16-1).

현대의료에 있어서 이 영역에 한방제제를 응용하기 위해서는 기질적 병변을 서양의학적으로 확인한 후에 한방제제의 수비범위를 가려서 활용하는 것이 바람직하다.

현재, 한방제제는 기질적병변이 경미(輕微)하고, 심인(心因)과 한냉(寒冷)자극으로 더욱 나빠지는 요로부정수소(尿路不定愁訴)[1,2]에는 유용하다는 것이 나타나 있다.

표 16-1 배뇨이상(빈뇨와 요량이상)

	빈뇨(頻尿)[a]	다뇨(多尿)[b]	배뇨곤란	핍뇨(乏尿)
당뇨병, 저K혈증, 고Ca혈증, 요붕증(尿崩症) 뇌혈관장애, 파킨슨병	○	○		
방광염, 요도염	○	○	○	

방광결석, 요도결석			○	
전립선염, 전립선비대증	○	○ (초기)	○	○(후기)
야뇨증		○	○	
한랭(寒冷), 다음(多飮)	○	○		
심인성빈뇨, 과민성방광	○			

a) 빈뇨는 ①다뇨(多尿), ②방광의 신경제어 결여(欠如) ③염증 등에 의한 방광의 신경자극에 의해 발현(發現)한다. 1일 요량(1.8~2.0L)과 방광용량(0.4~0.5L)에서 산출(算出)하면, 1일의 배뇨회수는 개인차(個人差)도 있지만 5~8회 정도이고 10회 이상이 되면 빈뇨(頻尿)가 된다.

b) 다뇨(多尿)는 ①사구체(糸球体)액량(液量)의 증가〔신(腎)혈액량의 증가, 혈장(血漿)단백질의 저하〕, ②세뇨관 재흡수량의 저하〔고 BUN에 의한 침투압의 상승, 항이뇨(抗利尿)호르몬〕에 의해 발현(發現)된다.

배뇨이상에 사용되는 생약과 처방

배뇨이상에 사용되는 한방처방을 병성(病性)과 체력변증(体力辨證)을 주로 하는 일본한방의 방제변증(方劑辨證) 입장에서 그림 16-1과 같이 분류했다. 이 처방은,

- 서양약제의 이뇨제(利尿劑)에 해당하고 복령, 저령, 출(朮)을 주약(主藥)으로 하는 방제군(方劑群) : 저령탕, 오령산, 시령탕, 방기황기탕, 당귀작약산
- 소염약(消炎藥)에 해당하는 용담(龍膽)[주1], 산치자, 황금, 황련 등을 포함하는 방제군(方 劑群) : 용담사간탕, 오림산, 시령탕, 저령탕
- 자율신경조정약에 해당하는 용골(龍骨), 모려(牡蠣)가 배합된 방제 : 계지가용골모려탕(桂枝加龍骨牡蠣湯)
- 서양의학의 약효개념으로는 분류하기 어려운 방제군(方劑群) : 팔미지황환, 우차신기환(牛車腎氣丸), 청심련자음, 영강출감탕 등이다. ,한방제제 요법에서는 이들 중에서 저령탕, 용담사간탕, 팔미지황환이 범용되고 있다.

요로감염증에 의한 빈뇨(頻尿)는 일상진단에서 자주 접할 수 있다. 현대의료에서는 제1선택약제로서 신배설형(腎排泄型)의 경구항균제(經口抗菌劑)가 투여된다[3]. 이 화학요법의 보조요법과 잔뇨감, 배뇨시의 동통(疼痛)과 위화감 등의 수소(愁訴)를 경감하기 위해 용담사간탕[4], 오림산, 저령탕, 저령탕합 사물탕 등이 염증의 정도〔병성(病性)의 열(熱)과 한(寒)〕에 따라 사용되고 있다.

이들 처방에는 용담(표 16-2)과 차전자(車前子)(표 16-3)가 배제되어 있고, 그 약능은 소

주1) 용담(龍膽)은 용담과(龍膽科)의 지하부(地下部)이다. 유럽에서는 대형 용담과(龍膽科)의 지하부(地下部)를 겐티아나(gentiana)근(根)으로서 고미건위약(苦味健胃藥)으로 사용하고 있지만, 중국에서는 건위약(健胃藥)으로서 사용되고 있지 않다.

염제에 해당한다고 생각되는데, 약리학적으로는 확인되지 않았다.

또 요로감염증(尿路感染症)에 계속해서 걸리기 쉬운 상태(질환준비상태≒전통의료 병리의 「허증(虛證)」)를 조정하기 위해 시령탕, 시호계지탕, 보중익기탕 등으로 예후(豫後)를 관리하는 것도 유용(有用)하다.

부인(婦人)의 빈뇨(頻尿)에는 요로감염증에 덧붙여서 자궁의 기질적 병변의 유무(有無)를 확인하는 것도 필요하다. 그와 같은 기질적 병변을 인정하지 않는 과민성방광(過敏性膀胱), 냉(冷), 생리(生理)에 의해 변동을 받는 빈뇨(頻尿)에는 계지가용골모려탕, 당귀작약산, 저령탕합사물탕, 청심련자음, 영강출감탕 등이 사용된다.

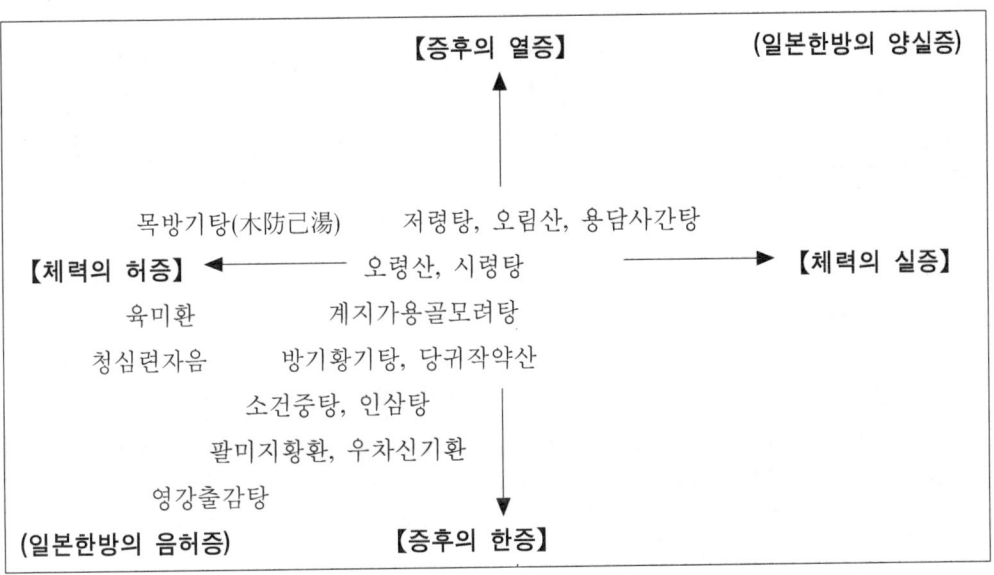

그림 16-1 배뇨이상에 사용되는 한방처방의 증후와 체력

표 16-2 용담(龍膽) (Longdan, Gentianae Radix)의 규격, 약능, 약리

약전(藥典)(1985년)	: *Gentiana manshurica* KITAG, *G. scabra* Bge., *G. triflora* PALL. *G. regescens* FRANCH의 건조근(乾燥根) 및 근경(根莖). 전삼종(前三種)을 용담으로 하고 마지막 일종 (一種)은 견용담(堅龍膽)으로 칭하고 있다.
JP. XI	: *G. scabra* BUNGE 또는 기타 동속식물(同屬植物) (Gentianaceae)의 뿌리 및 근경(根莖).
	현재 일본에서 사용되고 있는 용담은 중국산이 주체(主体)이다. 일본에서는 절화용(切花用) 용담과 용담의 뿌리를 생약으로 하는 것도 있지만 유통량은 적다.
신농본초경	: 미고삽(味苦澁) 주골간한열(主骨間寒熱) 경간(驚癎) 사기(邪氣) 속절상(續絶傷) 정오장(定五臟) 살고독(殺蠱毒) 구복익지(久服益智) 불망(不忘)

경신내로(輕身耐老)

중의학 　　：고한(苦寒) 청열조습(清熱燥濕) 사간담화(瀉肝膽火) (『약전(藥典)』)

약 능(藥 能)　　　　　　　　　　　　　　약 리(藥 理)

청열조습(清熱燥濕) ┄┄┄┄┄┄┄┄┄┄┄┄┄┄ 항(抗)알레르기작용(수제엑기스, 복강내 투여)

　소경활혈탕, 용담사간탕　　　　　　　　（Ⅰ형 PCA반응억제）

　입효산(立効散)　　　　　　　　　　　　위액분비항진작용

　[　　　　] ┄┄┄┄┄┄┄┄┄┄┄┄┄┄┄┄┄ 위장운동항진작용

　　　　　　　　　　　　　　　　　　　　〔소위 서양의 고미건위약(苦味健胃藥) 효과〕

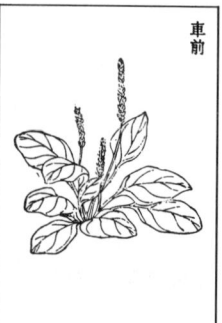

『식물명실도고』(오기준, 청대 1848년)에 그려진 차전(車前)그림

『식물명실도고』(오기준, 청대 1848년)에 그려진 용담(龍膽)그림
　• 이것은 Gentiana속(屬)식물 같지만, 저자가 원식물(原植物)을 실제로 관찰했는지 의심스럽다.

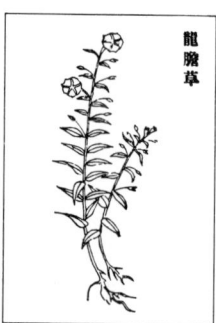

표 16-3 차전자(車前子) (Cheqianzi, Plantaginis Semen)의 규격, 약능, 약리

약전(藥典)(1985년)　：*Plantago asiatica* L., *P. depressa* Willd의 건조성숙종자(乾燥成熟種子)
JP. XI　　　　　　　：*Plantago asiatica* L (Plantaginaceae)의 종자(種子)
　　　　　　　　　　　현재 일본에서 사용되고 있는 차전자(車前子)는 중국으로부터의 수입품이다. 일본에서는 차전초(車前草)의 개화기(開花期) 전초(全草)를 차전엽(車前葉)으로서 생약제제와 민간약으로 사용하고 있다.

신농본초경　　　：미감한(味甘寒) 주기륭(主氣癃) 지통(止痛) 이수도소변(利水道小便) 제습비(除濕痺) 구복경신내로(久服輕身耐老)

중의학　　　　　：감미한(甘微寒) 청열이뇨(清熱利尿) 삼습통림(滲濕通淋) 명목(明目) 거담(祛痰) (「약전(藥典)」)

약 능(藥 能)　　　　　　　　　　　　　　약 리(藥 理)

청열이뇨(清熱利尿), 삼습통림(滲濕通淋) ┄┄┄ [　　　　]

　용담사간탕, 오림산

　청심련자음, 우차신기환

　[　　　　] ┄┄┄┄┄┄┄┄┄┄┄┄┄┄┄┄┄ 항보체활성(抗補体活性) (in vitro)

　　　　　　　　　　　　　　　　　　　　　 (plantago-mucilage A.)

명목(明目) ┄┄┄┄┄┄┄┄┄┄┄┄┄┄┄┄┄┄ [　　　　]

　우차신기환, (명랑음(明朗飲))

배뇨 곤란은, 전립선 비대증 및 방광과 요로의 결석증 등의 하부요로(下部尿路)의 폐(閉塞)상태로 발현한다. 전립선 비대경향과 배뇨근(排尿筋) 수축력이 감퇴한 배뇨곤란에는 팔미지황환[5~8]과 우차신기환 및 청심련자음이 응용되고 있다[9]. 이들 한방제제의 효과는 서양약제와 비교하여[10], 전립선 비대증의 초기(初期)자각증상을 개선하는 점에서 유용하다는 것이 나타나있다.

한편, 자각적(自覺的)인 잔뇨감과 타각소견(他覺所見)의 잔뇨(殘尿)는 다르므로 잔뇨가 인정될 경우에는 서양의학적인 처치가 필요하다 (그림 16-2). 또 호르몬 분비이상이 장기간 걸쳐 있어 불가역적(不可逆的)으로 전립선이 비대한 상태에서는 수술요법도 필요하다. 이와 같은 경우에는 수술후 체력회복을 목표로 해서 보중익기탕과 십전대보탕, 청심련자음 등의 인삼황기제를 사용하여 삶의 질을 조정하는 의료도 필요하다, 이들 인삼황기제는 가령(加齡)에 의한 복력(腹力)의 저하와 한랭(寒冷)에 의한 요실금과 빈뇨에도 사용되고 있다.

노인의 배뇨이상에는 뇌혈관장애 등 전신성병변(全身性病變)에 부수(付隨)하는 경우도 있어서, 여기에는 뇌대사와 뇌순환을 개선하는 약제 및 항콜린제 등이 사용된다. 이와 같은 경우에는 조등산과 칠물강하탕도 팔미지황환과 함께 뇌순환을 개선하는 약제로서 유용하다.

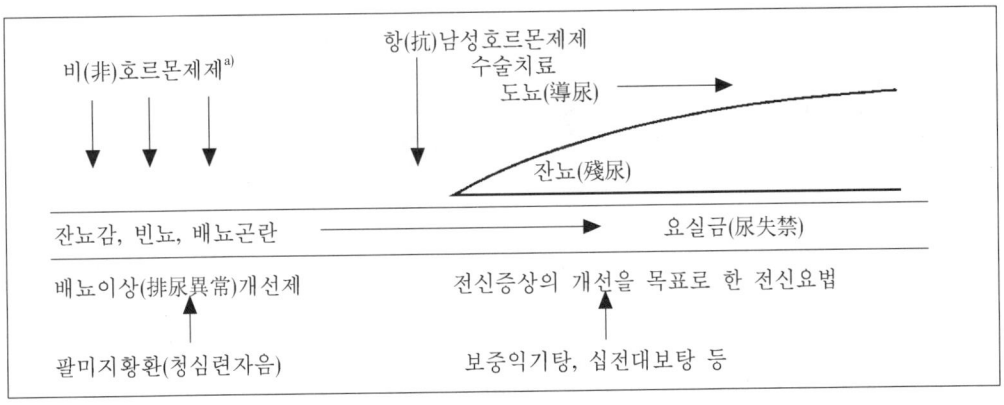

그림 16-2 전립선 비대증의 경과와 치료방침

◎ 한방제제와 비(非)호르몬제제는 가벼운 잔뇨가 보이는 잔뇨발생기(殘尿發生期)까지의 자각증상을 경쾌(輕快)하게 하기 위해 유용하다. 잔뇨가 인정되는 방광확장기(膀胱擴張期)에는 대증요법(對症療法)으로서의 도뇨(導尿)와 근치적(根治的)인 수술요법을 고려하고 이들과 한방제제를 병용하게 한다.

a) 식물제제(셀니르톤), 아미노산제제, 플라본 유도체(프라보키서트)에 덧붙여서 최근에는 α-차단제(prazosin)가 사용되고 있다.

이와 같이 가령에 따른 전신, 비뇨기계, 허리와 사지(四肢) 등 관절계(關節系)의 모든 증상에 사용되는 처방이 팔미지황환이다.

본방의 목표증후는, …

• 따뜻하게 하면 경쾌해지는 「한증(寒證)」이 주체(主体)인데 ‥

• 얼굴 상기감, 입마름과 발바닥의 열감이라는 「열증(허열증, 가열증)」…을 동반하는 특징이 있다(표 16-4).

요로결석증(尿路結石症)의 보존적 치료에는 수분섭취와 줄넘기 등의 운동 및 약물요법이 행해지고 있다. 저령탕[11,12]은 이 영역에서 널리 활용되고 있고, 그 자연배석효과(自然排石效果)는 서양약제(우로카른, 코스파논, 코리오팬 등)와 같은 정도인 것이 임상적으로 보고되어 있다[13,14]. 저령탕의 유용성은 기초적으로도 검토되고 있다[15].

표 16-4 팔미지황환의 투약목표가 되는 증후와 병리

피로감, 기력감퇴, 이명(耳鳴), 시력감퇴, 하반신과 허리, 사지(四肢)의 냉감, 저림 사지(四肢)의 탈력감(脫力感), 임포텐스, 유정(遺精), 배뇨이상(빈뇨, 다뇨 ; 배뇨곤란) ──【신양허(腎陽虛)】(한증) 입 마름(口渴), 다음(多飮), 초조, 발바닥의 열감(熱感), 동계(動悸),── 【신음허(腎陰虛)】(허열증) 숨이 참, 초조

이들 증후는 전립선 비대증, 당뇨병, 만성 신기능(腎機能)장애, 요통증, 좌골신경통 등 가령(加齡)에 따른 전신 증후로 인정된다 (이병동치:異病同治).

상기(上記) 증후에서

• 배뇨곤란과 하지(下肢)의 부종(浮腫)이 현저할 때에는 우차신기환

• 식욕이 줄어드는 등, 위장기능저하상태(胃腸機能低下狀態)로 동계(動悸), 초조, 입마름(口渴) 등을 동반할 때에는 청심련자음이 사용된다.

서양의학에서는 결석증(結石症)에 대해,

• 결석의 형상 및 크기와 위치,‥ • 수신증(水腎症)의 정도,‥ • 요로감염증의 유무,‥ • 동통의 정도와‥ • 사회적 인자(社會的因子)…를 종합해서 약물요법의 가부를 판단하고 있다[16].

자연배석(自然排石)을 촉진하기 위한 약물로 이뇨제(利尿劑)와 진경제(鎭痙劑)가 사용되고 있는데,

• 저령탕의 「이수(利水)」라는 약능은 이뇨제(利尿劑)에 해당하고,‥ • 작약감초탕이 진경제(鎭痙劑)와 유사하다…고 생각된다.

한방제제 요법에 있어서 작약감초탕을 저령탕과 병용하면, 상부뇨관(上部尿管)의 중정도(中程度) 결석의 배출을 촉진한다는 것도 밝혀져 있지만[12,17], 동통이 현저한 증례(症例)에서는 서양약인 항코린약(Buscopan)이 필요하다.

또한, 저령탕은 오령산과 함께 저령 (표 16-5), 복령, 택사를 주약으로 하는 대표적인 이수제(利水劑)이다(그림 16-3). 이 양(兩)처방의 적응증후(適応症候)는 유사한 점도 많지만, 염증을 동반하는 요로질환(尿路疾患)에는 주로 저령탕이 사용된다. 저령탕은 빈혈 경향일 때에는 사물탕과 합방(合方)하고, 빈혈이면서 출혈경향(出血傾向)이 있을 때에는 궁귀교애탕과 합방하는 일도 있다.

소아의 야뇨증(夜尿症)에 대해서는,… •소건중탕과 인삼탕… •시호계지탕, 계지가용골모려탕, 감맥대조탕…이 응용되고 있다[18~20].

전자는 위장기능을 조절하여 냉증을 개선하고 체력을 돋우는 것을 목표로 한 방제(보기거건제)이고, 추위와 관련 있는 야뇨(夜尿)에 사용된다. 또 소아(小兒)의 야뇨에는 욕구불만, 열등감, 죄악감(罪惡感) 등의 심인(心因)에 의한 것도 많다. 이와 같은 경우에는 후자의 심인(心因)을 완화하는 것을 목표로 한 방제(계지가용골모려탕과 같은 이기안신제: 理氣安神劑)가 격려와 가정환경의 조정지도(調整指導)의 보조(補助)로서 사용된다.

표 16-5 저령(猪苓) (Zhuling, Polyporus)의 규격, 약능, 약리

약전 (1985년) : *Polyporus umbellatus* (PERS) FRIES.의 건조균핵(乾燥菌核) JP. XI : *P. umbellatus* FRIES. (Polyporaceae)의 균핵 현재 일본에서 사용되고 있는 저령(猪苓)은 중국산(협서, 하남, 산서, 운남성)의 홍콩 시장품이다. 일본산은 거의 시장에 나와 있지 않다.
신농본초경 : 미감평(味甘平) 주현학(主痎瘧) 해독영주불양(解毒盈挂不痒) 이수도(利水道) 구복경신내로(久服輕身耐老) 중의학 : 감담평(甘淡平) 이수삼습(利水滲濕) (『약전(藥典)』) 일본한방 : 주치갈이소변불리야(主治渴而小便不利也) (『약징(藥徵)』)
약 능(藥 能)　　　　　　　　　　　　　　약 리(藥 理) 이수삼습(利水滲濕) (치소변불리:治小便不利) ········· 이뇨(利尿)작용 (수제:水製엑기스) 　저령탕, 저령탕합 사물탕 　오령산, 시령탕, 위령탕, 인진오령산 　┌─────┐ 　│　　　　　│ ───────────── 지방간(脂肪肝)개선작용 　└─────┘ 　시령탕

```
┌─────────────────────────────────────────────────────────────────┐
│ 저령탕                                                            │
│  ┌──────────────────────────────────────────┐                    │
│  │ 아교(阿膠)          (보혈, 보음)          │   입 마름(口渴), 초조, 불면 │
│  │ 활석(滑石)          (이수, 청열)          │                    │
│  │  ┌────────────────────────────────────┐  │   ┐                │
│  │  │ 택사(澤瀉), 저령(猪苓) (이수, 청열)│  │   ├ 발열, 열감, 배뇨통   │
│  │  │ 복령(茯苓)     (이수, 건비(健脾), 안신)│  │ ┐                │
│  │  │                                    │  │ ├ 부종(浮腫), 현기증, 동계 │
│  │  │ 창출(蒼朮)     (이수, 건비)        │  │                     │
│  │  │ 계피(桂皮)     (보양, 거한)        │  │   메스꺼움, 식욕부진, 설사 │
│  │  └────────────────────────────────────┘  │   두통               │
│  └──────────────────────────────────────────┘                    │
│ 오령산                                                            │
└─────────────────────────────────────────────────────────────────┘
```

그림 16-3 오령산과 저령탕

저령탕(猪苓湯)은 방광염, 배뇨통(排尿痛) 등 염증성(炎症性) 출혈증후가 있을 때에 사용된다.

이 비뇨기계(泌尿器系)의 염증이 「습열(濕熱)」이고, 그 정도(程度)가 강할 때에는 용담(龍膽), 산치자(山梔子), 목통(木通), 차전자(車前子), 황금(黃芩) 등이 배제된 용담사간탕과 오림산의 적응(適応)이 되는데, 현대의료에서는 항생제와 병용요법(倂用療法)으로 한다.

오령산(五苓散)은 숙취와 비슷한 증후(입 마름, 두통, 메스꺼움, 위내정수(胃内停水), 소변불리)에 사용된다. 의료용 한방제제 요법에서 본방은 소시호탕과 합방(시령탕)되어 네프로제(Nephrose) 증후군의 관리에 사용되고 있다.

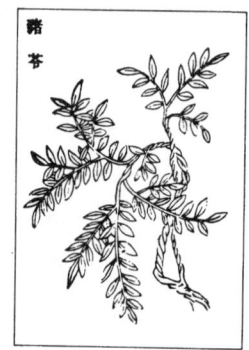

『식물명실도고』(오기준, 청대 1848년)에 그려진 저령(猪苓)그림
• 저령(猪苓)은 고등식물이 아닌 균체(菌体)이고, 저자는 현물(現物)은 보지 않고 그렸을 것이다.

배뇨이상에 있어서의 전통의료의 병리

빈뇨(頻尿)를 조정할 경우에 전통의료에서는 전신증후에서 병성(病性)의 「한증, 열증」과 병리의 「허증, 실증」을 변별(辨別)해서 방제를 선정한다(표 16-6). 전통의료에서 투명하고 수양분비물(水様分泌物)이 많은 상태는 「한증(寒證)」으로 되어있고 「한증」에는 「온약(溫藥)」을 사용하는 치료규칙이 있다[주2]. 또 유닉(遺溺) (유뇨:遺尿)에는 병리의 허증(기허, 신허, 양허, 혈허)이 관여하고 있는 것도 예시되어 있다[주3].

주2) 『소문(素問)』지진요대론(至眞要大論)에 「제병수액(諸病水液) 징청랭(澄淸冷) 개속한(皆屬寒)……」이고 「한자열지(寒者熱之) 열자한지(熱者寒之)……」라는 치료방침이 기록되어 있다.

주3) 『영추(靈樞)』본륜편(本輪編)에 「허즉유닉(虛則遺溺) 유닉즉보지(遺溺則補之)……」로 기록되어 있다.

이들을 고려하면 빈뇨(頻尿)와 야뇨(夜尿)의 치료에는 「허증(虛證)」을 보하고 「한증(寒證)」을 조정하는 것이 중요하다. 이 영역에 사용되는 소건중탕(온중보허제), 팔미지황환(온보신양제), 인삼탕(보기거한제), 당귀작약산(보혈이수제) 등은 이와 같은 병리변증(病理辨證)과 약능(藥能)에 바탕을 두고 선별한 방제이다.

한편, 요로감염증(尿路感染症)과 같이 배뇨통(排尿痛)을 동반하는 빈뇨(頻尿)는 「열증(습열증)」이므로 황금, 산치자, 용담 등의 「청습열약(淸濕熱藥)」을 배제한 용담사간탕[21]과 오림산과 같은 처방이 사용된다.

이와 같이,

• 중의학적인 병리와 약능으로 방제를 선별하는 입장에서도, … • 경과(經過), 병성(病性), 체력(体力)을 포함하는 증후군(증:證)을 지표(指標)로 해서 방제를 선정하는 일본한방의 입장에서도…거의 같은 의료용 한방제제가 선정된다.

표 16-6 빈뇨의 병성, 병리와 방제

열증 착색뇨(着色尿), 배뇨시의 동통(疼痛) 위화감(違和感)	
▲ 용담사간탕 오림산 저령탕	【습 열 ←청열이습】 농색뇨(濃色尿), 배뇨통, 배뇨곤란, 잔뇨감
당귀작약산[a] 팔미지황환[b] 소건중탕 ▼ 인삼탕[c]	【혈허수체←보혈이수】 안색이 나쁘다, 어깨 결림, 두중감(頭重感), 생리불순 【신양허 ←보신보양】 기력감퇴, 요슬(腰膝)의 탈력감(脫力感), 야간빈뇨 【기 허 ←보 기】 피로감, 식욕이 준다, 복통, 변통부정(便通不定) 【기허양허←보기보양】 소화기계의 허약, 설사연변(軟便) 경향
한증 전신사지(全身四肢)의 냉감(冷感), 청징뇨(淸澄尿), 다뇨(多尿)	

a) 당귀사역가오수유생강탕도 요사지(腰四肢)의 냉통(冷痛) 저림을 동반하는 빈뇨에 사용된다.
b) 팔미지황환은 빈뇨(頻尿, 특히 야간빈뇨)에도, 전립선 비대경향의 배뇨곤란에도 사용된다.
c) 육군자탕, 사물탕, 보중익기탕 등도 냉증, 위(胃)아토니(Atony) 성향 환자의 빈뇨에 사용된다.

—— 참고문헌

1) 堀井明範, 前川正信 : 요로부정수소(尿路不定愁訴)에 대한 저령탕, 저령탕합사물탕의 효과. 비뇨기요(泌尿紀要), 34(12), 2237~2241 (1988)
2) 大川順正 : 요로계 질환에 대한 화한약치료. 신(腎)과 투석(透析), 26(별), 140~143 (1989)
3) 土田正義, 宮形 滋 : 방광염. 의학과 약학, 21(4), 629~631 (1989)
4) 三谷和合 : 요로감염증과 한방—증례를 중심으로—. 현대동양의학, 4(2), 23~27 (1983)
5) 新島瑞夫, 上野 精, 河辺香月 : 전립선 비대증의 자각증상 개선에 대한 팔미지황환의 효과.

비뇨기요(泌尿紀要), 25(9), 977~982 (1979)

6) 黑田昌男, 三木恒治, 淸原久和 외 : 배뇨장애에 대한 팔미지황환의 사용경험. 비뇨기요, 25(11), 1235~1237 (1979)

7) 後藤 甫, 竹中生昌, 石田晤玲 외 : 비뇨기과 영역에서 팔미지황환의 치험(治驗). 비뇨기요, 26(1), 103~107 (1980)

8) 山內昭正, 加藤幹雄, 五十嵐一眞 외 : 전립선 비대증에 대한 팔미지황환의 치료효과. 서일비뇨(西日泌尿), 44(2), 27~233 (1982)

9) 北川龍一 : 전립선비대. 신(腎)과 투석(透析), 26(별), 144~148 (1989)

10) 洲加本孝幸, 伊藤敬三, 能勢尙志 : 팔미지황환 엑기스의 방광(膀胱)에 대한 작용. 기초와 임상, 16(5), 3169~3175 (1982)

11) 伊藤秀明, 百瀨俊郎 : 비뇨기과 영역에서 저령탕의 사용경험. 서일비뇨(西日泌尿), 42(2), 471~474 (1980)

12) 栗田 孝, 八竹 直, 郡 健次郎 : 저령탕의 요관결석(尿管結石)배설(排泄)에 미치는 효과의 검토. 비뇨기요, 27(7), 801~814 (1981)

13) 八竹 直, 南 光二, 秋山隆弘 외 : 요관결석(尿管結石)의 자연배출에 대해서. 비뇨기요(泌尿紀要), 26(1), 89~95 (1980)

14) 朝日俊彦, 荒木 徹, 陶山文三 외 : 요로결석(尿路結石)에 대한 임상통계적 관찰. 제 2보, 저령탕과 코스패논과의 배석(排石)효과의 비교검토. 서일비뇨, 43(3), 631~635 (1981)

15) Y. Ogawa, M. Morozumi, T. Tanaka, K. Yamaguchi : A comparison between effects of pyruvate and herbmedicines in preventing experimental oxalate urolithiasis in rats. Acta Urol. Jpn., 32(8), 1127~1133 (1986)

16) 馬場志郎 : 자연배석기대(自然排石期待)의 약물요법―적응과 실제―. 치료, 71(7), 1519~1522 (1989)

17) 遠藤健次 : 요관결석(尿管結石)에 대한 저령탕. 작약감초탕의 사용경험. 한방진료, 2(6), 68~70 (1983)

18) 和志田裕人 : 야뇨증(夜尿症)에 대한 한방요법. 소아내과, 17(9), 1411~1413 (1985)

19) 橋本節子, 本城美智惠, 木藤香代子 외 : 야뇨증(夜尿症)에 대한 소건중탕의 치료경험. 동방의학, 2(1), 52~59 (1986)

20) 竹谷德雄 : 야뇨증(夜尿症)의 발증기서(發症機序)에서 본 한방요법. 일본동양의학회지, 39(3), 185~190 (1989)

21) 靑木光秋, 岩田潤二郎, 中川良隆 : 요관결석증(尿管結石症)에 대한 용담사간탕(일관당:一貫堂)의 치료. 현대동양의학, 6(1, 증), 148~149 (1985)

제 17 장

월경이상을 개선하는 생약

월경이상(月經異常)

월경이상에는,

• 초경발래(初經發來)와 폐경(閉經)의 이상 (조발:早發, 지발:遲發)
• 성(性)성숙기(成熟期)에 있어서의 월경이상

으로, 여기에 동반하는 모든 증상이 포함된다 (표 17-1).

표 17-1 여성의 성장에 따른 월경이상(月經異常)의 변천

사춘기 ──────➤	성(性)성숙기 ──────➤	갱년기
◎초경발래(初經發來)의 이상 　조발(早發)월경 　지발(遲發)월경[a]	◎월경주기의 이상 　(무)월경(원발성[a], 속발성) 　빈발(頻發)월경 　희발(稀發)월경 　부정주기(不整周期)월경(월경불순)[c]	◎폐경발래(閉經發來)의 이상 　조발(早發)폐경 　지발(遲發)폐경[b]
◎월경수반증상 　월경전 증후군[c] 　월경곤란증(월경통)[c]	◎월경시일수(時日數)와　월경혈량 　(血量)의 이상 　과단(過短)월경, 과소(過少)월경 　과장(過長)월경, 과다(過多)월경[b] 　부정(不正)출혈[b]	◎월경혈량(血量)의 이상 　부정(不正)출혈
	◎월경수반증상 　월경전 증후군[c] 　월경곤란증(월경통)[c]	◎폐경기의 수반증상 　갱년기증후군[c]

a) 호르몬검사, 염색체검사, 배란검사, 성기 기형(奇形) 등의 검사가 필요하다.
b) 내진(內診)과 초음파검사에 의해 자궁근종, 자궁내막증, 자궁암 등을 확정하는 것이 필요하다.

c) 이것에는 기질적(器質的)인 것과 기능적(機能的)인 것이 있다. 정신상태, 피로 등이 관여하는 기능적
인 증후에는 전통의료의 증후진단과 경험적 병리에 대응한 한방제제가 유용하다.

성(性)성숙기(成熟期)의 월경이상에는 자궁근종(子宮筋腫)과 자궁내막증(內膜症)과 같은
기질적(器質的)인 병변(病變)에 부수(付隨)하는 것도 많다. 그 치료에 즈음해서는 다른 질
환군과 같이 부인과학적 내진(內診)과 초음파검사, 호르몬 발란스의 검사 등을 행하고 그
병태를 분명히 하는 것이 필요하다.

한방전제(漢方煎劑)를 사용한 종래의 치험(治驗)보고에서는 이와 같은 서양의학적인 진
단이 되어있지 않은 것이 많고 또, 경과(經過)를 산부인과영역의 소견(所見)으로 추적한
예가 적은 것 같다.

최근에는 산부인과 전문의(專門醫)에 의해 한방제제가 널리 사용됨에 따라[1], 월경이상
치료와 관리에 있어서의 한방제제의 수비범위(守備範圍)도 이들 전문의(專門醫)에 의한
의료용 한방제제 요법의 논문에서 추정할 수 있게 되었다. 이들 보고에 의하면 한방제제
는 기능적(機能的)인 월경이상(배란장애, 부정출혈, 과다월경)과 월경통(月經痛) 및 그것에
따른 증후군에 어느 정도 유효하다는 것이 보고되어 있다[2].

또, 한방제제는, …

- 무배란증(無排卵症)에 대해서 크롬펜과 온경탕(溫經湯)을 병용함에 따라 크롬펜의 효
  과가 증강된 증례(症例)[3]와··

- 다나졸 요법에 수반하는 간 기능장애에 대해서 소시호탕을 병용하거나[4,5],··

- 레트로프로게스테론 요법의 부작용을 계지복령환으로 경감하는[6]···것 등 서양의학의
  처치 및 서양약제와 병용하는 새로운 요법도 시도되고 있다[7].

이와 같이 한방제제가 산부인과 전문의에 의해 투약된 결과, 작약감초탕이 고(高)
testosteron혈증성 희발(稀發)월경에 유용하다는 것이 밝혀졌다. 작약감초탕을 이와 같이 사
용하는 것은 종래의 중국 전통의료의 틀 안에서는 생각하기 어려운 것인데, 의료용 한방
제제요법에 있어서 한방제제의 새로운 용법개발이라는 점에서 흥미롭다.

월경이상에 사용되는 생약과 처방

월경이상에 사용되고 있는 한방처방을 일본한방의 방제변증(方劑辨證)입장에서 그림
17-1에 정리했다. 이들 처방에는,

- 병리산물(病理産物)의 대사배설(代謝排泄)을 촉진한다는 의미의 「사제(瀉劑)」: 통도
  산, 도핵승기탕, 계지복령환

- 생체기능과 구성성분의 부족을 보충하는 「보제(補劑)」: 사물탕, 궁귀교애탕, 온경탕,

당귀건중탕

- 「보사(補瀉)」의 양(兩)기능을 겸비한 처방 : 온청음, 여신산, 가미소요산, 당귀작약산 등이 있다. 이들 중에서 계지복령환, 가미소요산, 당귀작약산이 범용처방이다.

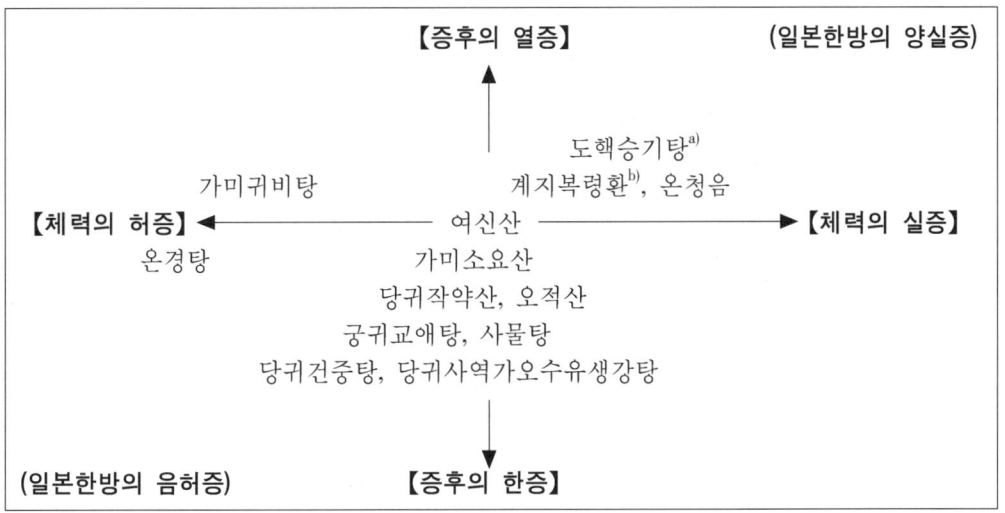

【증후의 열증】   (일본한방의 양실증)

도핵승기탕[a]
가미귀비탕   계지복령환[b], 온청음
【체력의 허증】 ◄─────── 여신산 ───────► 【체력의 실증】
온경탕   가미소요산
당귀작약산, 오적산
궁귀교애탕, 사물탕
당귀건중탕, 당귀사역가오수유생강탕

(일본한방의 음허증)   【증후의 한증】

그림 17-1 월경이상, 월경곤란증에 사용되는 한방처방

◎ 월경통에는 상기한 처방에 작약감초탕(또는 안중산)이 병용된다.
a) 대황목단피탕, 통도산도 관련처방이다.
b) 본방에 관련하는 처방으로서 절충음(折衝飮)이 있고 특히, 월경통에 사용되고 있다. 본방의 도인(桃仁), 목단피, 작약, 계피는 계지복령환과 공통이고 당귀, 천궁, 작약은 당귀작약산과 공통이다. 절충음(折衝飮)은 이들 생약에 우슬(牛膝), 홍화(紅花), 연호색(延胡索)이라는 「이기활혈약(理氣活血藥)」이 배제되어 있고, 기존 제제(製劑)중에서는 계지복령환합 안중산 또는, 당귀작약산합 안중산으로 대용할 수 있다.

이들 처방은 증상의 「한열(寒熱)」에 따라, …

- 열증(熱證)에는 도인(桃仁), 목단피, 대황, 산치자를 주약으로한 제1 분면의 방제가 사용되고,··

- 한증(寒證)에는 당귀, 천궁, 작약, 애엽(艾葉)을 배제한 제3 분면의 방제…가 사용되고 있다.

목단피(牧丹皮)는 대황목단피탕과 계지복령환 같이 주로 열증(熱證)인 「어혈증(瘀血證)」에 사용되는 「청열량혈(淸熱涼血), 활혈산어(活血散瘀)」약(藥)이다. 이 경험적인 「약능(藥能)」의 일부는,… • 항염증작용, 진통작용,·· • 혈소판응집억제작용, 실험적 DIC병태 개선작용… 등의 실험적 「약리(藥理)」로 뒷받침되고 있고, 작용성분도 계속 밝혀지고 있다(표 17-2, 그림 17-2)[9]. 또한 목단피는 활혈제(구어혈제:驅瘀血劑)이외에도 팔미지황환, 우차신기환, 육미환과 같은 「보신제(補腎劑)」에도 배제(配劑)되어 있다(그림 17-3).

표 17-2 목단피(牡丹皮) (Mudanpi, Moutan Cortex)의 규격, 약능, 약리

약전(1985년) : *Paeonia suffruticosa* ANDR의 건조근피(乾燥根皮)

JP. XI : *Paeonia suffruticosa* ANDREWS (syn. *P. moutan* SIMS)
(Paeoniaceae)의 근피(根皮)

현재 일본에서 사용되고 있는 목단피의 대부분은 중국으로부터의 수입품이고 일부 한국산도 있다. 나라(奈良)현에서도 재배되고 있지만 시장성(市場性)은 적다.

신농본초경 : 미신한(味辛寒) 주한열중풍(主寒熱中風) 계종(瘛瘲) 경경간사기(痙驚癎邪氣) 제류견어혈유사장위(除瘤堅瘀血留舍腸胃) 안오장(安五臟) 요옹창(療癰瘡)

중의학 : 고신미한(苦辛微寒) 청열량혈(清熱涼血) 활혈산어(活血散瘀) (『약전(藥典)』)

약 능(藥 能)	약 리(藥 理)
청열량혈(清熱涼血)	항염증작용
대황목단피탕, 계지복령환	카라게닌부종법(浮腫法), 아쥬펜드관절염법
온경탕, 육미환(음허의 허열)	cyclooxygenase억제작용·(paeonol)
	진통작용
활혈산어(活血散瘀)	혈소판응집억제작용
대황목단피탕, 계지복령환	실험적DIC경감작용
가미소요산, (절충음:折衝飲)	자궁운동억제작용(paeonol)
온경탕, 육미환, (궁귀조혈음:芎歸調血飲)	
팔미지황환, 우차신기환	
[____]	항알레르기작용(탈과립 억제작용)
	항보체(補体)작용(Arthus반응억제작용)
[____]	면역부활(賦活)작용
	(Mø탐식능항진:貪食能亢進작용)
[____]	항균작용, 항바이러스작용
[____]	Angiotensin변환효소(ACE)저해작용
대황목단피탕, 계지복령환	
팔미지황환	

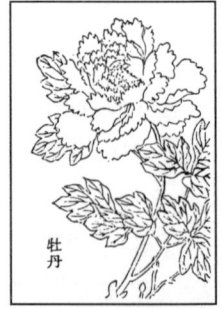

『식물명실도고』(오기준, 청대 1848년)
에 그려진 목단(牡丹)그림

牡丹

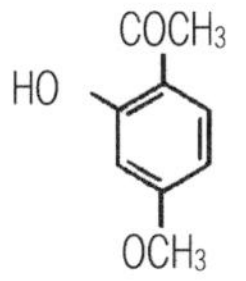

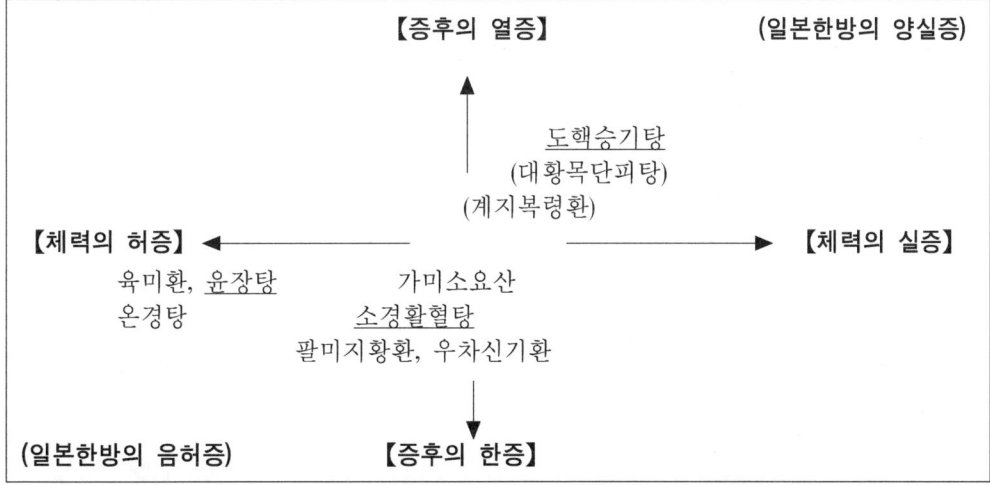

paeonol
  혈소판응집억제작용
  항트론핀작용
  항염증작용(초기염증병태)
  cyclooxygenase억제작용

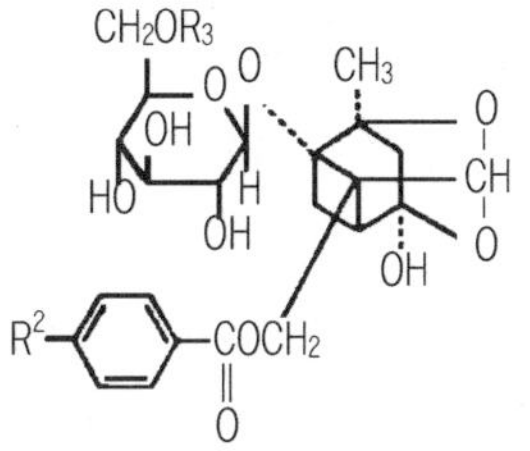

paeoniflorin($R^1=R^2=H$)
  용혈(溶血)보호작용
  항(抗)Ⅳ형알레르기작용
  $M_\varnothing$탐식능활성화작용
oxypaeoniflorin($R^1=H$, $R^2=OH$)
  항(抗)트론핀작용
  $M_\varnothing$탐식능활성화작용
benzoyl-oxypaeoniflorin
  ($R^1=COC_6H_5$, $R^2=OH$)
  혈소판응집억제작용

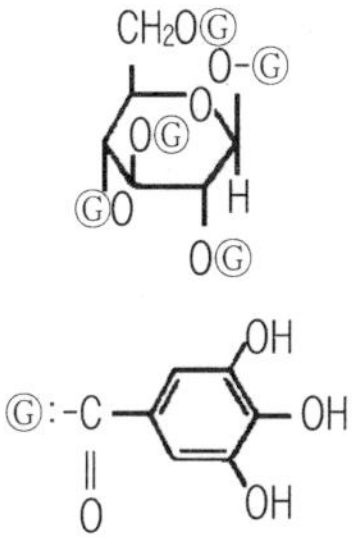

1,2,3,4,6-pentagalloylglucose
  → 항바이러스작용

그림 17-2 목단피의 활성성분

【증후의 열증】   (일본한방의 양실증)

도핵승기탕
(대황목단피탕)
(계지복령환)

【체력의 허증】 ◀———————————————▶ 【체력의 실증】

  육미환, 윤장탕   가미소요산
  온경탕   소경활혈탕
              팔미지황환, 우차신기환

(일본한방의 음허증)   【증후의 한증】

그림 17-3 목단피와 도인 배제처방의 체력과 증후

( )는 목단피(牡丹皮)와 도인(桃仁)을 함께 포함하는 처방, 밑줄 친 부분은 도인을 포함하는 처방, 나머지는 목단피를 포함하는 처방이다.

도인(桃仁)도 도핵승기탕, 계지복령환, 소경활혈탕에 배제(配劑)되어 「어혈증(瘀血證)」의 개선을 목표로 해서 사용되는 생약이다(표 17-3).

목단피와 도인이 배제된 계지복령환[10], 가미소요산, 온경탕[11]은 온청음[12], 여신산, 당귀작약산, 작약감초탕 등과 함께 월경곤란증에 따른 하복부(下腹部) 경련성 동통의 개선에 사용되고 있다.

월경통(月經痛)의 원인에는,… • 에스트로겐과 프로게스테론 분비의 불균형과… • 자궁평활근(子宮平滑筋)을 수축시키는 프로스타그랜딘 $F_{2\alpha}$(PGF$_{2\alpha}$)의 과잉생산…이 관여하고 있다.

서양의학적인 월경통의 대증요법(對症療法)에는 PGF$_{2\alpha}$의 합성을 저해하는 비(非)스테로이드성 소염진통제가 사용되고 있다 (그림 17-4)[13].

표 17-3 도인(桃仁) (Taoren, Persicae Semen)의 규격, 약능, 약리

약전 (1985년)	: *Prunus persica* (L.) Batsch, *P. davidiana* (Carr) Franch의 건조성숙종자(乾燥成熟種子)
JP. XI	: *Prunus persica* Batsch, *P. persica* Batsch var. *daidiana* Maximowicz (Rosaceae)의 종자(種子)
	현재 일본에서 사용되고 있는 도인은 중국(사천, 산동, 산서, 하북성), 북한으로부터의 수입품이다. 일본산 도인은 사용되고 있지 않다.
신농본초경	: (도핵인:桃核仁) 미고평(昧苦平) 주어혈(主瘀血) 혈폐류가(血閉瘤瘕) 사기(邪氣) 살소충(殺小蟲)
중의학	: 고감평(苦甘平) 활혈거어(活血祛瘀) 윤장통변(潤腸通便) (『약전(藥典)』)
일본한방	: 주치어혈(主治瘀血) 소복만통(少腹滿痛) 겸치장옹급부인경수불리(兼治腸癰及婦人經水不利) (『약징(藥徵)』속편)

약 능(藥 能)	약 리(藥 理)
활혈거어(活血祛瘀) ―――――――	항염증작용(peptide)
도핵승기탕, 대황목단피탕	선용활성항진(線溶活性亢進)(in vitro)
계지복령환	항알레르기작용(Ⅰ형)
소경활혈탕	동맥혈관이완작용(in vitro)
윤장통변(潤腸通便) ―――――――	
도핵승기탕, 대황목단피탕	
윤장탕	

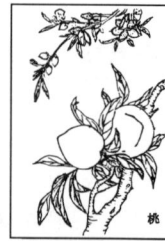

『식물명실도고』(오기준, 청대 1848년)에
그려진 복숭아 그림

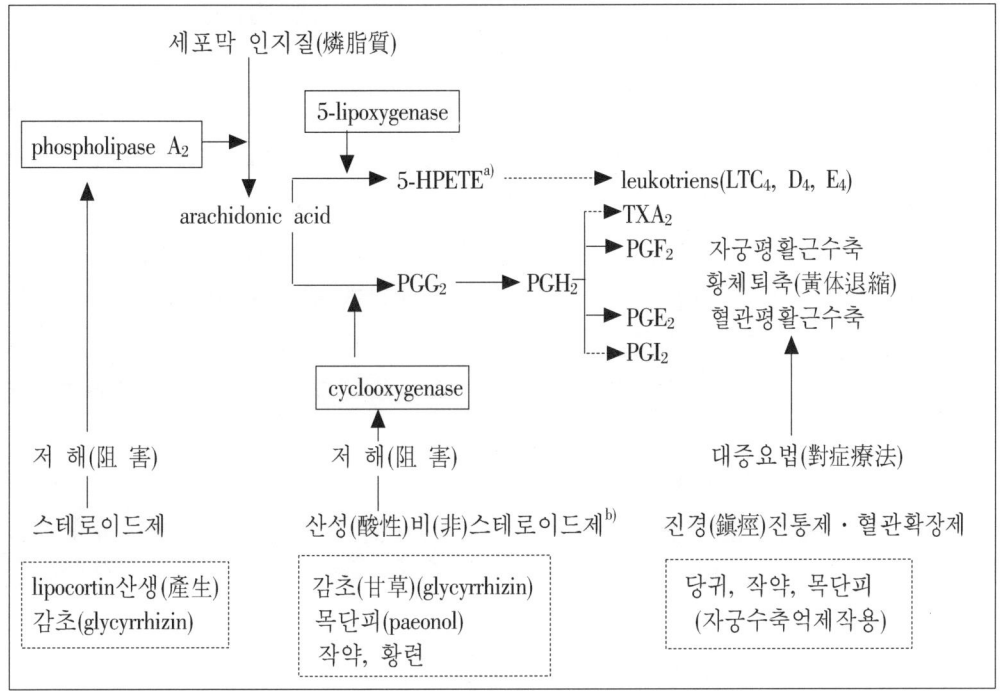

그림 17-4 월경통(자궁평활근수축)에 관여하는 prostaglandins(PG)의 생성과 억제

a) 5-hydroperoxyeicosatetraenoic acid

b) 최근에는 cyclooxygenase를 저해하는 비(非)스테로이드제 중에 phospholipase A₂를 저해하는 것이 개발 되고 있다 (alminoproten). 이 두 효소를 저해하는 약제는 double inhibitor라 부르고 있다. 또한 월경통 에는 diclofenac sodium (포르타렌 좌제:坐劑), indomethacin(인터신 좌제)이 범용되고 있다.

생약 중에는, … ‧ 목단피(paeonol), 작약, 황련에 비(非)스테로이드제와 같이 cyclooxygenase 의 저해작용이 있고[14], ‧‧ ‧ 목단피, 작약, 당귀에는 자궁평활근을 이완시키는 작용이 있다 고 밝혀졌으므로[15]…, 계지복령환을 비롯한 전술한 처방에서 진통효과를 기대할 수 있다.

자궁내막(子宮內膜)의 PG류(類)의 생합성(生合成)은 월경전부터 상승하므로[13], 월경통을 경쾌하게 하기 위해서는, 이들 한방제제를 예정월경의 1주일정도 전부터 복용하는 것이 바람직하다.

현실적으로는 월경 개시일로부터 수일간 동통이 현저할 경우에는 서양약을 복용하고, 그 전후를 한방제제로 관리하면 서양약제의 사용량을 절약할 수 있고 부작용도 줄일 수 있다.

한편, 통상의 진통제와 PG합성저해제로 경쾌해지는 월경통은 기능성(機能性)이고, 진통 제에 대한 반응성(反応性)이 좋지 않은 통증에는 자궁내막증(內膜症)과 자궁근종(筋腫)에 의한 기질성(器質性) 월경곤란증이 의심스럽다[16]. 이때에는 전문의의 내진(內診)과 초음파 검사가 필요하다.

자궁근종(筋腫)에 수반하는 월경곤란증에도 도핵승기탕, 계지복령환, 당귀작약산 등의 한방제제가 응용되고 있다[17]. 그렇지만 한방제제만으로 근종(筋腫)의 축소가 이루어지는 예는 소수이기 때문에, 한방제제의 수비(守備)범위는 근종(筋腫)이 손바닥(手掌)크기 이하 인 환자가 수술할 때까지의 수반증상(隨伴症狀)을 경감하는 영역이다.

한편, 자궁근종(筋腫)에 의한 과다월경이 오래 지속되면 빈혈경향이 되므로 서양약인 철제(鐵劑)와 비타민제도 필요하다.

이 상태는 전통의료에서 「병리의 허증(혈허, 기허)」에 해당하므로 이들 증혈제(增血劑) 에,…

- 사물탕 관련처방 (십전대보탕, 귀비탕, 가미귀비탕)…
- 온경탕과 당귀건중탕… 등의 보혈보기제(補血補氣劑)를 병용하는 것도 유용하다고 생각된다.

자궁내막증(內膜症)은 성숙한 여성의 속발성(續發性) 월경곤란증의 주요한 원인인데, 본 증(本症)의 호르몬요법으로서는 내막조직의 위축을 목표로 해서…

- 합성 게스타겐을 사용한 가짜(僞)임신요법
- danazol에 의한 가짜(僞) 폐경요법…이 행해지고 있다[16].

danazol요법은 내막증(內膜症)과 근종(筋腫)에도 유효하며, 한방제제로 이를 대용(代用) 하는 것은 곤란하다. 단, danazol에 의한 간기능장애, 체중증가, 부정출혈(不正出血) 등의 작용을 경감(輕減)시키기 위한 보제(補劑)로서 한방제제가 활용되고 있다. 현재는 소시호 탕[5,6]을 사용한 예가 보고되고 있을 뿐이지만 체력의 여력(餘力)정도와 혈청지질(血淸脂 質)의 정도 및 자각증상에 따라 대시호탕, 황련해독탕, 계지복령환, 시호계지탕 등도 병용 약제로서 유용하다고 생각된다.

월경이상에 있어서의 전통의료의 병리

월경이상에 따른 여러 증상에서는 주로 「혈어(일본한방의 어혈)」와 「기체(氣滯)」의 실 증병리(實證病理)가 상정된다. 특히 갱년기장애 환자의 안면 열감과 얼굴 상기감(hot flush) 은 「혈어(血瘀)」와 「기체(氣滯)(간양상항:肝陽上亢)」의 관여를 생각할 수 있다. 이와 같은 증후에는 계지복령환[18]을 비롯해서 통도산, 도핵승기탕, 용담사간탕[주4,19], 여신산, 가미소 요산[20]과 같은 「활혈이기제(活血理氣劑)」가 활용되고 있다(표 17-4).

주4) 본방은 대하(帶下)에 사용하는 기본처방이다.

표 17-4 월경이상을 동반하는 증후군에서 상정되는 병리와 그것을 조정하는 한방제제

증후군	기울감, 불안감, 공격적 행동, 두통, 복부팽만감, 얼굴 상기감	월경통, 두통 초조, 다노(多怒), 좌창(痤瘡), 냉(冷) 상기증	두통, 이명(耳鳴), 현기증, 동계(動悸), 부종(浮腫)	구기(嘔氣), 식욕부진, 복부팽만감, 피로탈력감(脫力感), 냉증	두통, 입마름, 불면, 동계, 안면창백, 피부 거칠음, 냉증
병리의 허실(虛實)	**병리의 실증(實證)**			**병리의 허증(虛證)**	
병리←약능	기체←이기	혈어←활혈	수체←이수 담음←화담	기허←보기	혈허←보혈 음허←보음
통도산	◎지실, 후박, 진피	◎대황, 홍화	목통	감초	
계지복령환		◎도인, 목단피	복령		
여신산	○목향, 황련, 향부자	○천궁, 대황	백출	○인삼, 감초	당귀
가미소요산	○시호	○목단피, 산치자	○백출, 복령	감초	○당귀
가미귀비탕	○시호, 목향	○산치자	복령	◎인삼, 황기	◎당귀, 산조인
온경탕		○목단피, 천궁	반하	인삼	○당귀
당귀작약산		천궁	○복령, 택사		○당귀

각 처방의 주요한 약능을 ◎로 나타내고, 관련하는 약능을 ○으로 나타냈다.

「어혈(瘀血)」은 『금궤요략』의 온경탕(溫經湯) 조문(條文)에 의하면, 반산(半産) 〔≒유산(流産)〕 후에 소복부(少腹部)에 정체(停滯)하는 (상정상:想定上의) 병리산물(病理産物)로 되어있다[주5]. 여기에서 예시(例示)한 온경탕의 투약목표가 되는 모든 증상〔저녁 무렵의 발열, 소복부(少腹部)의 팽만감과 통증, 손바닥의 열감과 입 마름〕은 월경이상과 부인갱년기장애〔골반 내 울혈(鬱血)증후군〕증상[21]과 유사하므로, 일본한방에서는 「어혈(瘀血)」을 「혈(血)의 도증(道症)」이라고 부르는 부인과질환에 관련한 병리로서 고찰해 왔다[주6),23].

최근에는 「혈어(血瘀)」는 부인과질환(婦人科疾患)뿐만이 아니라 널리 염증과 혈관장애를 동반하는 미소순환부전상태(微小循環不全狀態)로 보게 되었다[24]. 이 사고방식에 바탕을 두면 「혈어(血瘀)」는 표 17-5에 나타나듯이, 성인병의 혈관장애와 자기면역질환(自己免疫疾患)등 각종 혈류부전증후(血流不全症候)를 동반하는 질환군에 관여하는 병리가 되므로, 기초와 임상(臨床)의 양면에서 주목받고 있다.

주5) 「부인년오십소(婦人年五十所) 병하리수십일부지(病下利數十日不止) 모즉발열소복리급(暮卽發熱少腹裏急) 복만(腹滿) 수장번열(手掌煩熱) 순구건조(脣口乾燥) 하야(何也)」사왈(師曰) 「차병속대하(此病屬帶下) 하이고(何以故) 증경반산(曾經半産) 어혈재소복불거(瘀血在少腹不去) 하이지지(何以知之) 기증순구건조(其證脣口乾燥) 고지지당이탕경탕주지(故知之當以湯經湯主之)」(『금궤요략(金匱要略)』부인잡병:婦人雜病)

주6) 일본한방의 「어혈(瘀血)」은 주로 중의학의 「혈어(血瘀), 혈열(血熱)」에 해당하는 것이고, 고지질혈증, 고점도혈증[22]을 동반하는 양증(陽證)(열증:熱證)을 주로 하고 있다. 그렇지만 일본한방의 어혈증(瘀血證)은 중의학의 「혈허(血虛)」의 병리도 포함하는 개념이다. 이 때문에 일본한방의 입장과 중의학을 대비할 때에는 용어의 내용을 음미할 필요가 있다.

한편, 월경이상에 있어서 전신(全身)과 사지요(四肢腰)의 냉감(冷感)을 주로 하는 증례에는 병리의 허증, 「혈허(血虛)」와 「기허(氣虛)」에 대한 배려도 필요하다(표 17-4)[25].

이와 같이 월경이상(月經異常)과 월경전(前)증후군 및 갱년기장애의 주요증상인 얼굴 상기감, 냉(冷)상기증(제6장), 불면(제8장), 두통(제7장)에 대처하기 위해서는 「병리의 허실(虛實)」과 「체력의 허실(虛實)」을 변별(辨別)하고 약능에 따라 한방제제를 선택하는 것이 필요하다(표 17-6).

표 17-5 어혈(瘀血)과 어혈증 및 그 현대의료에로의 응용

◎어혈(瘀血)은 아래의 소견과 증후에서 상정되는 병리관이다.
· 색소침착(色素沈着), 출혈경향, 모세혈관의 울혈, 입술점막이 암홍색, 피부가 거칠어짐
· 복부팽만감, 월경곤란, 월경불순〔좌하복부의 압통(壓痛): 소복급결(少腹急結)〕
· 증후 ┌ 열증〔입 마름, 안면홍조, 초조, 얼굴 상기감, 두통〕
　　　　│　　도핵승기탕, 대황목단피탕, 통도산, 삼황사심탕, 계지복령환, 여신산
　　　　└ 한증〔사지의 냉감, 레이노(Raynaud's) 증상〕
　　　　　　사물탕, 궁귀교애탕, 소경활혈탕, 당귀작약산
◎어혈(瘀血)의 병리에 바탕을 둔 증후(어혈증)는 아래의 질환으로 인정된다.
· 타박(打撲), 외상(外傷) 등의 급성혈관장애 ·········· 치타박일방, 계지복령환, 삼황사심탕
· 만성염증과 자기면역질환(自己免疫疾患) ·············· 대시호탕, 계지복령환, 황련해독탕
· 당뇨병, 고지질혈증, 동맥경화증 등의 성인병 ········ 대시호탕, 방풍통성산, 계지복령환
· 월경이상(月經異常)과 골반 내 울혈(鬱血)증후군 ······ 도핵승기탕, 온청음, 계지복령환
　등의 부인병
· 치질(痔疾) ·· 을자탕, 계지복령환, 대시호탕
· 스테로이드제의 연용(連用)에 의한 혈관장애 ·········· 대시호탕, 계지복령환, 황련해독탕

표 17-6 월경 전(前) 증후군과 갱년기장애의 주요증후의 병리와 그것을 조정하는 방제

	기체(氣滯)	혈어(血瘀)	수체·담음	기허(氣虛)	혈허·음허
얼굴상기감	○(간양상항)[a] ↖황련해독탕	○(혈어기체) ↖통도산			
불면	○(심간화왕)[a] ↖황련해독탕	○ ↖도핵승기탕			
냉 증(冷症)		○(혈어수체) ↖계지복령환	○(수체혈허) ↖당귀작약산	○(기허양허) ↖인삼탕	○(음허화왕)[b] ↖가미귀비탕
하 복 통	○(간기울결)[a] ↖가미소요산	○ ↖계지복령환	○(청열이습)[c] ↖용담사간탕	○(기허혈허)[d] ↖당귀건중탕	○(음허화왕) ↖온경탕
요통		○ ↖계지복령환			

| 부 종(浮 腫) | | ○(수체혈허)
↳당귀사역가
　오수유생강탕 | ○(기허담음)
↳반하백출
　천마탕 | ○(신음양양허(
　腎陰陽兩虛))
↳팔미지황환
○(신허수체)
↳팔미지황환 |

a) 초조, 다노, 불면(잠을 얕게 잔다), 이명, 입이 씀, 안면홍조
b) 현기증, 동계(動悸), 불면(잠을 얕게 잔다), 입이 건조함, 얼굴에 윤기가 없다
c) 입이 씀, 대하(帶下), 방광염, 요도염
d) 권태무력감, 식욕부진, 전신사지의 냉(冷)과 저림감(感), 얼굴에 윤기가 없다

　현대의료에서는, 기질적(器質的)인 병태를 파악하기 위한 서양의학의 내진(內診)과 검사를 행한 후에, 중국전통의료의 병리와 체력변증(辨證)을 가미해서 개성(個性)에 따른 한방제제 요법을 행하면, 월경이상 환자의 「삶의 질」 향상에 유용하다고 생각된다.

──── 참고문헌

1) 矢內原巧, 大石親護 : 한방요법의 현황. 산부인과의 실제, 34(11), 1753~1757 (1985)

2) 村田高明 : 산부인과와 한방약. 산부인과치료, 57(3), 261~273 (1988)

3) 吉本泰弘, 三宅 侃, 田坂慶一 외 : Clomiphene무효(無效)의 무배란증(無排卵 症)에 대한 온경탕―. Clomiphene병용효과―. 산부인과 한방연구의 진행, No. 5, 29~32 (1988)

4) 毛利裕之, 菊地順子, 岸 東彦 외 : danazol요법에 있어서의 간기능장애에 대한 소시호탕의 사용효과. 산부인과 한방연구의 진행, No. 5, 29~32 (1988)

5) 吉田耕治, 及川和郎, 高柳茂生 외 : 소시호탕에 의한 danazol의 간장애작용 경감의 시도. 한방요법, 71(4), 45~47 (1988)

6) 村田高明 : 월경통(月經痛)과 한방요법. 현대동양의학, 6(1, 임증), 196~198 (1985)

7) 堀 好博, 杉山正子, 伊藤由紀子 : 산부인과 영역에 있어서의 병용요법으로서의 한방제제의 위치. 산부인과의 세계, 36(8), 613~622 (1984)

8) 柳沼 忞, 竹內 亨 : 작약감초탕의 고(高)testosterone 혈증성 희발월경(血症性 稀發月經) 또는 무(無)월경 환자에 있어서의 혈액testosterone농도 저하작용과 배란유발작용 및 작용기구. 산부인과 한방연구의 진행, No. 5, 174~187 (1988)

9) 谿 忠人 : 목단피의 화학. 현대동양의학, 5(1), 53~56 (1984)

10) 石丸忠之, 牛丸敬祥, 泰 知紀 : 월경곤란증에 대한 계지복령환의 사용효과에 대해서. 산과와 부인과, 46(7), 1130~1133 (1979)

11) 杉浦正彥, 杉山正子, 堀 好博 외 : 월경곤란증에 대한 온경탕 및 통도산의 사용효과에 대해서. 산과와 부인과, 51(11), 1655~1660 (1984)

12) 林 伸旨, 江口勝人, 片山俊介 외 : 월경곤란증에 대한 온청음의 효과. 산부인과 한방연구의 진행, No. 5, 19~28 (1988)

13) 富永敏朗, 麻生武志, 小辻文和 외 : 각과(各科)영역에서의 비스테로이드 제제의 선택과 사용법. 산부인과 영역의 질환, 치료, 70(8), 1629~1635 (1988)

14) M. Umeda, S. Amagaya, Y. Ogihara : Effects of certain herbal medicines on the biotransformation of arachidonic acid : A new pharmacologicaltesting using serum. J. Ethnopharmacology, 23, 91~98 (1988)

15) M. Harada, M. Suzuki, Y. Ozaki : Effect of Japanese Angelica root and peony root on uterine contraction in the rabbit in situ. J. Pharm. Dyn., 7, 304~311 (1984)

16) 高橋久壽 : 월경이상(月經異常)의 치료. 의약저널, 23(11), 2387~2392 (1987)

17) 稻葉芳一, 堀 悟, 細井延行 외 : 한방엑기스제에 의한 자궁근종(筋腫)의 치험. 산과와 부인과, 47(9), 1407~1417 (1980)

18) 槇本 深 , 和田生穗, 藤井美穗 외 : 한방약의 증(證)에 대한 다변량해석(多変量解析)에 의한 검토― 계지복령환을 갱년기장애에 사용한 성적에서―.산과와 부인과, 52(1), 141~144 (1985)

19) 木村博子 : 자궁질부(腟部) 진무름(미란)·대하(帶下)에 대한 용담사간탕의 사용경험. 한방진료, 7(1), 31~34 (1988)

20) 保坂 隆, 岩崎克彥, 大和龍夫 외 : 심리테스트에서 본 갱년기장애. 가미소요산의 임상응용. 산부인과의 세계, 33(11), 1285~1289 (1981)

21) 玉舍輝彥, 岡田弘二, 村上利樹 외 : 골반내 울혈(鬱血)증후군 치료에 온경탕의 시도. 일본불임학지, 30(3), 377~384 (1985)

22) 有地 滋, 谿 忠人 : 어혈(瘀血)의 증(證)―그 과학적 해명과 현대의료에로의 응용―. 의학과 약학, 9(1), 313~322 (1983)

23) 村田高明 : 산부인과 영역의 어혈(瘀血)현상. 치료학, 10 (supple), 44~53(1983)

24) 谿 忠人 : 전통의료 병리관(病理觀)의 현대의료에로의 응용. 「(전면개정(全面改訂) 현대의료와 한방약」谿 忠人, 의약저널, pp. 76~90 (1991)

25) 槇本 深, 小國親久 : 냉(冷) 등을 주소(主訴)로 하는 증례(症例)에 대한 당귀 작약산, 가미소요산의 치료효과. 진료와 신약, 18(2), 473~481 (1981)

제 18 장

불임증을 개선하는 생약

여성불임과 남성불임

일반적으로 결혼 후 3년 이내에 임신할 비율은 80%라고 일컬어지고 있다. 이와 같은 점에서, 불임(不姙)은 가족계획을 행하지 않고 정상적인 성교(性交)가 정기적으로 있음에도 불구하고, 2년이 경과해도 임신(姙娠)이 되지 않는 상태이다[1].

현대의료에서는,

- 여성측 기초체온의 측정, 간뇌하수체(間腦下垂体)-난소계(卵巢系)의 기능을 판정하기 위한 호르몬정량(定量)[2], 난관통기(卵管通氣)와 자궁내막(內膜)조직의 검사,··
- 남성측 정액검사, 호르몬정량(定量)[3]··· 등을 행해서 불임의 주요한 원인을 검색한다.

그 결과,

- 배란(排卵)장애를 중심으로 한 여성측의 이상(異常)··· • 정자(精子) 생산장애를 중심으로 한 남성측의 이상··· • 여성측에 상대남성의 정자에 대한 항체(抗体) 존재 등, 양성(兩性)의 부적합성··· 등의 병태를 확정해서 개개의 증례에 따른 치료가 행해지게 된다(그림 18-1).

- 현대의료의 치료법 중에서는,··· • 여성불임의 성중추(性中樞)에 작용하는 항(抗)estrogen제(크로미드)요법과,·· • gonadotropin분비저하 증례(症例)에 대한 HMG-HCC요법,·· • 고(高)prolactin혈증에 대한 bromocriptine제(파로델)요법,·· • 남성불임의 원인이 되는 정색정맥류(精索靜脈瘤)를 개선하는 고환정맥결찰술(睾丸靜脈結紮術)과 배우자간 인공수정(AIH)···등은 우선적으로 시도되는 요법이다.

이와 같은 각종 방제(方劑)와 처치(處置)가 발전하고 있는 현대에 있어서, 한방제제의 수비(守備)범위는 이들 요법의 보조(補助)와 부작용을 경감하기 위한 응용 및 기질적 병변(器質的病変)과 가벼운 기능성(機能性) 심인성(心因性) 불임에 대한 전신요법(全身療法)에 있다고 생각된다.

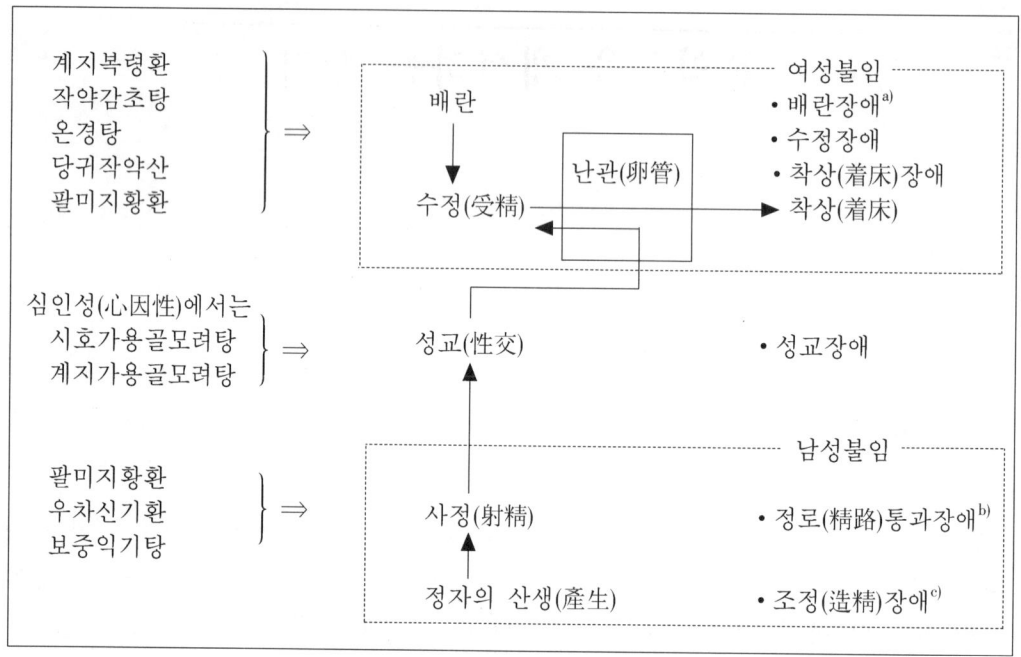

그림 18-1 불임증의 원인과 대책

a) 배란(排卵)유발 요법으로서 혈중(血中)의 LH, FSH, PRL의 검사치에 따라 Kaufmann요법(estrogen-progesterone 투여) : Clomiphen (크로미드)요법 : bromocriptine (파로델)요법 : gonadotropine (HMG-HCC)요법 등이 행해지고 있다.

b) AIH (artificial insemination with husband`s semen)요법

c) 기질적 병변이 없는 특발성(特發性)의 경우에는 비타민 B_{12}와 E, Coenzyme Q_{10}, 펜트키시피린, 컬리크레인 등의 비(非)호르몬제가 사용된다.

여성불임에 사용되는 생약과 처방

여성불임에는 주로 계지복령환, 가미소요산, 당귀작약산, 온경탕, 사물탕 등의「혈제(구어혈제, 활혈제, 보혈제)」가 사용되어 왔다[4]. 이들 처방을 일본한방 입장의… •「체력의 허실」을 횡축(橫軸)에 두고,… •「병성의 한열」을 종축(縱軸)…으로 한 좌표에 정리하면 그림 18-2와 같이되고, 일본한방의「음허증(陰虛證)」에 사용하는 처방군(제3 분면의 처방)이 많다.

이 그림 18-2는 환자의 체력과 증후군을 지표(指標)로 해서, 각 처방군의 responder를 투

약 전에 미리 선별하는 것을 시도한, 일본한방의 「방제변증(方劑辨證)」의 사고방식을 나타낸 것이다.

이 전통의료의 투약기준은, 현대의 의료용 한방제제 요법에서 계지복령환과 가미소요산, 당귀작약산의 적절한 사용으로 응용되고 있다[5,6]. 한편, 가미소요산은 계지복령환과 당귀작약산의 배제생약(配劑生藥)의 일부를 포함하는 시호, 목단피, 산치자, 당귀제이다 (그림 18-3).

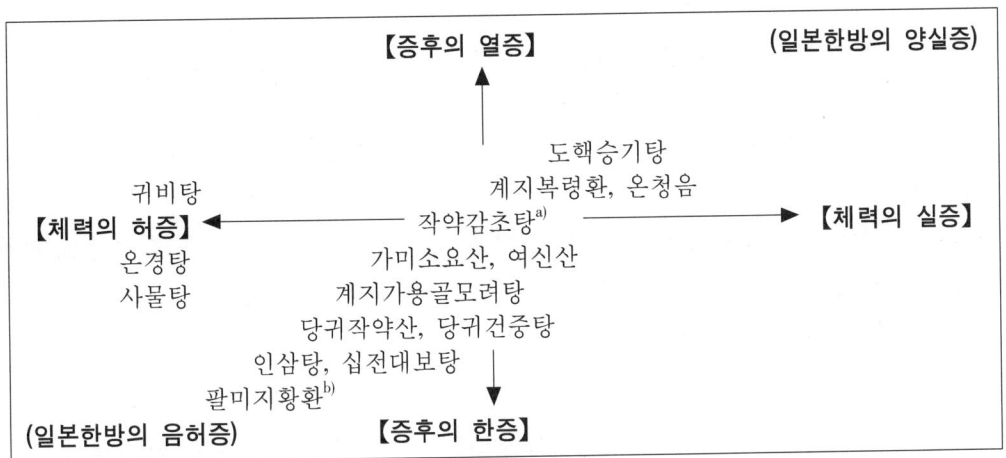

그림 18-2 여성불임에 사용되는 한방처방의 증후와 체력

a) 고(高) androgen (testosterone) 혈증성 배란장애에 응용되고 있다.

b) 고(高) prolactin 혈증성(血症性) 불임증에 응용되고 있다. 또, 본방(本方)은 남성불임에 사용하는 기본 처방이다.

◎ 또한 시령탕이 bromocriptine (바로델)요법의 부작용을 경감(輕減)하기 위해 응용되고 있다(소시호탕과 시호계지탕도 같은 관점에서 사용할 수 있다).

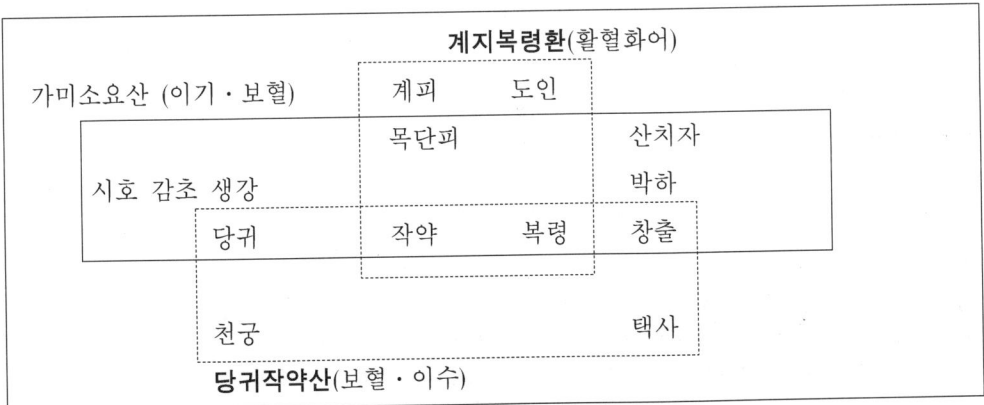

그림 18-3 가미소요산, 계지복령환, 당귀작약산

가미소요산은 소시호탕(시호계지탕)과 당귀작약산의 합제(合劑)에 가까운 처방구성으로 되어있다. 그렇지만 본방(本方)은 목단피, 산치자를 포함하므로「열증(熱證)의 혈어(血瘀)」에 대한 배려도 이루어지고 있는 점에서, 소시호탕과 계지복령환(또는 황련해독탕)이 합제(合劑)된 방의(方意)도 내포되어 있다. 그 때문에 가미소요산은 일본한방의 방제변증(方劑辨證)의 입장에서 볼 때, 체력중등도(体力中等度)(허실중간증에서 약간 허증)인 사람의 신경질, 얼굴 상기감, 초조감, 두통, 현기증, 어깨 결림, 동계(動悸), 사지권태(四肢倦怠) 등,「열증과 한증」을 포함하는 다수소(多愁訴)에 사용되고 있다. 또한 본방(本方)은 월경곤란증과 갱년기장애의 여성에게 많이 사용는데 남성의 만성간염후의 부정수소(不定愁訴)에 사용되는 일도 있다.

당귀(當歸)는 여성불임과 냉증의 개선에 사용되는 처방의 주약(主藥)이고,
· 사물탕과 궁귀교애탕 같이 천궁과 지황을 포함하는 처방군
· 온경탕과 십전대보탕 같이 천궁, 지황과 함께 인삼, 감초가 배제(配劑)된 처방군으로서 사용되고 있다 (그림 18-4).

이들 당귀(當歸)를 주약(主藥)으로 하는 처방은 부인과(婦人科)영역의 여러 증상(症狀)에 사용되고 있는데, 그 기본은 빈혈 경향에 따른 동통(疼痛), 피부증상, 해수(咳嗽) 등의 증상을 개선하는 것에 있다고 생각된다 표 18-1).

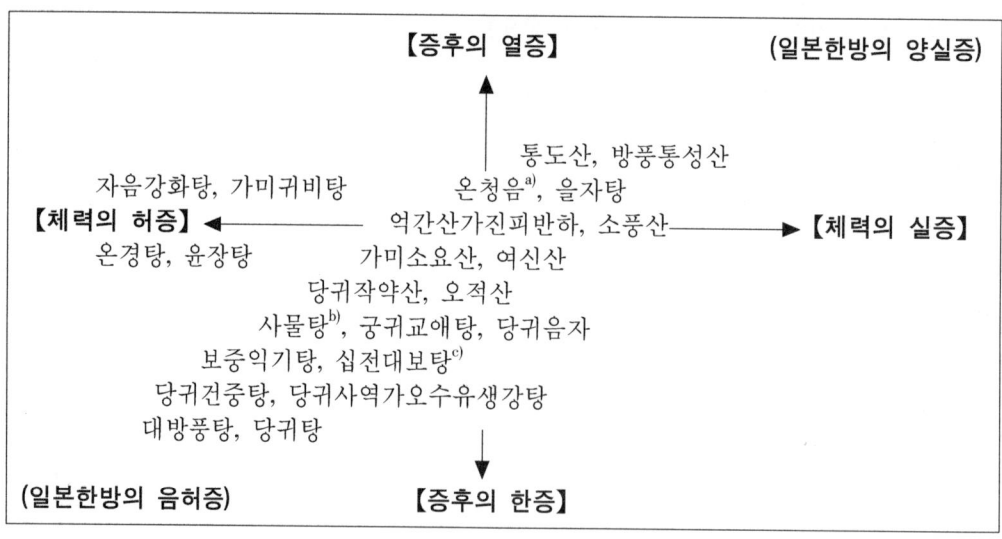

그림 18-4 당귀 배제처방의 증후와 체력

◎ 당귀를 주약으로 한 한방외용약(漢方外用藥)으로서 자운고(紫雲膏)가 있다.
a) 형개연교탕, 시호청간탕, 용담사간탕, 오림산도 유사처방이다.
b) 소경활혈탕, 저령탕합사물탕, 칠물강하탕도 사물탕의 관련처방이다.
  (온청음의 관련처방도 사물탕과 황련해독탕의 합제(合劑)를 기본으로 하고 있으므로 사물탕 관련처방이다).
c) 인삼양영탕, 청서익기탕도 관련처방이다.

표 18-1 당귀(當歸) (Danggui, Angelicae Radix)의 규격, 약능, 약리

약전(1985년) : *Angelica sinesis* (OLIV.) DIELS의 건조근(乾燥根)

JP. XI : *A. acutiloba* KITAGAWA 또는 기타 근연식물 (Umbelliferae)의 뿌리 (보통 뜨거운 물에 한 번 넣은 뿌리)

현재 일본에서 사용되고 있는 당귀는 주로 홋카이도(北海道)의 재배품〔북해당귀 : 외(外)당귀〕이고, 나라(奈良)현의 재배품〔대화(大和)당귀, 대심(大深)당귀〕도 한방전제용(漢方煎劑用)으로서 소량 사용되고 있다.

중국산 (사천성, 감소성) 당귀 (당(唐)당귀 : 귀두, 귀미, 후지귀)와 한국산 당귀는 소량 수입되고 있는 정도이다. 일부는 목욕약(沐浴藥)으로 사용되고 있다.

신농본초경 : 미감온(味甘溫) 주해역상기(主欬逆上氣) 온학(溫虐) 한열(寒熱) 세세재피부중(洗洗在皮膚中) 부인루하절자(婦人漏下絶子) 제악창양금창(諸惡瘡瘍金瘡)

중의학 : 감신온(甘辛溫) 보혈활혈(補血活血) 조경지통(調經止痛) 윤장통변(潤腸通便)

약 능(藥 能)	약 리(藥 理)
보혈활혈(補血活血), 조경지통(調經止痛) ·········	말초혈관 확장작용
(통도산, 을자탕)	(비타민 B군을 포함한다)
온청음, 용담사간탕	
가미소요산, 여신산	
온경탕, 귀비탕	
사물탕, 궁귀교애탕, 소경활혈탕, 당귀음자	
당귀작약산, 당귀사역가오수유생강탕	
보중익기탕, 십전대보탕	
지통(止痛)	진통작용
의이인탕, 오적산, 소경활혈탕	아쥬팬트(adjuvant)관절염억제작용
당귀작약산, 당귀사역가오수유생강탕, 당귀탕	항보체(抗補体)작용
대방풍탕	근(筋)이완작용
	항알레르기작용
시호청간탕, 형개연교탕	(PCA반응억제작용)
소풍산	
윤장통변(潤腸通便) ·········	
을자탕, 윤장탕	
	중추억제작용
가미귀비탕, 억간산, 억간산가(加)진피반하	〔진정(鎭靜), 최면연장작용〕
가미소요산, 여신산	
해역상기(咳逆上氣)	
청폐탕	
자음강화탕, 자음지보탕, 당귀건중탕	
(천(喘)사군자탕, 소자강기탕)	

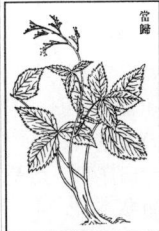

『식물명실도고』(오기준, 청대 1848년)에 그려진 당귀(當歸)그림
• 미나리과(科)의 식물이 그려져 있지만 화서(花序)가 당귀(當歸)와 다르다.

의료용 한방제제가 현대의 산부인과 전문의(專門醫)에 의해 응용된 이래, 여성불임의
서양의학적 병태를 지표로 한 한방제제의 운용법도 논의하게 되었다[7,8].

그 결과,···

• 고androgen(testosterone) 혈증성 배란장애(排卵障碍)에 대한 작약감초탕[9]·· • 고prolactin
혈증에 대한 팔미지황환[10]···의 응용 예 등이 제시되고, 이들은 의료용 한방제제의 새로운
적응영역 개발이라는 점에서 의의가 큰 것이다.

또 의료용 한방제제와 서양약제의 병용요법도 시도되고 있고,

• 당귀작약산[11], 온경탕[12], 사물탕[13] 등과 clomiphene (크로미드)와의 병용··

• bromocriptine (파로델)의 부작용을 경감하기 위해 시령탕을 병용한 예[14]···

등은 한방제제의 새로운 응용이고 금후(今後)의 발전이 기대되는 영역이다.

불임(不姙)을 개선하는 각종 한방제제의 효과는 내분비학적(內分泌學的)으로 검토되고
있으며, 각종 호르몬 레벨의 변동을 야기하는 작용도 보고되고 있다(표 18-2). 그렇지만
각종 호르몬의 보충만으로 한방제제의 효능을 이해하기에는 무리가 있고, 한방제제의 투
여에 의해 혈행(血行)과 소화기계(消化器系)의 개선 등, 전신상태가 호전(好轉)된 결과로
서 내분비(內分泌) 발란스(balance)의 조정이 이루어졌다고 생각한다.

표 18-2 한방제제의 내분비학적 검토

• 작약 (작약감초탕, 당귀작약산, 계지복령환, 온경탕에 배합)은 난소에 직접작용해서
testosterone산생(産生)을 억제하고, estradiol산생을 높인다[a].
• 작약감초탕은 난소에 작용해서 testosterone에서 estradiol로의 전환을 촉진하고 혈중(血
中) testosterone치(値)를저하시킨다[b] (→작약감초탕은 고testosterone혈증환자에게 단독으
로 쓰이거나 또는 크로미드와 병용한다).
• 온경탕은 하수체(下垂体)에 작용해서 황체화(黃体化)호르몬 (LH)의 방출을 촉진한다[c].
• 당귀작약산은 황체기(黃体期)의 LH, estrogen, progesterone치(値)를 상승시킨다[d].
• 계지복령환은 하수체(下垂体)로 부터의 gonadotropine분비를 억제하고, 자궁에 대한 에
스트로겐 작용을 억제한다[e].

• 팔미지황환은 혈중prolactin농도를 저하시킨다[f].
• 팔미지황환, 보중익기탕은 혈중 estradiol치(値)를 저하시키고 testosterone/estradiol비를
높인다[g].

a) 柳沼 忞 외 : 산부인과 한방연구의 진행, 5, 74～87 (1988)
b) 柳沼 忞 외 : 일불임지(日不姙誌), 33, 606～616 (1988)
c) 三宅 侃 외 : 산부인과 한방연구의 진행, 2, 105～109 (1985)
d) 福島峰子 : 산부인과의 세계, 34(증), 127～134 (1982)
e) 坂本 忍 외 : 산부인과 한방연구의 진행, 5, 91～96 (1988)
f) 臼杵 외 : 산부인과 한방연구의 진행, 5, 43～54 (1988)
g) 坂本 忍 외 : 산부인과 한방연구의 진행, 4, 98～103 (1987)

남성불임에 사용되는 생약과 처방

남성불임에는 종래(從來)부터 정력이 저하한 증후를 지표로 해서, 팔미지황환[15,16], 우차
신기환[17,18]이 사용되고 있다. 이들 처방에는 당(糖)과 단백질을 다량 포함하는 보기약(補
氣藥)인 산약(山藥)이 배제(配劑)되어 있다(표 18-3). 이들 「보신(補腎)·보기제(補氣劑)」유
용성은 의료용 한방제제 요법에 있어서 단독투여와 병용요법에 의해서 가치를 인정받고
있다.

또, 약용인삼도 민간요법에서 강정강장약(强精强壯藥)으로 되어 왔지만, 최근 핍정자증
(乏精子症)에 임상적(臨床的)으로 유용하고[19], 또 기초적으로도 고환(睾丸)의 DNA와 단백
생합성(蛋白生合成)을 촉진하는 작용[20]이 있다고 밝혀졌다. 이러한 작용에 근거하여 한방
제제에서는 인삼이 배제(配劑)된 보중익기탕[21,22]과 인삼탕[23]이 남성불임에 사용되고 있다.
또 심인(心因)의 관여가 큰 남성불임에 사용되는 시호가(加)용골모려탕[24,25]에도 인삼이 배
제(配劑)되어 있다(그림 18-5).

이들 한방제제는,··· • 혈류개선제 노이키논[26]과 칼리크레인[27]과 병용되거나,·· • AIH와
병용[27,28]되어···남성불임의 관리에 응용되고 있다.

표 18-3 산약(山藥) (Shanyao, Dioscoreae Rhizome)의 규격, 약능, 약리

약전(1985년) : *Dioscorea opposita* THUNB.의 건조근경(乾燥根莖)
JP.XI　　　 : 참마 *D. japonica* THUNBERG 또는 참마(長芋) *D. batatas* DECAISNE (Dioscoreaceae)
　　　　　　의 주피(周皮)를 제거한 근경(根莖) (담근체(擔根体))
　　　　　　현재 일본에서는 주로, 중국(강소성, 산동성)으로부터의 수입품(준산약:准
　　　　　　山藥)이 사용되고있다. 일본(톳도리, 나가노, 군마현)산(産)참마(長芋)를 건조
　　　　　　시킨 껍질 벗긴 산약(山藥)도 소량(少量)이지만 사용되고 있다.

신농본초경 : 미감온(味甘溫) 주상중보허영(主傷中補虛羸) 제한열사기(除寒熱邪氣) 보중익
　　　　　　기력(補中益氣力)장기육(長肌肉)　구복이목총명경신불기연년(久服耳目聰明輕身
　　　　　　不飢延年)
중의학　　 : 감평(甘平) 보비양위(補脾養胃) 생진익폐(生津益肺) 보신삽정(保身澁精) (『약
　　　　　　전(藥典)』)

약 능(藥 能)	약 리(藥 理)
보비양위(補脾養胃) ------------------- ⬚	
계비탕	
생진(生津) ----------------------------- ⬚	
육미환	
팔미지황환, 우차신기환	

244 제18장 불임증을 개선하는 생약

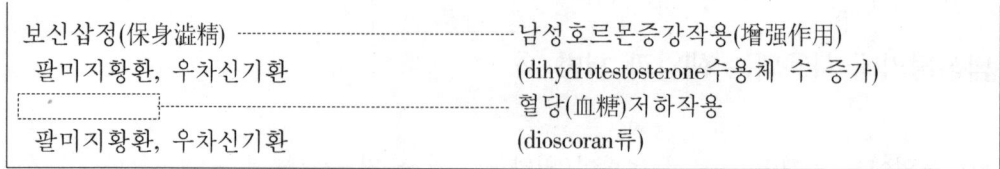

보신삽정(保身澁精)	남성호르몬증강작용(增强作用)
팔미지황환, 우차신기환	(dihydrotestosterone수용체 수 증가)
	혈당(血糖)저하작용
팔미지황환, 우차신기환	(dioscoran류)

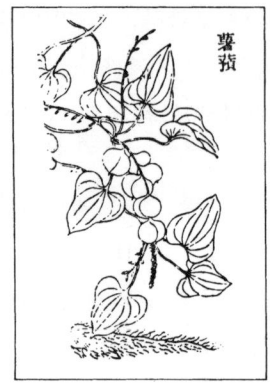

『식물명실도고』(오기준, 청대 1848년)에 그려진 산약(山藥)그림
• Dioscorea속(屬)식물의 특징이 그려져 있다.

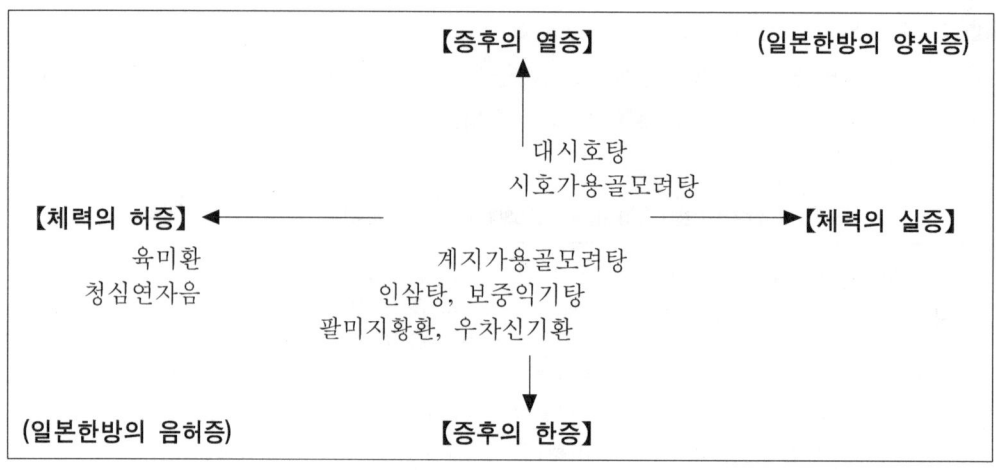

그림 18-5 남성불임에 사용되는 한방처방의 증후와 체력

불임에 있어서의 전통의료의 병리

여성불임 환자는 배경인자(背景因子) (체력의 허증)와 증후의 한증(寒證)에서, 일본한방에서는 「음허증」으로 변증되고 중의학의 병리변증(病理辨證)에서는 「혈허(血虛)와 기허(신허)」로 변증(辨證)된다. 이 「병리(病理)의 허증(虛證)」을 조정하기 위해, 증(證)에 따라 각종 인삼, 당귀, 지황제가 사용된다. 이들은 충분한 모체(母体)를 만들기 위한 처치(處置)가

되며, 방(方)으로서는 보혈제(補血劑)의 대표인 사물탕에 관련하는 온경탕, 십전대보탕, 당귀작약산 등이 주가 된다(그림 18-6).

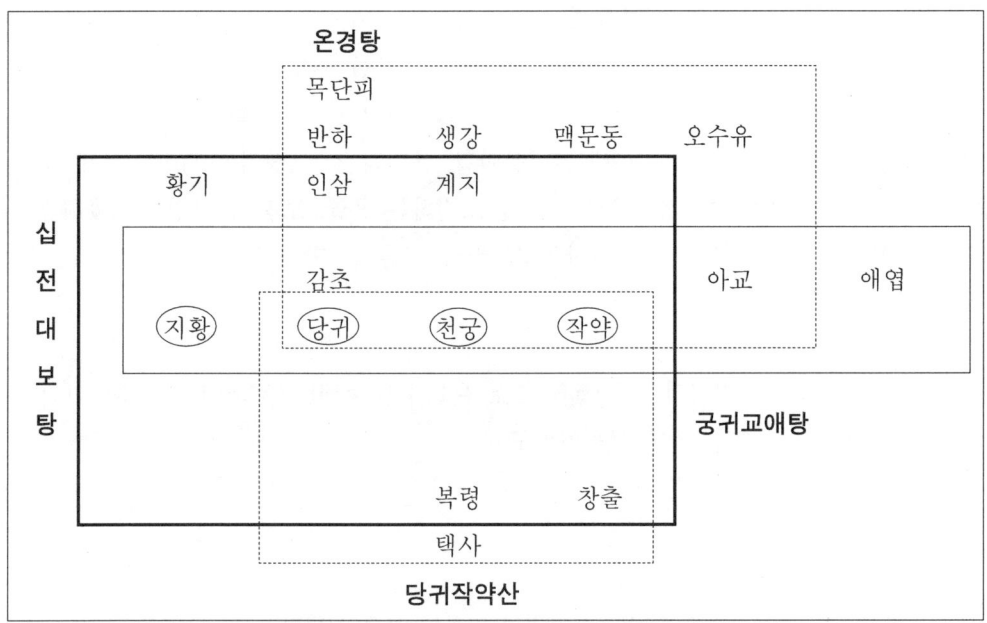

그림 18-6 사물탕 (지황, 당귀, 천궁, 작약)의 관련처방

• 당귀작약산은 사물탕의 지황을 대신하여 이수약(복령, 창출, 택사)을 가미(加味)한 내용이다.
• 십전대보탕은 사물탕에 보기약(인삼, 황기, 감초)을 가미한 내용이고, 사물탕합(合)사군자탕에 해당하며, 인삼양영탕도 관련처방이다.
• 궁귀교애탕은 사물탕에 지혈약(아교, 애엽)을 가미한 내용이다.
• 온경탕은 사물탕의 일부에 거한약(계피, 오수유), 보기화담약(인삼, 감초, 반하, 생강) 등을 가미한 내용이다. 온경탕의 투약목표가 되는 증후는 냉 상기증, 입술의 건조, 손, 발바닥의 열감, 시력감퇴, 현기증, 피부가 거칠어짐, 손, 발의 저림감(感), 하지(下肢)의 냉감 등이 있고 궁귀교애탕, 계지복령환, 당귀작약산, 당귀사역가오수유생강탕, 당귀건중탕, 팔미지황환을 종합한 증후군이다.

이들 「병리의 허증(虛證)」에 바탕을 둔 증후는 「한증(寒證)」경향인데, 열감과 냉상기증, 입마름, 안면홍조, 초조, 다노(多怒)를 동반하는 「열증(熱證)」을 나타내는 경우도 있다. 이들 증후는 「기체(氣滯)와 혈어(血瘀)」라는 「병리의 실증(實證)」이 상정되므로 대황, 지실, 홍화, 산치자 등의 「이기활혈약(理氣活血藥)」으로 조정된다.

이와 같이 불임환자의 전체상(全體像)에서 「병리의 허실(虛實)」과 「체력의 허실(虛實)」을 종합적으로 진단해서 개성에 따른 적절한 처방을 투약하는 것이 필요하다(표 18-4).

남성불임 환자의 일반적인 증후는 안면에 윤기가 없고 무기력(無氣力), 현기증, 동계(動

悸), 숨이 참, 탈모, 시력감퇴, 허리와 무릎의 탈력감(脫力感), 야간빈뇨를 동반하는 것이 많으므로 「신허(腎虛)」의 병리가 상정된다. 이것을 지표로 해서 팔미지황환, 우차신기환, 육미환 등의 「보신제(補腎劑)」를 사용하게된다.

그리고 소화기계(消化器系)의 증후를 동반하며 냉증(冷症)이고 체력저하 경향의 경우는 「기허(氣虛)」에 해당하므로, 보중익기탕과 인삼탕 등, 「인삼제(보기제)」의 적응으로 된다. 이와 같은 것은 일본한방의 「방제변증(方劑辨證)」의 사고방식과 같다.

또 유정(遺精)이 있거나 기울감(氣鬱感), 불안감, 불면과 같은 성적(性的)노이로제 경향에는 「기체(氣滯)」의 병리가 상정되므로 이것을 조정하는 용골, 모려 등, 「안신약(安神藥)」을 포함하는 시호가용골모려탕[24]과 계지가용골모려탕[주1] 등의 「이기안신제(理氣安神劑)」가 사용되는 일도 있다.

이와 같이,

- 증후와 병리(病理), 경험적 약능(藥能)으로 논리구성(論理構成) 되어있는 중의학의 「병리변증(病理辨證)」으로 선별되는 처방도‥
- 증후군과 체력, 경과(經過)와 약속처방을 대비하는 일본한방의 「방제변증(方劑辨證)」으로 선별되는 처방과‥거의 같다.

표 18-4 여성불임에 따른 증후군의 병리

증후군	병리와 치칙(治則)	처방
월경통, 월경시의 열감, 입마름 피부가 거침, 설하정맥(舌下靜脈)의 노장(怒張)	혈어(습열) ↖활혈(양혈(涼血))	계지복령환, 도핵승기탕 온청음, 용담사간탕
안절부절, 초조감, 다노(多怒), 불면 안면홍조, 현기증, 이명(耳鳴)	기체(간기울결), 혈열음허 ↖이기, 활혈(보음)	가미소요산, 가미귀비탕 여신산, 계지가용골모려탕
식욕감퇴, 야위고 탈력감(脫力感) 현기증, 월경지연경향	기허혈허 ↖보기, 보혈	온경탕, 십전대보탕 당귀작약산, 당귀건중탕
전신하복부의 냉감, 성욕감퇴 요하지(腰下肢)의 탈력감(脫力感), 야간빈뇨	신허(腎虛) ↖보신(補腎)	팔미지황환, 우차신기환 육미환

주1)『금궤요략』의 혈비허로병(血痺虛勞病)에 「부실정가소복현급음두한(夫失精家少腹弦急陰頭寒) 목현(目眩) 발락(髮落) 맥극허규지(脈極虛芤遲) 위청곡망혈실정(爲淸穀亡血失精)……남자실정(男子失精) 여자몽교(女子夢交) 계지가용골모려탕주지(桂枝加龍骨牡蠣湯主之)」로 기록되어 있고 유정(遺精)에 대해서 계지가용골모려탕을 사용하는 것이 기록되어 있다.

—— 참고문헌

1) 玉田太朗 : 여성의 몸과 병 (7) 불임증. 약국, 37(8), 1075~1079 (1986)

2) 東 敬次郞 : 배란장애. 의약저널, 23(11), 2401~2405 (1987)

3) 吉田謙一郞 : 남자불임증—그 원인과 치료—. 약국, 38(10), 1517~1523 (1987)

4) 村田高明 : 불임의 한방요법. 산부인과치료, 50(3), 301~306 (1985)

5) 王舍輝彥, 大野洋介, 山田俊夫 외 : 불임증 환자 및 배란장애를 호소하는 미혼과 여성에 대
　한 한방의 시도. 일본불임학지, 27(4), 472~478 (1982)

6) 假野隆司 : 한방약의 증(證)에서 고찰한 불임증(난소기능 부전증)의 원인.한방의학, 11(1), 3
　2~35 (1987)

7) 柳沼 恣 : 불임증. 산부인과치료, 50(3), 351~352 (1985)

8) 町田幸雄, 廣田淸方 : 불임진료 간이화(簡易化)와 한방약 병용요법의 시도. 산과와 부인과,
　53(5), 916~922 (1986)

9) 柳沼 恣, 泉 陸一, 安井 洋 외 : 한방약에 의한 배란유발—고(高)안드로겐혈증성(血症性) 희
　발(稀發) 월경성 불임증(月經性不姙症)에 대한 효과—. 일본 산부인과지, 34(7), 939~944
　(1982)

10) 臼井 恋, 細川明美, 市川喜仁 외 ; 고(高)프로라그틴 혈증환자에게 팔미지황환의 임상적
　응용. 산부인과 한방연구의 진행, 5, 43~59 (1988)

11) 石塚孝夫 : 여성불임증에 있어서의 한방약의 사용경험. 산과와 부인과, 53(6), 1043~1048
　(1986)

12) 吉野和男, 高橋健太郞, 白井孝昭 외 : 배란장애 부인(婦人)에 대한 온경탕의 효과에 대해서.
　한방의학, 13(7), 213~216 (1989)

13) 長橋 尤 : 여성불임에 있어서의 한방요법과 임신 83예(例)의 분석. 한방진료, 2(1), 46~53
　(1982)

14) 吉田耕治, 大塚治夫, 及川和郞 외 : 프로모크리프틴의 부작용 경감을 위한 시령탕 병용의
　효과. 한방진료, 7(5), 57~59 (1988)

15) 三浦一陽, 松橋 求, 牧 昭夫 외 : 남성불임증 환자에 대한 팔미지황환의 임상적 효과에 대
　해서. 비뇨기요(泌尿紀要), 30(1), 97~102 (1984)

16) 內藤善文, 吉田英機, 今村一男 : 핍정자증(乏精子症)에 대한 팔미지황환의 효과와 말초 혈
　중호르몬치(値)의 변동에 대해서. 일본불임학지, 30(2), 156~162 (1985)

17) 高山秀則, 小西 平, 神波照夫 외 : 남성불임증에 대한 우차신기환의 효과. 비뇨기요(泌尿紀
　要), 30(11), 1685~1689 (1984)

18) 太田博孝, 福島峰子 : 우차신기환의 핍정자증(乏精子症)에 대한 효과. 화한의약학회지, 5(3),

490~491 (1988)

19) 石神襄次 : 인삼의 임상응용—생화학적 작용과 관련해서 (1) 핍정자증(乏精 子症)과 인삼, 대사(代謝), 10(임증), 590~595 (1973)

20) M. Yamamoto, A. Kumagai, Y. Yamamura : Stimulatory effect of Panax ginseng principles on DNA and protein synthesis in rat testes. Arznem. Forsch., 27(Ⅱ,7), 1404~1405 (1977)

21) 光川史郎, 木村正一, 石川博夫 외 : 남자 불임증에 대한 보중익기탕의 사용 경험. 일본불임 학지, 29(4), 458~465 (1984)

22) 風間泰藏 : 남성불임. Current Therapy, 6(12), 1683~1686 (1988)

23) 奧山明彦, 나木幹夫, 園田孝夫 외 : 남자 불임증에 대한 팔미지황환 및 인삼탕의 효과. 비 뇨기요(泌尿紀要), 30(3), 409~413 (1984)

24) 金城貫龜, 喜久村德進, 島袋善盛 : 남성불임증에 대한 한방제제의 사용경험. 한방진료, 5(5), 35~38 (1986)

25) 姬井 孟, 宮下雄博, 神坂 謙 외 : 당뇨병과 임포텐스. 임상성인병, 16(11), 2139~2143 (1986)

26) 吉田英機 : 남성불임증에 대한 팔미지황환과 노이키논의 병용요법. 현대동양의학, 91(1, 임 증), 136~137 (1988)

27) 吉田耕治, 岡村 靖 : 남성불임증에 있어서의 팔미지황환의 유효성 (제 3보) —칼리크레인 (kallikrein) 병용, 이단분획사정(二段分畵射精) AIH에 의한 임신예(例) —. 한방진료, 7(2), 44~46 (1988)

28) 椎名正樹, 角ゆかり, 吉村眞一 외 : 정액성상(精液性狀)불량에 대한 인삼탕 과 팔미지황환 의 사용경험—특히 AIH병용증례(倂用症例)에 관해서—. 일본 불임학지, 30(3), 303~307 (1985)

제 19 장

어깨 결림을 개선하는 생약

어깨 결림

어깨 결림은 목덜미에서 어깨에 걸쳐 근육이 딱딱해지고 뻐근하고, 답답하고 불쾌한 상태인데, 자각적(自覺的)으로는 목덜미의 결림, 등(背)결림 및 오십견(五十肩)이라고 불리는 통증, 저림, 탈력(脫力) 등도 포함시킨 개념이다. 어깨 결림은 주로 승모근(僧帽筋)과 견갑거근(肩甲擧筋)의 긴장지속상태와 순환장애 및 이에 따른 동통(疼痛)이 서로 원인 및 결과로 작용하여 악순환하면서 발현한다고 생각되고 있다(그림 19-1).

가벼운 어깨 결림의 원인에는 새우등과 같은 나쁜 자세와 부자연스러운 자세로 장시간 작업을 계속함에 따른 근육피로에 의한 것이 많다. 이들 근육성 어깨 결림은 평소부터 허리를 펴고 가슴을 펴는 자세에 주의를 하고 어깨근육을 단련하거나 책상과 의자의 위치관계에 유의하고 일하는 동안에 가벼운 체조를 해서 긴장을 풀거나 마사지와 목욕으로 혈행(血行)을 촉진하는 것으로 개선된다.

또, 어깨 결림의 근육을 지배하는 부신경(副神經)과 경신경(頸神經)등이 자극을 받는 것에 의한 어깨 결림과 어깨의 통증도 있다. 이것은 경추추간판증(頸椎椎間板症)과 변형성 경추증(変形性頸椎症) 등의 연령증가에 따른 경추의 변형 및 일반적으로 오십견(五十肩)이라 불리는 견관절주위염(肩關節周圍炎)과 같은 정형외과적 염증성 병변(病変)에 따른 어깨 결림이다[1,2].

그리고 그림 19-1에 나타냈듯이 내과, 이비인후과, 안과 및 정신신경과를 포함한 많은 질환의 미증상(微症狀)으로서 발현하는 어깨 결림도 많다[3,4]. 특히 가면울병(仮面鬱病)의 주증상이 어깨 결림이므로, 국소(局所)의 압통과 근경결(筋硬結)이라는 소견이 없는 어깨 결림에는, 증상에 대한 점착성(粘着性)과 불활발 등의 전신증상에 유의할 필요가 있다.

이들 기질적 병변에 따른 어깨 결림에는 원(原)질환의 치료가 주로 행해지지만, 어깨 결림의 대증요법(對症療法)으로서는 동통(疼痛) 및 근(筋)긴장에 근육의 혈류를 개선하는 약물이 사용된다(표 19-1).

또 어깨근육을 제어하고 있는 신경에는 자율신경도 관여하고 있으므로 스트레스와 정신상태에 따라 어깨 결림을 자각하는 일도 많다. 휴식을 죄악으로 느끼고 완벽을 추구하는 일벌레 인간이 좌절했을 때와, 의존적이고 정서의 컨트롤이 잘되지 않는 유아적성격자(幼兒的性格者)에게는 편두통과 어깨 결림을 호소하는 일이 많다고 일컬어지고 있다. 이와 같이 어깨 결림은 일정한 발현소인(發現素因)이 있으므로 여기에는 중국 전통의학의 전인의료 사상과 한방제제가 유용하다고 생각된다.

한편 어깨 결림의 치료에 대해서는 이들 약물요법에 덧붙여서 바른 자세교육과 운동, 맛사지, 목욕 및 중국 전통의학의 침구(鍼灸)와 지압 등도 보조적으로 유용하다.

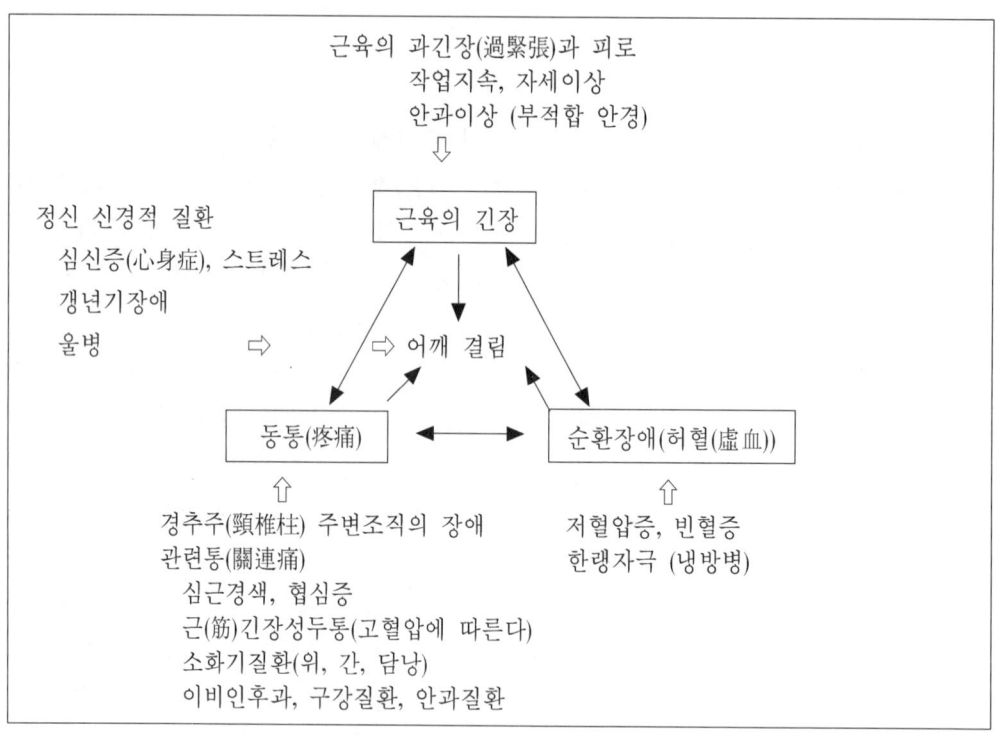

그림 19-1 어깨 결림증의 성인

표 19-1 어깨 결림증의 치료지침

• 동통(疼痛)에 대한 대증요법	
진통소염제[a] ———————————————————	(이출탕, 오적산, 당귀탕)
신경블록, 통점(痛点)블록	침(鍼)치료
• 근육의 긴장을 완화	
근(筋)이완제[b]	
운동요법, 마사지, 온열요법 —————————	지압, 안마, 뜸
견인(牽引)요법	
• 근육의 순환장애를 개선	
순환개선제 ———————————————————	조등산
	계지복령환, 도핵승기탕
	당귀작약산, 칠물강하탕
• 심인(心因)의 완화	
정신안정제 ———————————————————	삼황사심탕, 황련해독탕
	시호가용골모려탕, 시호계지탕, 대시호탕
	가미소요산, 억간산가진피반하, 조등산
• 원(原)질환의 치료	
각각의 약물요법 ———————————————	감기증후군 : 갈근탕
	고혈압증 : 삼황사심탕, 황련해독탕, 대시호탕
	간담(肝膽)질환 : 대시호탕, 소시호탕
	위장질환 : 반하사심탕, 육군자탕
	이비과질환 : 갈근탕가천궁신이, 형개연교탕

a) 산성(酸性) (프로피온산류:酸類 : 나이키산, 페닐초산류:酢酸類 : 볼타렌)과 염기성(소란탈)의 내복(內服) 및 외용제(外用劑) (인테반연고, 사리틸산제제의 첩포제:貼布劑) 등이 사용된다.

b) 척수(脊髓)의 시냅스(synapse)반사억제제(리오레살, 개바론)와 상위(上位)의 반사억제제(린라키너, 알로 프트)가 사용된다. 최근에는 동통(疼痛)반사억제제, 근(筋)긴장완화, 순환개선의 종합작용이 있는 약제 (염산에파조린 : 미오날)도 개발되어 있다.

어깨 결림에 사용되는 생약과 처방

일본한방에서는 경험적으로,

•「세로(縱)결림(목결림)」에는 갈근탕,⋯ •「가로(橫)결림(어깨 결림)」 중에서 우견(右肩) 결림에는 시호제를 사용하고, 좌견(左肩)결림에는 복령제⋯를 사용한다고 되어있다.

「세로(縱)결림」에 사용되는 갈근탕은 『상한론』 조문(條文)에서, 급성 염증성질환의 초기 (태양병기)에 항배부(項背部)근육의 딱딱해짐(항배급:項背急)에 사용하는 것이 예시되어 있다. 이 기문(記文)을 응용해서 감기증후군 초기의 어깨 결림과 두통의 개선에 갈근탕이 응용되고 있고, 현대의 의료용 한방제제에서도 그 유용성이 보고되고 있다[5].

한편, 갈근탕은 초기의 염증성질환에 사용하는 것이 원칙인데, 만성기의 경견완증후군

(頸肩腕症候群)과 변형성경추증(変形性頸椎症)[6]에도 투약되며 그 유용성이 밝혀져 있다(표 19-2). 갈근탕을 만성의 어깨 결림에 장기적으로 투약할 경우에는 소시호탕을 합제(合劑)로 해서 시갈탕으로 하는 것도 있다.

갈근탕의 어깨 결림을 개선하는 작용기서(作用機序)는 해명되어 있지 않지만 주약(主藥)인 갈근에는 아세틸콜린의 근(筋)수축에 길항(拮抗)하는 성분으로서 daidzein[7]이 포함되어 있다(표 19-3, 그림 19-2). 또 갈근탕에는 작약과 감초가 함께 배제(配劑)되어 있으므로 작약감초탕의 의미가 내포되어 있고 이 두 생약에 의한 진경작용(鎭痙作用)[8]도 있다고 생각된다.

갈근탕가천궁신이는 갈근탕의 관련처방으로, 본방(本方)은 형개연교탕과 소시호탕과 합방되어 두통, 전액통(前額痛)을 동반하는 부비강염(副鼻腔炎)의 어깨 결림에 활용되고 있다[9].

표 19-2 「어깨 결림」에 대한 갈근탕의 응용

◎상기도감염증과 염증성질환의 초기에 따른 「어깨 결림」
- 급성 상기도염 및 인플루엔자에 따른 「어깨 결림」
  〔柏木征三郎 외 : 임상과 연구, 63(6), 2007~2010 (1986)〕
- 채찍질(鞭打)손상의 초기치료(계지복령환이 병용되고 있다)
  〔渡辺一幹 : 한방진료, 2(2), 57~59 (1983)〕
- 삼차신경통에 따른 「어깨 결림」
  〔田山文隆 외 : 한방의학, 8(11), 19~23 (1984)〕
- 턱(顎)관절증에 따른 「어깨 결림」
  〔佐野和生 외 : 일본구강외과학회지, 33(8), 1684~1690 (1987)〕

◎만성질환에 따른 「어깨 결림」
- 경견완증후군(頸肩腕症候群)과 변형성 경추증(頸椎症)에 따른 「어깨 결림」
  〔仁科文男 : 한방진료, 4(3), 48~51 (1985)〕
- 각종 만성의 동통수소(疼痛愁訴) (침 치료와 병용)
  〔池園悅太郎 외 : 임상마취, 3(11), 1379~1387 (1979)〕 [a]
  〔高畑與四夫 : 한방진료, 8(3), 41~44 (1989)〕 [b]

a) 경견완(頸肩腕)의 결림과 동통수소(疼痛愁訴)에는 갈근탕, 계지복령환, 가미소요산, 당귀작약산, 팔미지황환, 대시호탕, 소시호탕 등이 증상에 따라 구분하여 사용된다.

b) 경견부(頸肩部)에서는 갈근탕, 요슬부(腰膝部)에서는 팔미지황환이 주체이고, 이외에 계지가출부탕, 작약감초부자탕, 당귀작약산, 도핵승기탕, 갈근탕가천궁신이, 소경활혈탕 등이 사용된다.

표 19-3 갈근(葛根) (Gegen, Puerariae Radix)의 규격, 약능, 약리

약전(1985년)	*Pueraria lobata*(WILLD), OHWI, *P. thomsonii* BENTH의 건조근(乾燥根)
JP. XI	*P. lobata* OHWI의 주피(周皮)를 제거한 뿌리
	현재 일본에서 사용되고 있는 갈근은, 섬유질(纖維質)의 중국 판갈근(板葛根)과 한국 판갈근(板葛根), 각갈근(角葛根) 등 수입품이 주체이다.

중국에는 전분질(質)이 풍부한 흰 갈근 즉, 분갈근(粉葛根, *P. thomsonii*)이 있지만, 일본의 한방제제에는 사용되고 있지 않다. 일본(佐賀, 群馬, 奈良, 長野)에서도 산출되고 있으나 유통량은 적다.

신농본초경 : 미감평(味甘平) 주소갈(主消渴) 신대열(身大熱) 구토(嘔吐) 제비기음기(諸痺起陰氣) 해제독(解諸毒)

중의학 : 미신량(味辛凉) 해기퇴열(解肌退熱) 생진(生津) 투진(透疹) 승양지사(升陽止瀉) (『약전(藥典)』)

일본한방 : 주치항배강야(主治項背强也) 방치천이한출(旁治喘而汗出) (『약징(藥徵)』)

약 능(藥 能)	약 리(藥 理)
해기퇴열(解肌退熱), 투진(透疹) ─────── 승마갈근탕, (독활갈근탕) 갈근탕, 갈근탕가천궁신이 삼소음	해열(解熱)작용
지사(止瀉) ─────── 갈근탕, (갈근황련황금탕)	⌐ ⌐ ⌐ ⌐ ⌐
치항배강(治項背强) ─────── 갈근탕, 갈근탕가천궁신이	진경(鎭痙)작용 (daidzein)
치천(治喘) ─────── 갈근탕, 삼소음	cAMP phosphodiesterase저해작용 (daidzin, daidzein 등의 인프라본)
생진(生津) ─────── (맥문동음자)	⌐ ⌐ ⌐ ⌐ ⌐
⌐ ⌐ ⌐ ⌐ ─────── 〔활혈방(活血方), 심서(心舒)Ⅱ 호(号)〕	혈소판응집억제작용

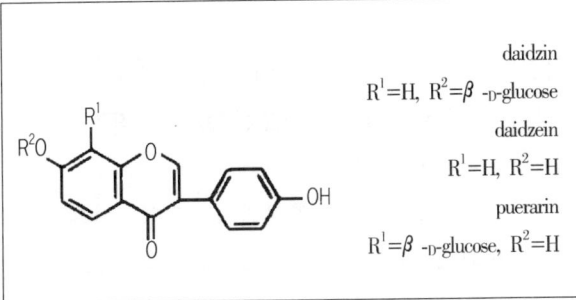

daidzin
R¹=H, R²=β -D-glucose
daidzein
R¹=H, R²=H
puerarin
R¹=β -D-glucose, R²=H

표19-2 갈근에 포함되는 약리 활성성분

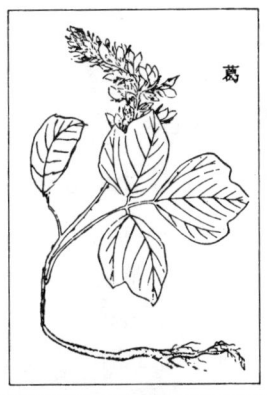

『식물명실도고』(오기준, 청대 1848년)에 그려진 갈근(葛根)그림

starch가 갈근의 주성분이다. 기타 acetylcholine도 포함되어 있다.

한편, 냉증경향의 두통에 사용되는 오수유탕도 세로(縱)결림에 사용되는 것이 많고 두통을 동반하는 축농증의 관리의료에 활용되고 있다[10].

두통과 어깨 결림은 병발(併發)하는 것이 많은데, 고혈압경향, 고지혈증, 얼굴 상기감에 동반하는 근(筋)긴장성의 두통에는 삼황사심탕, 방풍통성산, 도핵승기탕, 대시호탕이 사용되고 있다(표 19-4).

표 19-4 내과(內科)영역의 질환에 따른 「어깨 결림」에 대한 한방제제의 응용

본태성(本態性)고혈압의 「어깨 결림」에 대시호탕, 황련해독탕, 시호가용골모려탕, 계지복령환
　　〔荻原俊男 외 : 진료와 신약, 16(12), 2885∼2899 (1979)〕
경증(輕症)고혈압증의 「어깨 결림」에 방풍통성산, 시호가용골모려탕, 가미소요산, 칠물강하탕
　　〔栗原伸夫 : 한방진료, 2(2), 29∼34 (1983)〕
고혈압증의 불면과 「어깨 결림」에 산조인탕, 및 열감이 강한 「어깨 결림」에 삼황사심탕
　　〔矢部晃作 : 한방진료, 3(1), 30∼33 (1984)〕
고혈압증의 두중, 얼굴 상기감, 「어깨 결림」에 조등산
　　〔原 敬二郎 : 한방진료, 7(4), 27∼33 (1988)〕
당뇨병에 따른 「어깨 결림」에 대시호탕
　　〔赤澤好溫 : 현대동양의학, 6(1, 임증), 134∼136 (1985)〕
만성간염의 「어깨 결림」에 소시호탕
　　〔內藤 巖 외 : 신약과 임상, 35(10), 2391∼2400 (1986)〕
위하수증의 「어깨 결림」에 인삼탕
　　〔松本 裕 외 : 진료와 신약, 14(6), 1463∼1469 (1977)〕
위부진수음(胃部振水音), 냉증의 「어깨 결림」에 사군자탕
　　〔江川禎昭 외 : 체신(遞信)의학, 34(5), 287∼293 (1982)〕

만성질환에 따른 어깨 결림에서 사용되는 시호 배제(配劑)처방 중에는 전술한 대시호탕에 덧붙여서,

- 시호가용골모려탕[11]과 억간산가진피반하[12,13]는 울병경향의 어깨 결림에‥
- 소시호탕은 만성간염의 피로감, 권태감, 식욕부진에 따른 (오른쪽)어깨 결림에‥
- 소화기 증상을 동반하는 어깨 결림에는 시호계지탕[14]
- 가미소요산은 냉증, 불면, 월경불순 등을 동반하는 부인갱년기장애의, 어깨 결림을 동반하는 부정수소(不定愁訴)[15~17]에 활용되고 있다.

만성간염 환자의 자각증상에는 눈의 피로, 피로감, 어깨 결림, 피부소양, 수면장애, 요통, 권태감, 복부팽만감이 있는 것이 보고되고 있으므로[13], 주소(主訴)와 체력에 따라,

- 소시호탕 이외에 대시호탕과 시호계지탕, 가미소요산, 보중익기탕 등의 시호제를 사용하거나,‥
- 소시호탕에 인진호탕, 황련해독탕, 계지복령환, 오령산(시령탕), 인진오령산 등을 병용해서…개성(個性)에 따라 삶의 질을 조정하는 것이 필요하다.

어깨 결림에 사용되는 복령(茯苓) 배제(配劑)의 처방에는,

- 계지복령환, 가미소요산(억간산가진피반하), 당귀작약산이 부인부정수소(婦人不定愁 訴)의 어깨 결림에 범용되고 있고[15]··
- 사군자탕, 육군자탕[19]은 위장 허약상태에 따른 어깨 결림에··
- 반하백출천마탕, 영계출감탕, 조등산은 현기증에 따른 어깨 결림에[20]··
- 이출탕(二朮湯)은 오십견(五十肩)[21,22]에··
- 계지복령환[23]과 팔미지황환[24]은 만성요통에 따른 어깨 결림··에 사용되고 있다.

이들 중에서 특히 부인 갱년기장애의 주요증상에 어깨 결림이 있는 것이 조사되어 있고[15], 체력의 허실(虛實) 및 병성(病性)의 한열(寒熱)에 따라 도핵승기탕, 계지복령환, 가미소요산, 당귀작약산 등이 활용되고 있다. 이들 처방은 울혈상태(어혈)에 대한 미소(微小)순환개선제(구어혈:驅瘀血, 활혈제:活血劑)이고, 어깨(肩)주변근육의 허혈(虛血)을 조정하는 효능이 있다고 생각된다. 또 어혈(瘀血)상태에서는 두통, 두중감을 동반하는 것이 많으므로, 이들 처방에 의해 두통이 개선되는 단계로서 어깨 결림도 경쾌해진다고 생각된다.

당귀작약산은 빈혈경향이 있으면서 처진 어깨에 근육이 빈약한 사람에게 사용되는 일이 많은데, 전신상태 개선의 결과로서 어깨 결림 증상의 경감(輕減)이라고도 생각된다. 그리고 검사치(檢査値)가 명확한 빈혈에는 철제(鐵劑)가 필요하므로, 이것과 비타민B군을 포함하는 당귀작약산 및 철제의 소화기 증상을 개선하기 위한 보중익기탕, 육군자탕 등을 병용하는 것도 유용하다.

또한, 복령을 주약(主藥)으로 한 처방은 아니지만, 복령이 배제(配劑)된 시호가용골모려탕, 조등산, 산조인탕이 고혈압증에 따른 어깨 결림에 사용되고 있다. 또, 위장(胃腸)의 아토니 상태에 따른 어깨 결림에는 복령제 이외에 인삼탕, 반하사심탕[25] 등, 인삼제의 적응이 되는 경우도 있다.

안과(眼科)영역의 질환에서도 어깨 결림을 동반하는 경우가 많은에, 최근에는 고안압증(高眼壓症)에 따른 어깨 결림에 도핵승기탕을 사용한 보고도 보인다[26].

이들을 포함해서 만성 어깨 결림에 사용되는 처방군을 일본한방의 방제변증 입장에서 그림 19-3에 정리했다. 이들 처방은 어깨 결림을 포함하는 증후군이 병성(病性)의 「한열(寒熱)」과 체력의 「허실(虛實)」에 따라 운용되기 때문에 좌표축의 여러 곳으로 분류된다.

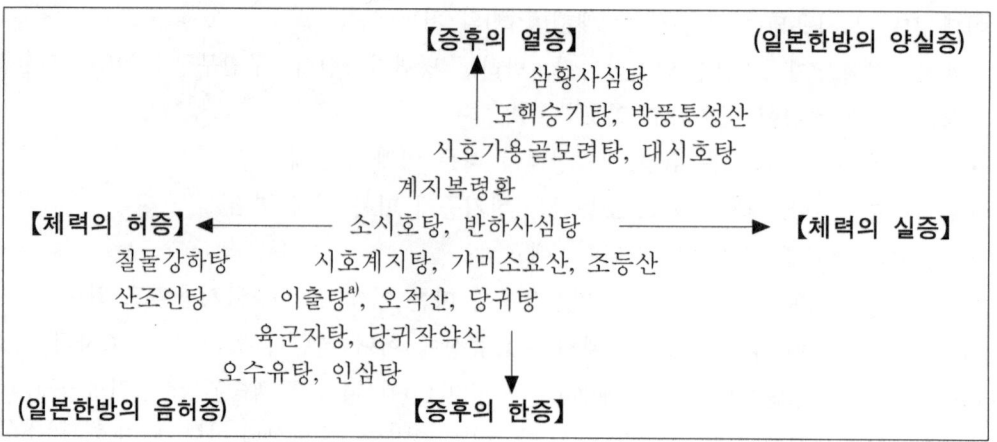

그림 19-3 어깨 결림증에 사용되는 한방처방의 증후와 체력

◎ 감기증후군의 어깨 결림에는 갈근탕, 부비강염(副鼻腔炎)에 따른 어깨 결림에는 갈근탕가천궁신이
가 사용된다. 이들 질환의 천연기(遷延期)에는, 갈근탕합소시호탕(시갈탕) 등과 같이 소시호탕이 합
방(合方)된다.

a) 본방(本方)은 오십견(五十肩)에 사용하는 기본처방이다. 〔高口眞一郎 외 : 일본 프라이머리·케어학회
지, 8(1), 59~61 (1985)〕

어깨 결림에 있어서의 전통의료의 병리

중국 전통의료에서는 발병원인에 따라,

·외사(外邪)의 관여가 큰 외감열병(상한계질환)과··· ·질환 준비상태와 병리산물(病理産
物)의 정체 등, 내인(內因)의 관여가 큰 내상잡병(잡병계질환)···으로 대별(大別)하여 치료
방침이 정립되어 있다.

감기증후군의 초기의 어깨 결림은 풍사(風邪)와 한사(寒邪)의 침습에 의해 두통, 오한,
부맥(浮脈)과 함께 항배(項背)가 딱딱해지는 (縱결림)상태가 되므로 「해표산한제(解表散寒
劑)」인 갈근탕의 적응으로 해석된다.

만성 어깨 결림을 동반하는 증후에는 각종 병리가 상정된다. 그 중에서도,

· 기체(氣滯) : 초조, 두통, 다노, 우울감, 가슴이 답답함, 복부팽만감, 트림 등의 정신신
  경증상과 소화기계수소(消化器系愁訴)

· 혈어(血瘀) : 두통, 건망증, 불면, 입 마름, 피부가 거칠어짐, 입술과 혀 색깔이 나쁨,
  월경불순 등의 울혈성(鬱血性) 병변에 따른 증후

· 담음(痰飮) : 식욕부진, 구기(嘔氣), 가슴과 복부의 팽만감, 위부(胃部)의 진수음(振水音),

복명(腹鳴) 등, 소화기계(消化器系)의 아토니(Atony)증상이 주체가 된다. 이들 「병리의 실증」에 덧붙여서, 어깨 결림에는

• 기허(氣虛) : 식욕부진 등, 주로 소화기계(消化器系)의 기능저하 상태와

• 혈허(血虛) : 냉증, 피부가 거칠어짐, 피로감 등의 빈혈증상

도 관여하므로, 허실(虛實)의 복잡한 병리가 변증(辨證)된다(표 19-5).

고혈압증의 A형 기질(氣質)과 고지혈증(高脂血症)을 동반하는 부인 갱년기장애의 어깨 결림에 사용되는 대시호탕, 시호가용골모려탕, 삼황사심탕, 황련해독탕, 도핵승기탕, 가미소요산은 「기체(氣滯)〔간기울결(肝氣鬱結), 간울화화(肝鬱化火), 간장상항(肝腸上亢), 심간화왕(心肝火旺)〕」와 「혈어(血瘀)」에 대한 「이기할혈제(理氣活血劑)」에 해당된다. 기울(氣鬱)경향의 어깨 결림에 사용되고 있는 연년반하탕(延年半夏湯)[주1]과 치견배구급방(治肩背拘急方)[주2]도 이기제(理氣劑)이다.

표 19-5 만성 어깨 결림에 사용되는 처방의 투약목표와 병리

처 방	투약 목표 증상	병리←약능(배제생약)
대시호탕 (고지혈증에 따른 성인병수소(成人病愁訴))	초조, 다노(多怒), 얼굴 상기감, 구기(嘔氣), 복부팽만감	기체←이기(시호, 지실, 대황)
시호가용골모려탕 (기울(氣鬱)경향의 정신신경증상)	불안감, 인후두 이상감, 불면, 다몽(多夢), 동계(動悸), 식욕부진, 구기(嘔氣), 피로감	기체←이기안신(시호, 용골, 모려) 기허←보기(인삼, 대조, 복령)
소시호탕 (간, 위장장애증상)	흉협부(胸脇部)의 팽만감, 신경질경향 구기(嘔氣), 식욕부진, 피로감	기체←이기(시호) 기허←보기(인삼, 감초, 대조)
계지복령환 (울혈병태(鬱血病態)를 동반하는 증상)	냉상기증, 두통, 피부 거칠어짐, 월경불순	혈어←활혈(도인, 목단피)
가미소요산 (정서불안정경향의 부정수소)	초조, 냉 상기증, 다노(多怒), 두통 동계(動悸), 냉 상기증, 월경불순, 월경통 피부 거칠어짐, 피로감, 사지(四肢) 저림	기체←이기(시호) 혈어←활혈(목단피, 산치자) 혈허←보혈(당귀, 작약)
당귀작약산 (냉성(冷性), 빈혈, 저혈압경향)	안면창백, 피부 거칠어짐, 냉증, 월경불순 얼굴과 손발의 부종, 두중감, 현기증	혈허←보혈(당귀, 천궁) 수체←이수(백출, 복령, 택사)
육군자탕 (위(胃)아토니 경향의 냉증)	식욕부진, 피로감, 연변(軟便)~설사경향 냉증, 구기(嘔氣), 트림, 위부(胃部)정체감 현기증, 동계(動悸)	기허←보기(인삼, 감초, 대조, 복령) 담음←화담(반하, 생강, 복령, 진피)

주1) 냉증의 좌견(左肩)결림에 사용되는 연년반하탕(延年半夏湯)은 동물생약인 별갑(鼈甲)을 포함하는 특수한 처방이고, 의료용 제제로서 인가되어 있지 않지만 시박탕, 시호계지탕합오수유탕, 소시호탕합향소산, 사역산합육군자탕 등으로 대용할 수 있다.

주2) 치견배구급방(治肩背拘急方)도 의료용으로 인가되어 있지 않지만, 향소산합복령음으로 대용할 수 있다.

대시호탕은 대황, 지실, 작약을 포함하는 점에서 승기탕류(대황, 지실, 후박제)에 관련되는 「청열이기제(시호, 황금제)」이다.

시호가용골모려탕은 신경질적이고 남의 평판에 신경쓰는 타입으로 불안감, 불면, 동계(動悸) 등에 수반한 어깨 결림에 사용되는 「이기안신보기제(시호, 용골, 인삼제)」이다.

소화기계(消化器系)의 아토니 상태에 따른 어깨 결림에 사용되는 육군자탕과 반하백출천마탕은 구기(嘔氣), 트림, 현기증, 상복부 팽만감 등의 담음기체(痰飮氣滯) 병리(病理)와 이들의 소인(素因)으로 되는 기허(氣虛)에 대한 「화담이기보기제(반하진피인삼제)」이다.

이와 같이 증후군의 병성과 체력의 종합진단(증:證)에 대한 약속처방의 운용법을 논하는 일본한방의 「방제변증」에도도, 증후군에서 병리를 상정하고 개개 생약의 약능으로 개선하는 것을 목표로 하는 중의학의 「병리변증」과 거의 같은 처방이 선택된다. 이들 어깨 결림에 대한 한방제제의 유용성은 약효약리학적으로는 충분히 검토되고 있지 않지만 전신증후의 미증상(微症狀)으로서의 어깨 결림의 관리의료에는 어느 정도 유용하다고 생각된다.

──── 참고문헌

1) 大井淑雄 : 경견완증후군(頸肩腕症候群). 의학과 약학, 23(5), 881~887 (1990)

2) 山本龍二 : 견(肩)관절주위염. 의학과 약학, 23(5), 888~895 (1990)

3) 石田 肇 : 요통, 어깨 결림, 오십견(五十肩). 의학과 약학, 17(4), 915~919(1987)

4) 中島健二, 高橋和郎 : 어깨 결림과 내과질환. 진단과 치료, 77(4), 866~868(1989)

5) 栢木征三郎, 林 純, 新宮世三 외 : 급성 상기도염 및 인플루엔자에 대한 한방 치료. 임상과 연구, 63(6), 2007~2010 (1986)

6) 池園悅太郎, 松本 勳, 吉田種臣 외 : 동통(疼痛)치료에 있어서의 한방요법에 대해서. 임상마취, 3(11), 1379~1387 (1979)

7) 柴田承二, 原田正敏, 村上孝夫 : 화(和)한약성분의 연구(제 2보) 갈근 성분의 진경작용에 대해서. 약지, 79(7), 863~865 (1959)

8) T. Maeda, K. Shinozuka, K. Baba, et al. : Effect of Shakuyaku-kanzoh-Toh. a prescription composed of shakuyaku and kanzoh on guinea pig illeum. J. Pharm. Dyn., 6, 153~160 (1983)

9) 前田 壽 : 만성 부비강염(副鼻腔炎)에 대한 한방제제의 사용경험 (제 4보) 한방진료, 5(5), 49~56 (1986)

10) 神 靖衛 : 오수유탕 및 방기황기탕가부자(防己黃耆湯加附子)가 저효(著効)를 나타낸 만성두통 및 축농증. 현대 동양의학, 8(1, 임증), 131~133(1988)

11) 中村明實 : 시호가용골모려탕이 저효(著効)를 나타낸 난치성 울병의 일례(一 例). 한방진료,

2(1), 35~37 (1983)

12) 村松 睦 : 노년기 불면, 억울상태에 대한 억간산가진피반하의 유효 예에 대해서. 현대 동양의학, 8(1, 임증), 162~164 (1987)

13) 江川 充, 松田邦夫, 大塚恭男 : 억간산, 억간산가진피반하의 임상적 검토. 일본 동양의학잡지, 38(4), 251~255 (1988)

14) 田中 茂 : 부정수소(不定愁訴)증후군과 한방치료. 한방진료, 5(4), 48~55(1986)

15) 堀 好博, 杉山正子, 杉浦雅彦 외 : 갱년기장애와 한방요법. 산과와 부인과, 47(11), 1659~1666 (1980)

16) 惠川彰雄, 豊田正治, 長尾秀子 외 : 갱년기장애 및 수술 후 부정수소에 대한 한방제제의 사용경험. 약물요법, 12(9), 1151~1155 (1979)

17) 馬場恒雄, 小川雅利, 泰 宏樹 외 : 부정수소(不定愁訴)증상에 대한 한방제제의 적응증과 그 한계. 산과와 부인과, 49(3), 400~405 (1982)

18) 佐藤 弘, 森 治樹 : 만성간염. 치료, 71(8), 1725~1730 (1989)

19) 鎌田慶市郎 : 육군자탕이 유효한 만성중이염의 1예(例). 현대 동양의학, 91(1, 임증), 196 (1988)

20) 山際幹和, 稲垣政志, 原田輝彦 외 : 한방제제에 의한 현기증의 치료성적. 이비(耳鼻)임상, 76(12), 3267~3279 (1984)

21) 松田純也, 松田 悟 : 소아 히스테리, 오십견(五十肩)에 대한 한방제제의 응용에 대해서. 한방진료, 2(3), 47~49 (1983)

22) 高口眞一郎, 磯島 正 : 소위 오십견(五十肩)에 있어서의 한방병용요법. 일본 프라이머리 케어 학회지, 8(1), 59~61 (1985)

23) 鎌野俊彦, 青木虎吉, 藤原 稔 외 : 만성요통에 대한 계지복령환, 팔미지황환의 치료경험. 신약과 임상, 29(9), 1493~1498 (1980)

24) 五十嵐 裕 : 정형외과 영역에 있어서의 한방약의 효과. 한방진료, 3(5), 62~66 (1984)

25) 久保茂正 : 구강(口腔)심신증에 있어서의 동양의학적 접근에 대해서. 한방의학, 12(2), 51~53 (1988)

26) 山本昇吾 : 고안압증(高眼壓症)의 한방치료. 현대 동양의학, 9(1, 임증), 197~199 (1989)

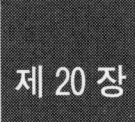

제 20 장

요배통과 관절통을 개선하는 생약

요배통에 사용되는 생약과 처방

요배통(腰背痛)은 정형외과(整形外科) 외래의 주요한 증상이고, 그 원인에는 척주지지(脊柱支持)의 파탄(破綻)과 거기에 구간근(軀幹筋)의 약화, 신경조직의 자극, 국소(局所)의 염증이 관여하고 있다고 생각하고 있다[1].

요배통을 취급하는 영역은,

- 구축성(構築性)과 염증성 및 연령증가에 따른 뼈와 연부조직(軟部組織)의 퇴행성 변화[2] 등의 정형외과적 질환[주1]‥
- 내과, 부인과, 비뇨기과 영역의 복부골반내장기의 병변에 의한 관련통[주2]과
- 가면울병(假面鬱病) 등에 의한 정신신경질환과 심리적 요소가 강한 요통…

도 있으므로 그 원인은 복잡하다.

요배통의 치료에 즈음해서는,

먼저 ①통증의 장소 (한국통:限局痛, 하지:下肢를 울리는 통증), ②통증의 성질 (격통:激痛, 둔통:鈍痛), ③통증의 유인(誘因) (노작:勞作으로 증강, 전굴:前屈로 증강, 배굴:背屈로 증강, 기침 때문에 아프다), ④통증의 지속성, ⑤수반증상(隨伴症狀)(오한, 발열, 복통, 배뇨이상), ⑥기왕력(既往歷) (물건을 들 때 갑자기 허리가 삐끗하여 아프고 움직일 수 없게 된 병, 타박, 수술) 등의 문진(問診)을 행하고, 또한 진료수단과 단순 X선 검사 등을 이용해서 원인이 추정 확인된다[3].

주1) 구축성(構築性)의 병변으로서, 추간판탈출(椎間板脫出), 척추증(脊椎症), 척추(脊椎)미끄럼증, 척추관협착증(脊椎管狹窄症) 등이 있고, 척추염, 만성 관절 류머티즘과 감염에 의한 염증성 병변(病變)이 있다.

주2) 위십이지장궤양에 볼 수 있는 $Th_7 \sim Th_{10}$의 관련통, 췌질환(膵疾患)과 간담질환(肝膽疾患)에 의한 고산(高山)의 관련통, 신요로(腎尿路)질환에 의한 $Th_{10} \sim L_1$의 관련통, 여성생식기의 염증성질환에 의한 요통이 있다.

그리고 급성기에서 만성기에 걸친 경과에 따라,

• 안정와상(安靜臥床), 골반견인(骨盤牽引), 마사지, 온열요법, 치료체조, 생활동작의 지도에 덧붙여,‥

• 압통점(壓痛点)으로의 국마제(局麻劑) 주입, 요신경근(腰神經根)의 블록, 경막외막(硬膜外膜)으로의 스테로이드제 주입 등의 국소요법과,‥

• 소염진통제, 근이완제, 말초순환개선제, 비타민제, 정신안정제, 항울제의 전신요법…으로 치료 관리된다[1] (그림 20-1).

원(原)질환이 분명한 요배통(腰背痛) 치료는, 서양의학적인 처치가 주체가 되는데, 경증(輕症)에서 만성(慢性)으로 경과하는 「소위 요통증(腰痛症)[주3),4)]」에서는 증후와 체력에 따라 한방제제를 응용할 여지가 있다.

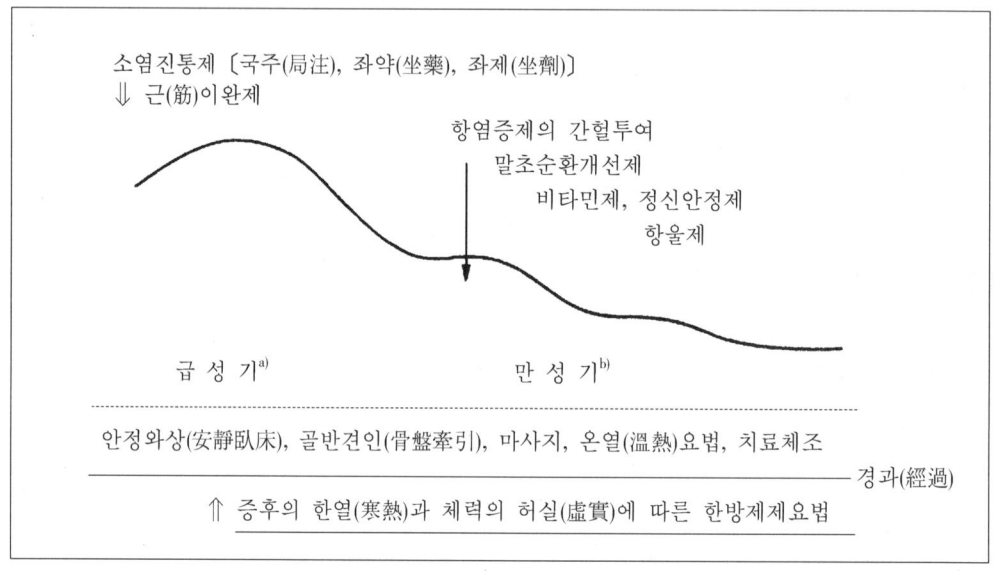

그림 20-1 요배통의 경과와 치료

a) 현대에는 급성기의 대증요법에는 서양약제 쪽이 확실하지만, 경도(輕度)인 경우에는 월비가출탕(또는 마황탕)과 작약감초탕의 합방, 또는 삼황사심탕과 계지복령환의 합방 등이 사용된다.

b) 만성기의 관리의료에서는 한방제제도 유용하다. 특히 전신증후의 「한증(寒證)」의 경우에는 당귀사역가오수유생강탕, 영강출감탕, 팔미지황환 등의 한방제제가 유용하다.

이전부터 요배통에는 계지복령환[5)]과 팔미지황환[5~7)] 및 당귀사역가오수유생강탕[8)]이 주로 사용되어 왔다. 그 이외에 도핵승기탕, 소경활혈탕[주4),9),10)], 당귀작약산[11)] 등의 「구어혈

주3) 요추골 X선에 있어서 추간판(椎間板)의 협착화(狹窄化), 골극형성(骨棘形成) 등의 병적소견(病的所見)이 부족하고, 요부방주근(腰部傍柱筋) 주의의 둔통(鈍痛)을 주 증상으로 하는 요통증(腰痛症)이다. 또, 이와 같은 요통과 함께 하지(下肢)의 나른함, 저림, 위화감을 동반하는 것을 「하지요증후군(下肢腰症候群)」으로 칭하는 것이 제창(提唱)되고 있다.

제(활혈·보혈제)」의 응용 예가 많다.

또 연령증가에 의한 요추골조송증(腰椎骨粗鬆症)과 요부척추협착증(腰部脊柱狹窄症)에는 팔미지황환[12]과 우차신기환[13],[14] 등의 「보신제(補腎劑)」가 사용되고 있다. 이들 영역에서는 활성형 비타민D_3의 골염량(骨鹽量) 증가효과가 계지복령환을 병용하는 것으로 증강되는 예도 보고되고 있다[15]. 이들은 금후(今後)의 노인의료에 있어서의 한방제제의 중요한 수비범위(守備範圍)가 된다.

중국 전통의료의 증후진단에서는 병성(病性)의 「한열(寒熱)」을 중시하는데, 요배통을 호소하는 환자에게는 전신, 허리, 사지(四肢)의 「냉감(冷感)과 저림」을 동반하는 예가 많다. 이러한 「한증(寒證)」을 목표로 해서 사용되는 처방에는 계지가출부탕[16],[17]과 영강출감탕[18] 이 있고, 전술한 당귀사역가오수유생강탕, 당귀작약산, 팔미지황환, 우차신기환도 「한증(寒證)」을 조정하는 「거한제(祛寒劑) (보양제, 이수제)」이다.

이들 「활혈(活血), 보혈(補血), 거한제(祛寒劑)」의 효능의 일부는 서양약제의 말초순환개선작용에 해당한다고 생각된다[주5],[19] (표 20-1).

더우기 동통(疼痛)에 대해서 사용되고 있는 작약감초탕은 근이완제(筋弛緩劑)에 해당하는 처방이고, 진통제의 국소주사(局所注射) 및 저주파(低周波)치료와 병용되고 있다[20].

표 20-1 요통증(腰痛症)의 약물요법

◎소염진통제
◎근이완제(筋弛緩劑)에 해당하는 한방약제
　　작약감초탕
◎말초순환개선에 상당하는 한방제제

활혈제	도핵승기탕(두통, 냉 상기증, 어깨 결림, 변비, 월경곤란)
	계지복령환(두통, 피부 거칠어짐, 어깨 결림, 월경곤란)
	소경활혈탕(빈혈 경향, 피부건조 경향, 허리·하지의 냉증)
보혈제	당귀작약산(빈혈 경향, 현기증, 어깨 결림, 월경곤란)
	당귀사역가오수유생강탕(두통, 복산통, 사지의 냉증, 동창)
보양제	오적산, 영강출감탕(어깨 결림, 요하지의 냉증, 빈뇨)
(거한제)	팔미지황환, 우차신기환(기력감퇴, 입 마름, 요하지의 탈력감, 야간빈뇨)
	계지가출부탕(심하부진수음, 전신사지의 냉증)

상기한 처방군에 덧붙여서,… •이기안신제(시호가용골모려탕, 가미소요산),… •보기제(보중익기탕, 오수유탕)등도 전신증후와 체력에 따라 사용된다.

주4) 소경활혈탕은 좌골신경통에 대해서 단독투여 및 당귀사역가오수유생강탕 또는 오적산과 병용되고 있다.
주5) 당귀사역가오수유생강탕에서는 말초순환(末梢循環)을 개선하는 효과가 있는 것이 임상적으로 밝혀져 있다.

본방(本方)의 진통효과는 작약과 감초의 편성에 의해서 그 작용이 개개의 생약보다 증강되는 것[21]과 침마취(鍼麻醉)를 증강하는 효과가 있는 것[22]이 기초적으로 해석되고 있다.

이들 처방에 덧붙여서 요배통에는 시호가용골모려탕, 가미소요산, 계지가용골모려탕과 같은 「이기제(理氣劑)」도 사용되고 있다[23]. 또한 환자의 전신증상에 따라 보중익기탕, 오수유탕, 반하백출천마탕, 오적산 등 많은 처방을 활용한 예[24]도 있다. 이들 요배통(腰背痛)에 사용되는 한방처방군을 일본한방의 방제변증의 사고방식에 따라 그림 20-2에 열기(列記)했다.

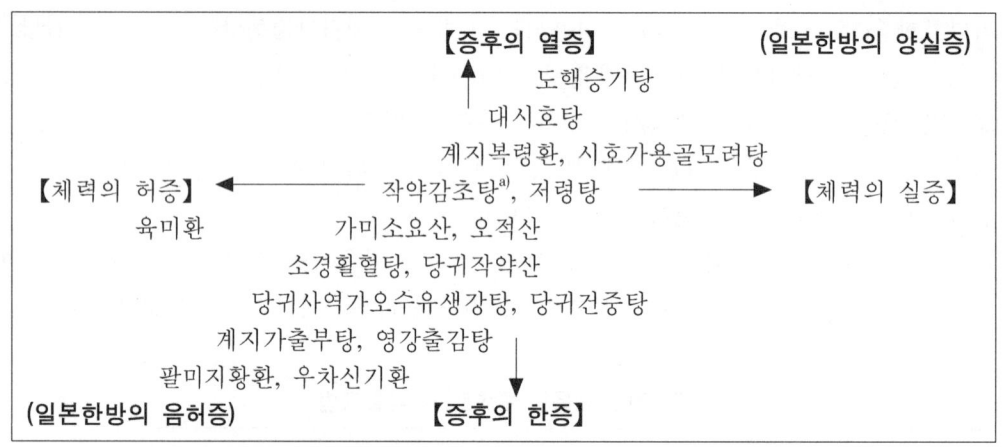

그림 20-2 요통증(腰痛症)에 사용되는 한방처방의 증후와 체력

◎ 이들 처방은 약능 분류에서,
- 활혈제(도핵승기탕, 계지복령환, 소경활혈탕 등)
- 보혈제(당귀작약산, 당귀사역가오수유생강탕, 소경활혈탕 등)
- 보양제(거한이수제 : 계지가출부탕, 영강출감탕, 팔미지황환 등)에 속하는 것이 많다.

a) 가미소요산, 오적산, 소경활혈탕, 당귀사역가오수유생강탕, 당귀건중탕, 계지가출부탕에도 작약과 감초가 배제(配劑)되어 있다.

변형성 관절증에 사용되는 생약과 처방

변형성 관절증(変形性 關節症)은 연골의 변형파괴와 반응성 골증식(骨增殖)을 동반하고 관절동통(關節疼痛)과 관절액저류(關節液貯留)를 특징으로 하는 비염증성 관절병변이다. 보존요법으로서는 각종 제형(劑型)의 비(非)스테로이드성 진통제가 사용된다[25].

변형성 관절증의 한방제제 요법에서 번용(繁用)되는 방기황기탕(防己黃耆湯)[26,27]은 약한 진통제에 해당하는 약제이다. 그렇지만, 방기황기탕의 유용성은 진통제로서의 효능뿐만이

아니라,

- 서양약제의 위장장애를 경감(輕減)하고,‥
- 한랭(寒冷)자극에 의한 증상증악(症狀增惡)을 경감하고,‥
- 환자의 삶의 질을 개선하는 「보기이수약제(補氣利水藥劑)」…

로 평가해야 한다(표 20-2).

방기황기탕의 진통효과의 일부는 배제생약인 방기(防己)[주6]에 포함되는 sinomenine의 약리작용으로 입증할 수 있다(표 20-3, 그림 20-3).

변형성 무릎관절증에는 방기황기탕 이외에 오적산[28], 월비가출탕, 의이인탕[29], 마행의감탕, 소경활혈탕, 계지가출부탕[주7],[30], 우차신기환 등이 사용된다[26]. 이들은 그림 20-2에 준하여 증후의 「한열(寒熱)」과 체력의 「허실(虛實)」에 따라 나누어 사용된다.

표 20-2 변형성 무릎관절증의 치료법과 방기황기탕의 위치매김

약물요법	방기황기탕
◎비(非)스테로이드성 소염진통제[a] ‥‥‥‥‥‥‥‥‥ 　경구(經口), 좌제(坐劑), 연고(軟膏), 첩포제(貼布劑) ○국마제(局痲劑)와 히어루론 산(酸)나트륨의 관절내 　주사(注射) ○칼슘, 활성형V. D₃제, 컬티토닌	경도(輕度)한 진통제로서[c] 　위장장애 개선제로서
• 이학요법(理學療法) ○온열(溫熱)치료 ○대퇴사두근(大腿四頭筋)의 근력훈련 ○장구(裝具)요법	치료운동의 보제(補劑)로서[d]
• 기타 ○ 비만의 개선지도 ‥‥‥‥‥‥‥‥‥‥ • 관혈적(觀血的)요법[b]	비만의 경감(輕減) (?)

a) 아스피린, 페닐초산계(酢酸系)(보르타렌), 인도르계(系)(인도메타신), 프로피온산계(酸系)(부루펜), 안트라닌산계(酸系)(본타르), 벤조사이아딘계(系)(페르덴) 등의 산성(酸性) 비(非)스테로이드성 소염제가 사용된다. 또 이들의 위장장애를 경감(輕減)하기 위해 오적산을 병용하는 것도 유용하다.

b) 관절 내 곽청술(郭淸術), Drilling, Pegging, 경골절술(脛骨切術) 등

c) 진통효과를 기대하여 가공 부자말(附子末)을 합방한다.

d) 한랭(寒冷)에 따라 동통(疼痛)증상이 악화할 때는 계지가출부탕, 대방풍탕, 십전대보탕을 합방한다.

주6) 방기(防己)는 일본 규격의 한방용 약과 중국 규격의 중약(분방기:粉防己)와 광방기(廣防己)의 기원이 다르므로, 중의학의 약능론을 도입할 경우에는 중약 청풍등(靑風藤)의 약능에 바탕을 두고 논할 필요가 있다.

주7) 계지가출부탕은 데카드론의 국주(局注)와 병용되어 무릎 관절통에 유용하다는것이 보고되어 있다.

표 20-3 방기(防己) (Fangji, Sinomeni Caulis et Rhizoma)의 규격, 약능, 약리

약전(1985년) : 방기(분방기:粉防己) *Stephania tetrandra* S. MOORE의 건조근(乾燥根)

　　　　　　: 광방기(廣防己) *Aristolochia fangchi* Y. C. WUex L. D. CHOU et S. M. HUNG의 건조
　　　　　　근(乾燥根)

　　　　　　: 청풍등(靑風藤) *Sinomenium acutum* (THUNB) REHD. et WILLS. 및 *S. acutum* var.
　　　　　　cinereum REHD. et WILLS.의 건조등경(乾燥藤莖)

JP. XI 　　: *Sinomenium acutum* REHDER et WILSON (Menispermaceae)의 덩굴성 줄기 및 근경

　　　　　　일본에서 사용되고 있는 방기(防己)는 일본 토쿠시마(德島), 나가노(長野)산의
Sinomenium 속(屬) 오오쯔즈라후지이고, 한방기(漢防己)라 칭하며, 중약의 청풍등
(靑風藤)에 해당하는 것이다.

　　　　　　중약의 방기(분방기:粉防己와 광방기:廣防己)는 일본의 방기(防己)와는 기원식
물이 서로 다르고, 약국방(藥局方)의 규정에 적합하지 않으므로 한방제로는 사
용되고 있지 않다.

신농본초경 : 미신평(味辛平) 주한온학(主寒溫瘧) 열기제간(熱氣諸癎) 제사(除邪) 이대소변(利
　　　　　　大小便)

중의학 　　: 분방기 : 고한(苦寒) 이수소종(利水消腫) 거풍지통(祛風止痛) (『약전(藥典)』)

　　　　　　광방기 : 고신한(苦辛寒) 거풍지통(祛風止痛) 청열이수(淸熱利水) (『약전(藥典)』)

　　　　　　청풍등 : 고신평(苦辛平) 거풍습(祛風濕) 통경로(通經路) 이소변(利小便) (『약전
　　　　　　(藥典)』)

일본한방 : 주치수야(主治水也) (『약징(藥徵)』)

약 능(藥 能) (청풍등(靑風藤))	약 리(藥 理)
거풍습(祛風濕) -------------------------------------	항염증작용(sinomenine)
방기황기탕	(혈관투과성억제, 아쥬펜드관절염억제)
소경활혈탕	진통작용(sinomenine)
소속명탕(小續命湯), 서근입안산(舒筋立安散)	항체산생억제작용(sinomenine)
	히스타민유리(遊離)작용에 의한 진통, 항염
	증효과
이소변(利小便) ---------------------------	
방기황기탕, 목방기탕	
(방기복령탕)	
---------------------------	항알레르기작용-(Ⅰ형PCA반응억제, 비만세포
방기황기탕	로부터의 탈과립(脫顆粒)억제작용)
	항히스타민 작용
통경락(通經絡) ---------------------------	
소경활혈탕	

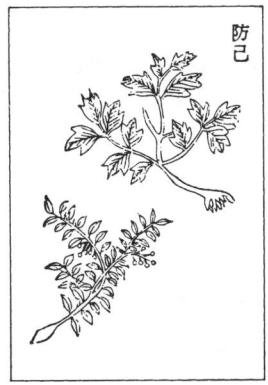

『식물명실도고』(오기준, 청대 1848년)에
그려진 방기(防己)그림
• Stephania속(屬), Sinomenium속,
Aristolochia 속식물 등의 방기(防己) 원식물
(原植物)을 보지 않고 그린 것이다

sinomenine
일본규격의 방기(한방기:漢防己)의 활성성분

tetrandrine
중약 분방기(粉防己)의 주요성분

그림 20-3 방기류(防己類) 생약의 활성성분

만성관절 류머티즘에 사용되는 생약과 처방

만성관절 류머티즘(RA)은 증상의 관해증악(寬解增惡)을 반복하는 만성적인 관절염증, 변형, 강직성(强直性) 질환이다.[주8],[31].

본증(本症)은 관절활막세포표면(關節滑膜細胞表面)을 항원(抗原)으로 하는 항체(抗體)가 산생(産生)되는 자기면역질환이고, 면역복합체, 호중구(好中球), 매크로파지 등이 관여하는 Ⅲ형 알레르기성 염증질환이다. 그 발증(發症)에는 유전적 요인과 세균 및 바이러스의 감염 등, 많은 유인(誘因)이 관여하고 있다.

주8) RA의 진단기준은 1958년에 제정되어, clastical RA, definite RA, probable RA, possible RA 등의 용어가 사용되고 있었다. 1987년에 이 진단기준이 개정되어, 최근에는 ① 아침의 딱딱해짐, ② 3가지 이상의 관절역(關節域)의 관절염, ③ 손(手)관절의 관절염, ④ 대칭성(對称性) 관절염, ⑤ 류마토이드 결절(結節), ⑥ 혈청(血淸)류마토이드 인자(因子), ⑦ X선 변화의 4항목에서 RA로 진단되고 있다.

RA의 치료는 통증을 관해(寬解)하기 위한 비(非)스테로이드성 소염진통제와 관절기능을 유지하기 위한 이학요법(理學療法)이 주체이다. 이들 대증요법에 덧붙여서 발증병리(發症病理)를 억제하는 면역조정제(免疫調整劑)와 면역억제제(免疫抑制劑)도 사용되고 있다[32].

이들 현대의료 중에서의 한방제제는, 「경과변증(經過辨證)과 병성변증(病性辨證)」에 따라,

• 초기의 가벼운 염증인 경우에는 한방제제를 사용하는 영역이 있고, ⋯

• 만성기에는 삶의 질(quality of life)을 높이기 위해 면역조정작용을 기대한 용법과, 서양약제의 위장(胃腸) 및 간신(肝腎)에 대한 부작용을 경감(輕減)하는 효과 및 온열치료운동의 보조약으로서⋯수비범위(守備範圍)가 있는 것이라고 생각된다(그림 20-4).

예전의 한방요법에서는, RA의 관리의료에 마황(麻黃), 의이인(薏苡仁), 방기(防己), 당귀, 부자(附子)가 배제(配劑)된 처방이 사용되어 왔다(그림 20-5). 현대의 한방제제요법에 있어서도,

• 마황배제처방의 월비가출탕[33,34], 마행의감탕[35], 의이인탕[34~36] 등⋯ • 시호제(柴胡劑)의 시령탕[37,38] ⋯ • 도인목단피제의 계지복령환[33,39] ⋯ • 부자제(附子劑)의 계지가출부탕[33,35,40] ⋯이 비(非)스테로이드제와 항(抗)류머티즘제와 병용되고 있다.

```
                재 건 수 술(再 建 手 術)
          면역억제제(사이클로포스파마이드 등)
       관해(寬解)도입제(금제제:金製劑, D-페니실라민)
          스테로이드제(관절 내 주입, 내복:內服)
              비(非)스테로이드성 소염진통제
      ─────────────────────────────────────────────
      기초치료 : 정신, 국소(局所), 전신(全身)의 안정, 치료체조, 온열요법
      ─────────────────────────────────────────►  경과(經過)

   〈열(熱)〉   월비가출탕, 계지복령환, 시령탕
               마행의감탕, 의이인탕, 오적산
               방기황기탕, 소경활혈탕ᵃ⁾, 십전대보탕ᵇ⁾
   〈한(寒)〉  (계지월비탕ᶜ⁾), 계지가출부탕, 대방풍탕, 우차신기환
```

그림 20-4 만성관절 류머티즘의 경과(經過)와 치료법

a) 당귀사역가오수유생강탕, 당귀작약산도 유용하다.
b) 서양약제의 부작용과 빈혈경향, 냉증을 개선하기 위해 사용된다. 보중익기탕, 육군자탕 및 홍삼말(紅參末)을 당귀작약산과 계지가출부탕에 합방하는 것도 유용하다.
c) 본 처방은 월비가출탕과 계지가출부탕을 병용해서 대용할 수 있다.

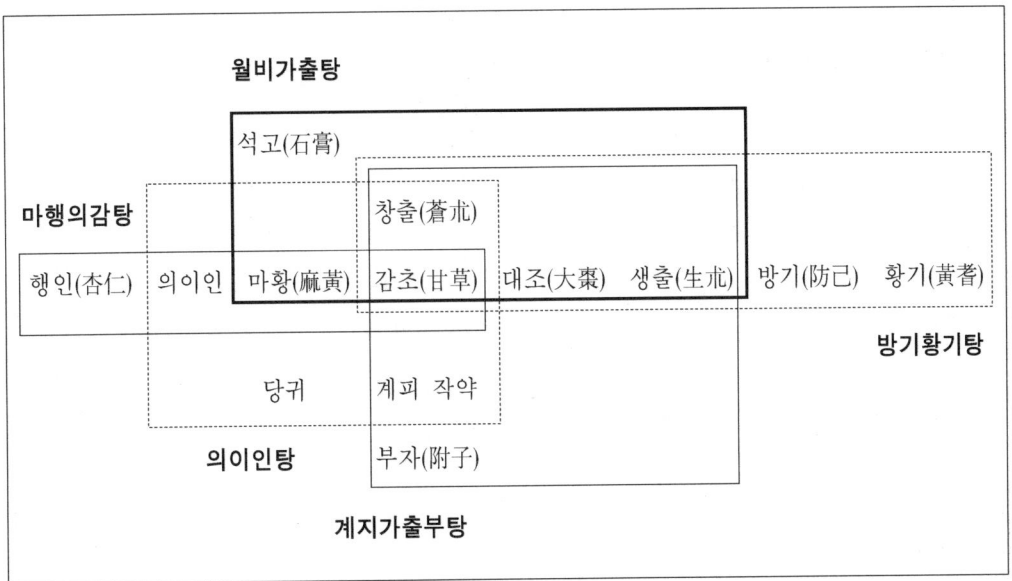

그림 20-5 RA에 사용되는 마황, 의이인, 방기, 당귀, 부자를 배제한 처방

◎ 월비가출탕과 방기황기탕의 배제생약 6종중 4종이 공통이고, 마황석고제의 전자는 열증(熱證)에, 방기황기제의 후자는 소화기계(消化器系)가 약한 한증(寒證)에 사용할 수 있는 조성으로 되어 있다.

◎ 의이인탕은 마황, 의이인, 창출, 당귀, 계피를 포함하고, 부종(浮腫)과 냉(冷)을 동반하는 경우의 장기적 연용(連用)에 적합한 처방내용으로 되어 있다.

◎ 소경활혈탕도 사물탕(지황, 당귀, 천궁, 작약)을 기본으로 하여 이수약(방기, 복령, 창출), 활혈약(도인(桃仁), 우슬(牛膝))을 포함하는 관련방제이다.

예전의 RA에는 시호제를 사용하지 않았다고 되어 있지만[주9], 최근에는 시호제의…

• 생체의 반응성을 조정하는 작용(BRM형태작용)··

• 스테로이드제에 대한 반응성을 수식하는 작용··

• Ⅲ형 알레르기 염증에 대한 기초연구[41]···를 참조해서 면역질환(免疫疾患)인 RA에 시령탕과 같은 시호제(柴胡劑)도 사용할 수 있게 되었다.

주9) 이것은 종래의 한방연구의(漢方研究醫)에게 수진(受診)하는 RA 환자는 병력(病歷)이 긴 「한증(寒證)」이 현저한 증례(症例)가 많기 때문에 당귀, 방기, 부자제를 사용하는 것이 많고, 시호황금의 청열약을 포함하는 시호제를 사용하는 예가 적었던 것이라고 유추(類推)된다. 보험(保險)진료에서 한방제제를 사용할 수 있게 되었기 때문에, 시호제와 도인목단피제(桃仁牡丹皮劑)도 적응이 되는 「열증(熱證)」환자도 한방제제요법의 대상이 되었기 때문이라고 생각된다.

요배통과 관절통에 있어서의 전통의료의 병리

중국 전통의료에서는,

- 외계(外界)로부터의 발병유인(發病誘因)의 관여가 큰 증후군 (외감열병:外感熱病)[주10]
- 발병에 환자의 질환준비 상태의 관여가 큰 증후군 (내상잡병:內傷雜病)

으로 대별(大別)해서 치료방침이 세워진다. 인플루엔자와 감기증후군에 따른 요통이 「풍사(風邪), 한사(寒邪)」가 관여하는 외감열병(外感熱病)이고 「신온해표제(辛溫解表劑)」인 마황탕의 적응으로 된다(그림 20-6).

한방제제 요법의 대상이 되는 「소위 요통증, 하지요증후군(下肢腰症候群)」은 만성의 내상잡병(內傷雜病)이다. 이 경우, 질환의 준비상태가 되는 「병리의 허증」은 주로 「신허(腎虛)」이고, 이것이 팔미지황환과 우차신기환을 요배통(腰背痛)에 사용하는 병리변증의 근거가 된다[주11].

「허(虛)」가 있는 개체(個體)에 「한사(寒邪)와 습사(濕邪)」라는 유인(誘因)이 가해지면 「병리의 실증(혈어와 수체)」이 되고, 생리기능의 부조(不調)가 있게된다. 이 상태를 「비병(痺病), 혈비(血痺), 습비(濕痺)[주12]」라 칭하며, 이때 요배통(腰背痛)을 동반하는 증후가 발현한다고 생각하고 있다. 이것이

- 계지복령환, 소경활혈탕 등의 「활혈이수제(活血利水劑)」와‥
- 당귀사역가오수유생강탕, 의이인탕 등의 「이수제(利水劑)거풍습제(祛風濕劑)」‥를 요배통에 응용하는 근거가 된다.

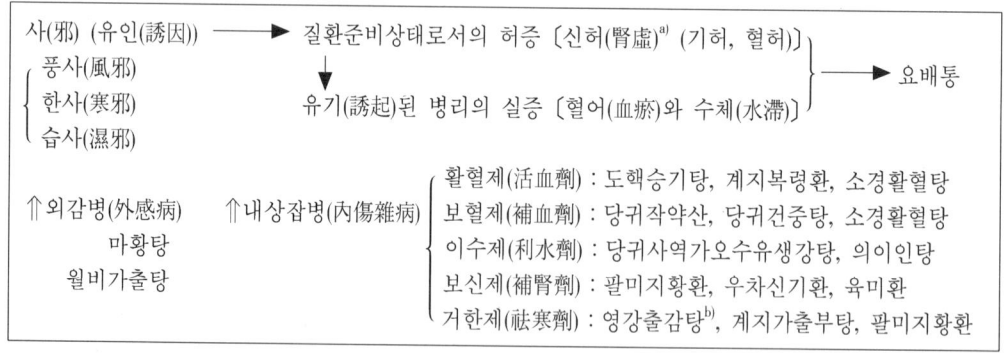

그림 20-6 요배통의 전통의료의 병리

주10) 『소문(素問)』열론(熱論)에 「상한일일거양수지(傷寒一日巨陽受之) 고두통요배강(故頭痛腰背强)‥」으로 예시(例示)되어 있다.

주11) 「허로요통(虛勞腰痛) 소복구급(少腹拘急) 소변불리자(小便不利者) 팔미신기환주지(八味腎氣丸主之)」『금궤요략』, 혈비허로병(血痺虛勞病)

주12) 『소문(素問)』비론(痺論)에 「풍한습삼기잡지합(風寒濕三氣雜至合) 이위비야(而爲痺也)」로 기록되어 있고, 사(邪)에 따라 기혈(氣血)이 정체되고 통증을 동반하는 증후가 발현(發現)하는 것이 예시되어 있다.

a) 신허(腎虛) : 기력저하, 피로감, 동계숨참, 건망증, 탈모, 시력저하, 치아의 손상, 몽정(夢精), 임포텐스
   (성교불능증), 월경불순, 하지(下肢)의 탈력감(脱力感)과 냉감(冷感) 등의 증후로 상정되는 병상(病狀)
b) 『금궤요략』, 오장풍한적려병(五臟風寒積麗病)에 「…요중냉여좌수중(腰中冷如坐水中), 요이하냉통(腰以
   下冷痛) 복중여대오천전(腹重如帶五千錢)…」과 같이 허리가 차가와 무겁고 나른한 느낌이 예시(例示)
   되고, 이 상태에는 영강출감탕(감강영출탕:甘姜苓朮湯)이 사용되는 것이 기록되어 있다.

갑자기 허리가 삐끗하여 아프고 움직일수 없게되는 병도 그 발병소인(發病素因)은 「혈
어[13]」에 있는 것이 많으므로 전신증후의 「한열(寒熱)」을 고려해서 「활혈제(活血劑)」가 응
용된다.

이와 같은 요배통(腰背痛)에 있어서의 전통의료의 병리론은, 변형성 무릎관절증 또는
만성 관절 류머티즘과 거의 같고[14],

• 숙주(宿主)의 「기허(氣虛)와 혈허(血虛)」에 의한 「한증(寒證)」에 대해서 인삼, 황기, 당
귀,지황 등을 배제(配劑)한 「보기보혈제(일본한방의 온보제)」

• 환부(患部)의 「수체(水滯)」에 대해서 방기, 의이인, 복령, 출, 부자 등을 주약으로 하
는 「이수제(利水劑)」가 응용된다 (그림 20-5). 이들 고전적인 용법에 덧붙여, 현대 의료에
서는 서양약제에 대한 반응성의 변조(変調)와 부작용의 경감을 목적으로 한 시령탕, 보중
익기탕, 십전대보탕, 육군자탕 등도 활용된다(그림 20-4).

──── 참고문헌

1) 辻 陽雄 : 요통, 그 사고방식과 치료. 임상과 연구, 62(2), 1879~1882 (1985)

2) 蓮江光男 : 요배통(腰背痛). 의학과 약학, 19(1), 5~9 (1988)

3) 佐藤安正 : 요통의 진찰법. 일본의사회잡지, 99(3), 383~386 (1988)

4) 松元 司 : 정형외과적 부정수소에 대한 한방약의 임상 예. 한방의학, 9(10), 80~83 (1985)

5) 鎌野俊彦, 靑木虎吉, 藤原 稔 외 : 만성요통에 대한 계지복령환, 팔미지황환의 치료경험. 신
      약과 임상, 29(9), 1493~1498 (1980)

6) 仁科文男 : 요통과 팔미지황환. 한방진료, 1(1), 64~67 (1982)

7) 富原光雄, 田中清介 : 요통에 대한 팔미지황환의 유용성의 검토. 한방의학, 10(12), 32~33
      (1986)

주13) 『소문(素問)』 자요통편(刺腰痛篇)에 「…득지거중(得之擧重) 상요배통(傷腰背痛) 형락절(衡絡絶) 악혈귀
   지(惡血歸之)…」로 기록되어 있고, 무거운 것을 들어올려서 허리를 다치면 악혈(惡血) (늑어혈(瘀血))이
   정체하는 것이 예시(例示)되어 있다.
주14) 이들 병태(病態)는 전술(前述)한 「비(痺)」에 덧붙여서 「학슬풍(鶴膝風), 역절풍(歷節風)」 등으로 표현되
   고, 증상은 「허절통(虛節痛), 사지경(四肢痙), 골절동통(骨節疼痛)」으로 기록되어 있다.

8) 淸原六郞 : 서양의학적인 한방제제요법—정형외과 영역에서—. 의학과 약학, 9(6), 1719~
  1724 (1983)

9) 小川秀道, 猪 光孝, 保坂 眞 외 : 계지가출부탕 및 소경활혈탕의 병용에 의한 만성요통의
  치료경험. 현대동양의학, 2(3), 93~98 (1981)

10) 高口眞一郞, 服部雅康 : 소경활혈탕을 사용한 근성좌골(根性坐骨)신경통 6예(例). 한방의학,
  9(12), 14~17 (1985)

11) 高口眞一郞 : 만성요통에 대한 한방치료의 경험. 한방진료, 3(4), 37~39(1984)

12) 仁科文男 : 요추골조송증(腰椎骨粗鬆症)에 대한 팔미지황환, 진무탕 등의 효과. 한방진료,
  6(5), 36~39 (1987)

13) 大萱 稔, 西村淳喜, 山添好宏 외 : 요부척주협착증(腰部脊柱狹窄症)에 대한 우차신기환의
  치료경험. 화한의약학회지, 3(3), 350~351 (1986)

14) 獅子目賢一郞 : 고령자의 요통, 하지통(下肢痛)에 대한 우차신기환의 투여 예. 한방진료,
  8(3), 45~47 (1989)

15) 太田博明, 根本 謙 : 난소전적후골염량(卵巢全摘後骨鹽量) 감소증에 대한 활성형 비타민 D_3
  와 계지가출부탕의 동치병용(同治倂用) 투여의 효과. 한방의학, 13(6), 173~179 (1989)

16) 久金 彰 : 무릎관절증에 대한 한방치료의 경험. 한방진료, 2(3), 54~59 (1983)

17) 平田健次郞 : 요통증에 있어서의 계지가출부탕의 치험 예(例). 한방진료, 3(4), 40~43
  (1984)

18) 伊藤不二夫 : 요하지통(腰下肢痛)에 대한 영강출감탕의 검토. 기초와 임상, 18(1), 295~307
  (1984)

19) 岩田弘敏, 笠松隆洋, 宮下和久 외 : 화(和)한약 「당귀사역가오수유생강탕」의 말초순환기능
  에 미치는 영향. 진료와 신약, 20(11), 2625~2635 (1983)

20) 渡辺一幹 : 요통증에 있어서의 동서병용요법—작약감초탕을 주(主)로—. 한방진료, 4(2), 3
  4~38 (1985)

21) T. Maeda, K. Shinozuka, K. Baba et al. : Effect of Shakuyaku-Kanzoh-Toh. a prescription
  composed of Shakuyaku and Kanzoh, on guinea pig ileum. J. Pharm. Dyn., 6, 153~160 (1983)

22) 北出利勝, 神野英明, 兵頭正義 외 : 작약감초탕에 의한 침(鍼)마취 증강효과에 대한 실험적
  검토. 기초와 임상, 20(6), 3309~3314 (1986)

23) 福地利門 : 통증클리닉에 있어서의 한방 엑기스과립제의 사용에 대해서. 현대동양의학,
  3(3), 96~98 (1982)

24) 松元 司 : 정형외과적 부정수소(不定愁訴)에 대한 한방약의 임상 예(例). 한방의학, 9(10),
  80~83 (1985)

25) 石井良章 : 변형성 무릎관절증. 치료, 71(6), 1348~1354 (1989)

26) 高口眞一郎, 林 俊樹 : 변형성 무릎관절증 16예의 한방치료. 한방진료, 5(3), 34~38 (1986)

27) 石川雅彦, 阿部昌彦, 北守 茂 : 변형성 무릎관절증에 대한 방기황기탕의 효과. 한방진료, 7(5), 35~38 (1988)

28) 世古口徹 : 무릎관절증에 오적산의 응용. 현대 동양의학, 8(1, 임증), 182~183 (1987)

29) 菅原 齊 : 변형성 무릎관절증에 의한 관절수종(關節水腫)에 대한 의이인탕의 사용경험. 한방진료, 8(5), 27~30 (1989)

30) 平田健次郎 : 정형외과 영역에 있어서의 한방의 치험 예. 한방진료, 2(1), 38~42 (1983)

31) 岡本連三 : 만성관절 류머티즘. 치료, 71(6), 1371~1379 (1989)

32) 菅原幸子 : 만성관절 류머티즘. 의학과 약학, 17(6), 1449~1457 (1987)

33) 西戸孝昭, 山本直人, 大友健一郎 외 : 만성관절 류머티즘 치료에 있어서의 한방 엑기스제의 병용. 화한의약학회지, 4(3), 386~387 (1987)

34) 松多邦雄 : 류머티즘. Current Therapy, 6(12), 1694~1702 (1988)

35) 松浦美喜雄 : 류머티즘과(科) 진료에 있어서의 한방제제의 사용경험. 신약과 임상, 30(2), 309~316 (1981)

36) 佐伯淸美 : 만성관절 류머티즘의 한방치료 경험. 한방진료, 3(1), 34~41 (1984)

37) 田中 守 : 만성관절 류머티즘에 대한 시령탕의 임상효과. 임상성인병, 18(4), 569~572 (1988)

38) 田中大也 : 만성관절 류머티즘에 있어서의 시령탕의 타제감량(他劑減量)효과. 한방진료, 7(3), 24~29 (1988)

39) 松浦美喜雄 : 계지복령환, 보중익기탕의 투여가 도움이 되었다고 생각되는 악성관절 류머티즘의 1증례(症例). 현대동양의학, 7(1, 임증), 70~74(1986)

40) 廣田嘩子 : 약년성(若年性)관절 류머티즘에 대한 계지가출부탕의 유효 예에 대해서. 현대동양의학, 7(1, 임증), 77~78 (1986)

41) 飯島宏治, 田中盛久, 松本 司 외 : 면역복합체(免疫複合体) 제거에 미치는 한방제제의 영향 I. 화한의약학회지, 5(3), 444~445 (1988)

제 21 장

소양감을 개선하는 생약

소양감

소양(瘙痒)은 표피(表皮)와 진피(眞皮)의 접합부와 모낭(毛囊) 주변부의 지각신경(知覺神經)에 통각역치(痛覺閾値) 이하의 자극이 첨가되었을 때에 느낀다고 한다. 소양을 야기하는 자극에는, 비타민, 아미노산, 펩티드, 단백 분해효소 등의 화학물질에 덧붙여 한랭(寒冷)과 온열(溫熱), 전기(電氣), 기계자극 등이 있고, 발증기전(發症機轉)은 복잡하다.

소양감은 표 21-1에 나타내듯이,

- 습진, 피부염, 담마진(蕁麻疹) 등의 피부과 영역의 질환
- 간장과 신장기능장애 및 당뇨병과 같은 내분비계 병변 등의 내장질환
- 신경증과 심인(心因)스트레스 및 갱년기장애 등의 정신신경질환

등에서 볼 수 있다.

임상적으로는 피진(皮疹)을 동반하는 소양감과 피진(皮疹)이 분명하지 않는 경우가 있고, 또 소양감(瘙痒感) 부위로 볼 때는 전신성(全身性)과 국한성(局限性)으로 분류된다[1,2].

표 21-1 소양감을 동반하는 질환

◎피진(皮疹)을 동반하는 소양감(소양성 피부질환)	◎피진(皮疹)을 동반하지 않는 소양감(피부소양증)[a]
개선(疥癬) 백선(白癬)	간(肝)·담도계(膽道系)질환 (황달)
습진, 지루성 피부염	신(腎)질환(요독증), 투석에 따른 소양(瘙痒)[b]
아토피성 피부염, 접촉피부염	당뇨병, 갑상선기능항진증
담마진(蕁麻疹)	임신(특히 후반기)

심상성건선(尋常性乾癬), 장척농포증(掌蹠膿疱症)	철결핍성 빈혈증, 다혈증(多血症)[c] 피지(皮脂)분비결핍(노인성피부소양증)[b] 자율신경실조증, 부인갱년기증상 악성종양, 약제의 부작용[d]

a) 하기(下記) 외에 비강(鼻腔)과 안검(眼瞼)의 소양감(알레르기성 비염과 결막염)등 국소성(局所性) 소양증(瘙痒症)도 있다.

b) 이들은 건피증(乾皮症)에 의한 소양감이고, 국소(局所)의 보습제(保濕劑)(요소연고, V. E연고) 등이 유용하다. 이 피부의 보습을 체내에서 행하려고 하는 것이 전통의료의 자윤제(滋潤劑)(보혈보음제 : 사물탕, 당귀음자 등의 지황당귀제)의 사고방식이다.

c) 전통의료의 병리에서는 전자는 「혈허증」에 후자는 「혈어증」에 해당하고 「혈(血)의 실조(허실)」와 소양감과의 관련성에 흥미가 있다.

d) opium alkalkaloid제제, 중추신경계 약제(diazepam), barbital제제 등으로 소양감이 야기된다.

소양성 피부질환에 사용되는 생약과 처방

각종 소양(瘙痒)을 동반하는 습진과 피부염에 대한 한방제제의 응용 예로서는 십미패독탕[3], 백호가인삼탕[3], 소시호탕[4,5], 대시호탕[3], 방풍통성산[6] 등이 사용되고 있다.

습진과 피부염은 전통의료의 진단(변증)법 중의 「경과변증」에 따라서, 생약과 처방이 선별되는 질환군(상한계 피부질환)이다[7~9]. 「경과변증」은 피진국소(皮疹局所)의 홍반(紅斑) → 구진(丘疹) → 수포(水疱) → 미란(糜爛)(진무름) → 결가(結痂) → 비강(粃糠) → 비후(肥厚) → 위축(萎縮) 이라는 경시적 변화를 지표로 해서, 이것을

- 「상한론」의 「양병기와 음병기」의 경과에 비교하여,··
- 피진국소(皮疹局所)의 염증의 정도를 병성의 「열증과 한증」으로 변별해서 치료약을 선택하는 사고방식이다(표 21-2).

이 경시적 변화에 덧붙여서, 피진(皮疹)의 습윤(濕潤)정도에서 「습증(濕證)과 조증(燥證)」으로 변별(辨別)하고,

- 「습증(濕證)」은 「수체와 습열(혈열)」이라는 병리에 해당하므로 복령, 출 ; 황금, 산치자 등의 「이수약(利水藥)」과 「청습열약(淸濕熱藥)」을 사용하고,··
- 「조증(燥證)」은 「혈허와 음허」라는 병리가 상정(想定)되므로 지황, 당귀, 하수오(何首烏)등의 「자윤약(滋潤藥)(보혈보음약)」···이 사용된다.

아토피성 피부염에는, IgE에 관련하는 I형 알레르기와 IV형의 알레르기성 접촉피부염이 관여하고, 또한 자율신경계를 개재(介在)하는 만성(慢性)의 염증성 피부질환이다[10]. 서양의학적으로는 항생제와 스테로이드제의 혼합연고를 주체로 해서, 항히스타민제, 항알레르기제 등의 전신요법도 행해지고 있다[11].

표 21-2 습진 피부염에 있어 피진의 경과와 치료 (특히 국소의 증에 관련해서)

서 양 약 제	항히스타민제:주로 내복투여된다 　　항알레르기제 · 비특이성 변조요법제 항생제:2차감염 증악기(增惡期)에는 필수, 단기의 내복 또는 연고제로서 사용된다 　　스테로이드제[a]:주로 단순도찰(塗擦), 태선형(苔癬型)에는 밀봉요법 때로는 전신요법
경 과 와 병 리	급성기:홍반(紅斑),　수포(水疱),　미란　　→ 아급성기 ~　　만성기:인설(鱗屑), 낙설(落屑), 　　(糜爛), 결가(結痂)　　　　　　　　　　　　　　　　　　　비후(肥厚) 표피염:부종, 괴사(壞死), 표피내수포(表皮內水疱)　　　　표피증식 　진피염(혈관확장, 충혈, 부종)　　　　　　　　　　　부전각화(不全角化) (조각화(錯角化)) 　　림프구침윤(lymph球浸潤)
한 방 제 제	(생약)　마황, 황기, 복령, 출,　　　시호, 감초, 황금, 황련,　　지황, 당귀, 하수오 　　　　월비가출탕　　십미패독탕[c]　　황련해독탕,　　　온청음,　　　　삼물황금탕 (처방)　갈근탕　　　　소풍산[d]　　　　소시호탕　　　　시호청간탕　　당귀음자, 온경탕 　　　　　　　　　　　　　　　　　　　　시령탕,　　　　　형개련교탕　　팔미지황환 　　　　계지가황기탕[b]

a) 스테로이드제의 모세혈관 저항성 증식작용, 유혈중(流血中)의 림프구 감소작용, 항hyaluronidase작용,
　표피세포 교체시간(turn over time)의 감소작용 등이 습진의 염증상(炎症像)의 경쾌에 유용하다.
b) 보험요법에서는 계지탕 엑기스제제에 황기말(2~3g)을 가미하든가, 또는 황기건중탕으로 대용한다.
c) 2차감염이 인정될 경우에는 십미패독탕과 배농산, 치두창일방과 항생제를 병용한다. 이들 처방은 Mø
　의 탐식능(貪食能)을 높이는 생약(작약, 감초, 지실, 길경)이 배제되어 있다.
d) 소풍산(消風散)은 습윤형 피진을 조정하는 고삼(苦參), 형개, 창출, 목통(木通)을 주로 하지만, 건조형
　에 습기를 주는 지황, 당귀, 호마(胡麻)도 배제되어 있다.

아토피성 피부염의 의료용 한방제제 요법에 있어서는, 소시호탕[4]을 중심으로,···
- 소시호탕과 십미패독탕의 합방[12],··
- 소시호탕과 황련해독탕과 소풍산 3방(方)의 합방[13],··
- 시호청간탕[14]과 대시호탕[15]··· 등의 시호(황금)제가 활용되고 있다.

이들 시호제의 투여시기는, 전통의료의 「경과변증」에서는 표 21-2의 아급성기~만성기
(소양병기~양명병기)에 해당하고, 스테로이드제의 투여시기 이기도 하다(표 21-2).

시호제에는 알레르기 염증에 대한 억제적(抑制的)인 약리작용이 있는 것이 검토되고
있지만(그림 21-1), 항염증작용과 항알레르기작용은 스테로이드제가 한방제제보다 강력하
다. 그 때문에 증상이 현저할 때에는 스테로이드제(와 항생제)의 복합외용제를 주체로서
사용하고, 보조적으로 한방제제를 병용하는 것이 현실적이다(표 21-3).

시호청간탕 :

황련, 황금, 산치자, 황백, 연교 ·· 〈청열약〉
시호, 우방자, 박하 ·· 〈해표약〉
길경, 괄루근(栝樓根) ·· 〈화담약〉
지황, 당귀, 천궁, 작약 ··· 〈보혈약〉
감초 ·· 〈보기약〉

그림 21-1 시호청간탕의 배제생약의 약능과 약리

Ⅰ형 : PCA반응억제작용 : 시호, 감초, 황금

　　　항히스타민작용 : 시호, 감초, 황금, 길경, 당귀

Ⅳ형 : 접촉피부염 억제작용 : 시호, 황금, 감초(온청음)

Mø : 탐식능항진작용 : 감초, 길경, 작약

시호청간탕은 보혈제인 사물탕(지황, 당귀, 천궁, 작약)과 청열제인 황련해독탕(황련, 황금, 황백, 산치자)의 합제인 온청음을 기본으로 한 처방이다. 본방은 온청음에 〈화담, 해표약〉이 배제되어 있으므로 이비인후기계의 만성염증을 중심으로, 피부계(系)의 염증에도 사용할 수 있는 방제이다. 본방은 형개연교탕의 근연처방(近緣處方)이다.

표 21-3 습진 피부염에 있어서의 경과와 병용요법 지침

급성기 (소염제, 항생제와 병용)
↓　마황, 계피 ·································· 갈근탕, 월비가출탕, 계지탕(가황기말)
아급성기 (2차감염병발에는 항생제가 필수)
↓　길경, 작약, 감초 ··························· 십미패독탕, 배농산급탕, 치두창일방
아급성기~만성기* (스테로이드제와 항생제의 배합연고제와 병용)
↓　시호, 황금, 감초, 연교 ························· 소시호탕, 대시호탕, 시호청간탕
만성기~위축기* (건조피부에는 요소연고와 V.E 연고를 병용)
↓　지황, 당귀, 하수오(何首烏) ·············· 당귀음자, 온청음, 삼물황금탕, 팔미지황환

*아급성기~만성기의 장기(長期)에 걸친 관리의료에서는 전통의료의 병리(혈어, 혈허, 수체)와 환자의 개성(체력의 허실)에 따라 처방을 선택하는 것이 바람직하다.

　스테로이드제와 한방제제를 병용하면, 스테로이드제의 유효성이 높아지고, 부작용이 경감되는 것이 기초적으로도 임상적으로도 계속 밝혀지고 있으므로[16,17] 한방제제(특히 시호제)는 「스테로이드제(劑)에 대한 생체의 반응성을 조정하는 약제[18]」라고 생각된다.

　한편, 아토피성 피부염의 환아(患兒)는,

- 호흡기계(系)와 소화기계(系)가 허약한 경우가 많으므로 이것을 목표로서 시호계지탕, 보중익기탕, 황기건중탕(소건중탕, 당귀건중탕) 등의 「보기제」를 사용하고‥
- 신경질적이고 감(疳)이 강한 것도 많으므로 억간산, 시호계지탕, 시호청간탕 등의 「이

기제」를 전신(全身)의 증(證)에 맞춰서 사용한다.

이들 습진 피부염 이외에도 담마진의 소양감에 대한 십미패독탕[19]과 소시호탕[20]의 응용 예(例)가 보고되고 있다. 담마진은 전신성 질환이므로 환자의 전체상을 배려하면, 이들 처방 이외에도 방풍통성산, 대시호탕, 황련해독탕, 계지복령환 등이 적응되는 예도 있다고 생각된다.

기타 소양성 피부질환에 관해서는

• 장척농포증(掌蹠膿疱症)에 대해 황련해독탕[21], 온청음[22] (합소시호탕[23]), 형개연교탕과 삼물황금탕[24]이 이용되고,

• 심상성건선(尋常性乾癬)에 대해서는 도핵승기탕[25], 대황목단피탕[26], 계지복령환[26]과 온청음[26,27] 등이 사용되고 있다.

심상성건선(尋常性乾癬)과 장척농포증(掌蹠膿疱症)은 전통의료의 「병리변증」에 바탕을 두고 치료방침을 세우는 질환군(잡병계 피부질환)이다[7~9]. 이들은 그 발증병리(發症病理)로 「혈어(어혈)」를 상정할 수 있으므로 「활혈약(산치자, 황금, 대황, 도인 등)」이 제1 선택약으로 된다 (표 21-4).

표 21-4 심상성 건선에 있어서의 병리

서양의학의 병리와 병상	전통의료의 병리와 생약처방
부전각화(不全角化)를 동반하는 각질증식(角質增殖) 진피유두(眞皮乳頭)의 비대(肥大) 유두혈관(乳頭血管)의 확장과 혈액지연 　　(Auspits현상) 고지질혈증(高脂質血症)을 동반한다	혈어(어혈) · 혈열(血熱) 　↖ 활혈약(대황, 목단피, 도인) 　↖ 양혈약(산치자, 황금, 황련)
유전체질학적 소인(素因)(HLA항원)	대황목단피탕, 도핵승기탕, 계지복령환 대시호탕, 방풍통성산, 황련해독탕
건조경향의 피진(皮疹):인설(鱗屑)의 박락(剝落)	온청음, 형개연교탕, 삼물황금탕[a]

a) 「혈허음허허열」에 대한 「보음청열제」이고, 피부가 건조하고 소양감이 있고, 전신(全身)은 냉증허약경향인데, 입 마름과 손발의 화끈거림이라는 「허열증(虛熱證)」을 목표로 해서 사용되고 있다.

피부소양증에 사용되는 생약과 처방

피부소양증은 발진(發疹)을 인정하지 않지만 소양감을 호소하는 상태이다. 내장질환에

따른 피부소양증 중에서는,
- 간기능장애의 소양감에 인진호탕[28] (합대시호탕[29]), 소시호탕[30]이 사용되고,··
- 신(腎)질환의 투석환자의 소양증에 온청음[31]과 사물탕[32], 당귀음자···가 응용되고 있다.

투석환자는 빈혈경향이고 건조성 피부가 되므로, 지황(과 인삼)이 배제된 처방이 유용하다고 생각된다. 이것은 「혈허와 음허」의 병리에 대한 「보혈(補血)과 생진(生津)」이라는 약능의 응용 예 (표 21-5, 그림 21-2)이고,
- 노인성 건피증(乾皮症)과 건조성 습진에 팔미지황환[6]··
- 피부소양증에 당귀음자[33~35]와 온청음···을 사용하는 논거(論據)가 된다[주1].

현대에는 피부의 건조에 유래하는 소양증(瘙痒症)에는, 요소연고와 V.E연고로 외부에서 보습(保濕)하고, 지황제로 내부에서 자윤(滋潤)하는 것이 유용하다.

또 임신소양증(瘙痒症)에 황련해독탕[36]제제의 유용성이 보고되고 있는데, 임신 시에는 이와 같은 「활혈청열제(活血淸熱劑)」 이외에 당귀작약산 등의 「보혈이수제(補血利水劑)」의 적응으로 되는 증례도 있다고 생각된다.

기타, 부정수소증후(不定愁訴症候)중의 의주감(蟻走感)[37]과 소양감(瘙痒感)[33,38]에 가미소요산이 사용되고 있다. 부정수소 증후군의 경우에는 환자의 「체력의 허실」과 「증후의 한열」 및 「병리의 허실」은 다양하므로, 그림 21-3에 나타낸 많은 처방의 적응으로 된다.

표 21-5 지황(地黃) (Dihuang, Rehmanniae Radix)의 규격, 약능, 약리

약전(1985년) : *Rehmannia glutinasa* LIBOSCH의 신선(新鮮) 또는 건조근(乾燥根)
JP. XI 　　　　: *Rehmannia glutinasa* LIBOSCH var. *purpurea* MAKINO (아카야지황) 또는 기타 동속식물 (Scrophulariaceae)의 뿌리를 그대로 또는 찐 것이다.
현재 일본에서 한방제제에 배합되고 있는 지황은 주로 중국산 지황(건지황)이다. (중약의 생:生지황이 일본의 건:乾지황에 해당한다)
신농본초경 : 건지황(乾地黃) 미감한(味甘寒) 주절질절근상중(主折跌絶筋傷中) 수혈비(逐血痺) 전골수(塡骨髓) 장기육(長肌肉) 작탕제한열(作湯除寒熱) 적취(積聚) 제비(除痺) 생자우량(生者優良) 구복경신불로(久服輕身不老)
중의학 　: (선지황:鮮地黃) 감고한(甘苦寒) 청열생진(淸熱生津) 양혈(涼血) 지혈(止血) (『약전(藥典)』)
(생지황:生地黃) 감한(甘寒) 청열량혈(淸熱涼血), 양음(養陰) 생진(生津) (『약전(藥典)』)
(숙지황:熟地黃) 감미온(甘微溫) 자음보혈(滋陰補血) 익정전수(益精塡髓) (『약전(藥典)』)
일본한방 : 주치혈증급수병야(主治血證及水病也)

주1) 아토피성 피부염에 있어서도 건조성 피진(皮疹)이 있을 때에 시호청간탕, 사물탕합소시호탕, 사물탕합가미 소요산 등의 사물탕 관련처방이 사용된다.

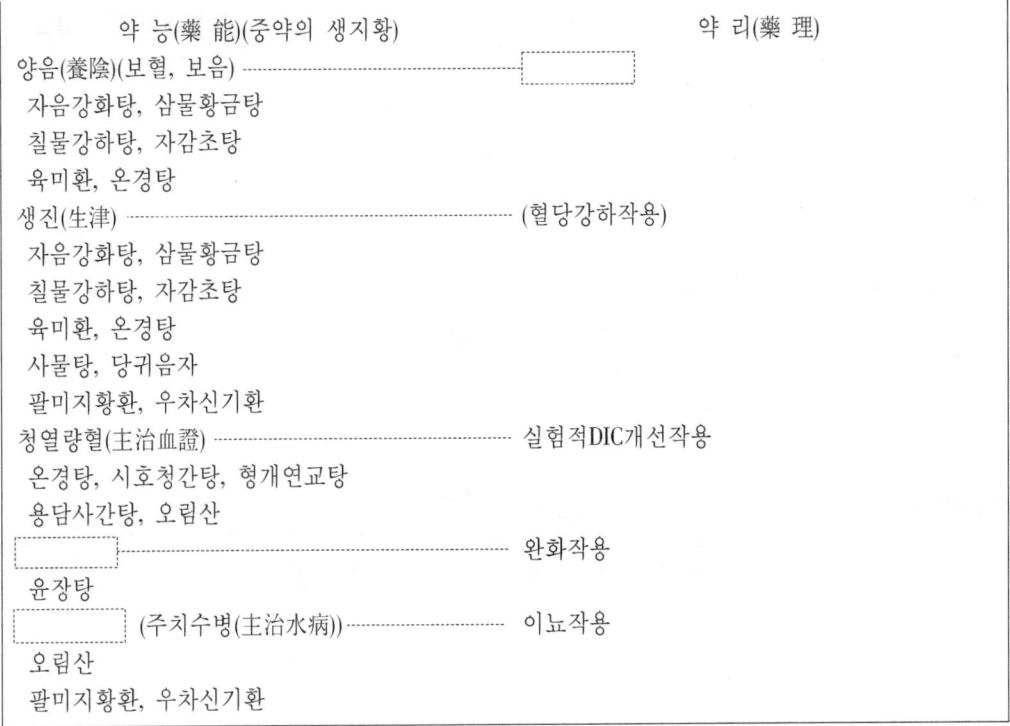

약 능(藥 能)(중약의 생지황)　　　　　　　　　　약 리(藥 理)

양음(養陰)(보혈, 보음) ――――――――――― [　　　]
　자음강화탕, 삼물황금탕
　칠물강하탕, 자감초탕
　육미환, 온경탕
생진(生津) ――――――――――――――――― (혈당강하작용)
　자음강화탕, 삼물황금탕
　칠물강하탕, 자감초탕
　육미환, 온경탕
　사물탕, 당귀음자
　팔미지황환, 우차신기환
청열량혈(主治血證) ――――――――――――― 실험적DIC개선작용
　온경탕, 시호청간탕, 형개연교탕
　용담사간탕, 오림산
[　　　] ―――――――――――――――――― 완화작용
　윤장탕
[　　　] (주치수병(主治水病)) ―――――――― 이뇨작용
　오림산
　팔미지황환, 우차신기환

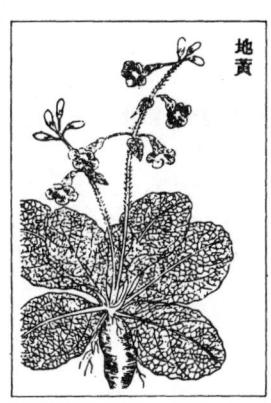

『식물명실도고』 (오기준, 청대 1848년)
에 그려진 지황(地黃)그림

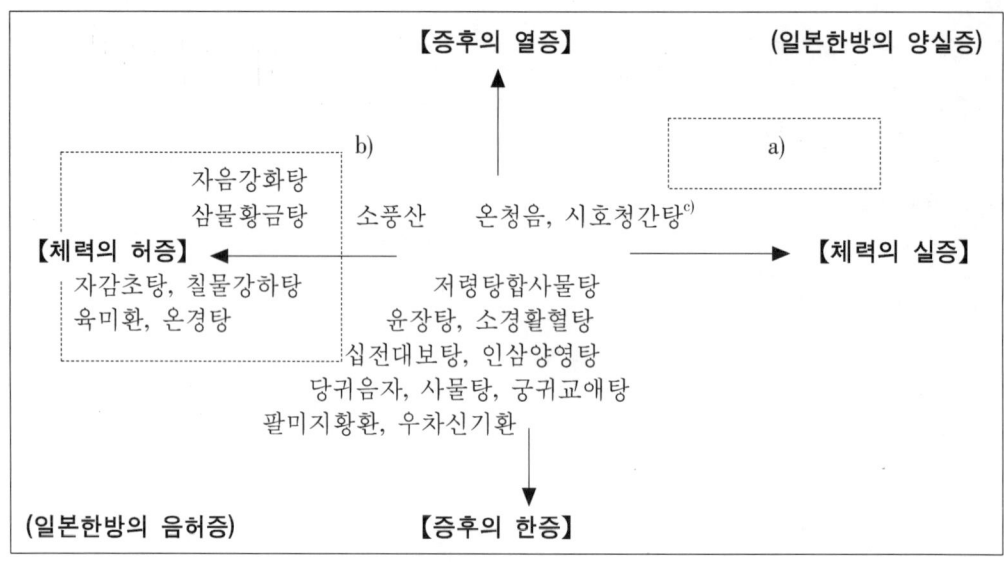

그림 21-2 지황 배제 처방의 증후와 체력

a) 일본한방의 양실증에 지황을 주약으로 하는 처방은 적다.

b) 음허의 병리에 바탕을 둔 가(假)열증(허열증)의 증후에 사용되는 보음제이다.

c) 형개연교탕, 용담사간탕, 오림산도 관련처방이다.

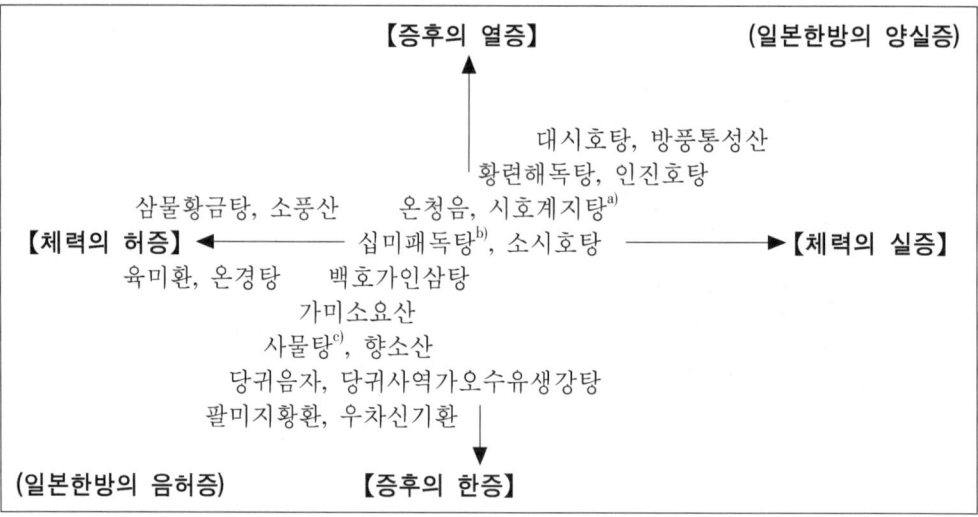

그림 21-3 소양감에 사용되는 한방처방의 증후와 체력

◎ 의이인(薏苡仁) 엑기스가 대시호탕, 십미패독탕, 가미소요산, 당귀사역가오수유생강탕, 온경탕 등의 각종처방과 병용된다.

a) 여드름(좌창)에 사용되는 청상방풍탕과 형개연교탕도 관련처방이다. 음문소양증(陰門搔痒症)에 사용되는 용담사간탕도 관련처방이다.

b) 본방은 방풍통성산, 황련해독탕, 계지복령환, 의이인엑기스와 합방된다.

c) 소시호탕과 가미소요산과 병용된다. 본방과 황련해독탕과의 합제가 온청음이다.

소양감에 있어서의 전통의료의 병리

소양감의 발증에는 외인(外因)과 내인(內因)(소인:素因, 질환준비상태)의 관여에 따라 생리기구가 실조(失調)하고, 「병리의 허실」이 야기된다. 급성기의 습진의 대증요법에서는 서양약제가 제일 선택약으로 되는 것이 많지만, 아급성기에서 만성기까지의 피부질환과 피진(皮疹)을 동반하지 않는 피부소양증은 전신증후로부터 전통의료의 병리를 상정하고, 그 병리를 경험적 약능으로 조정하는 「병리변증」도 유용하다.

피부소양증의 병리는 「기혈수(氣血水)」 중에서 특히 「혈(血)」의 실조(失調)가 중요하다 [주2](표 21-6).

표 21-6 피부소양증의 증후와 병리 (혈의 실조를 중심으로)

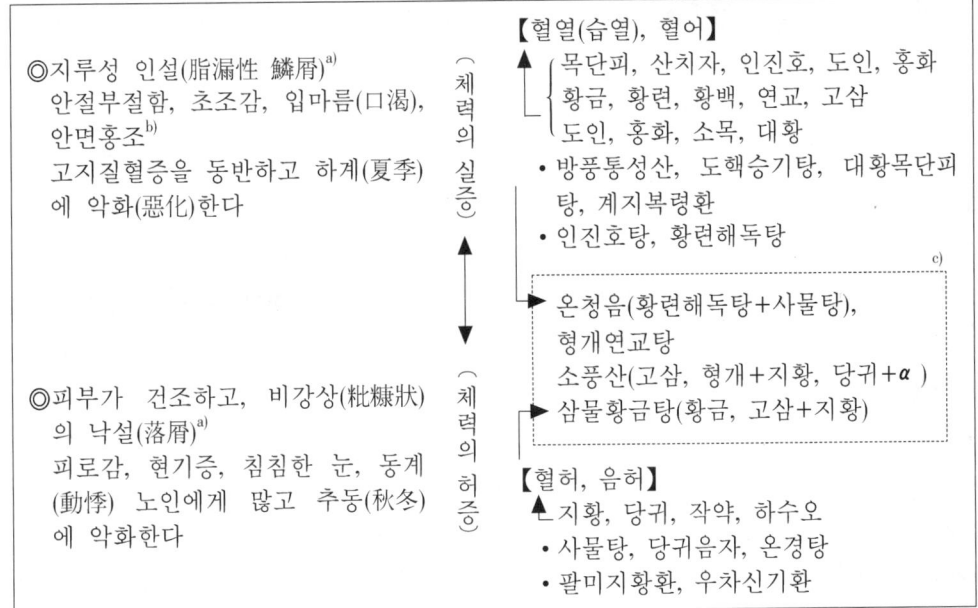

a) 심상성건선은 이 양형(兩型)이 인정되므로, 「청습열, 활혈과 보혈」을 겸비한 온청음이 사용되고 있다. 전신상태에 따라 도핵승기탕, 대황목단피탕과 같은 「활혈」을 주로 한 처방의 적응도 가능하고, 또 온청음과 대황제(대황감초탕, 조위승기탕)와 계지복령환을 병용하는 것도 유용하다.

b) 간담도계 질환에 따른 소양도 「습열(濕熱)」에 해당하고 인진호탕, 대시호탕, 황련해독탕의 적응으로 된다.

c) 이들 처방은 상단(上段)과 하단(下段)의 병리를 함께 조정하는 것을 목표로 한 것이다.

주2) 『금궤요략』에 「……내유건혈(內有乾血) 기부갑착(肌膚甲錯)……」으로, 「건혈(乾血)」이 있으면 기부(肌膚)가 건조하고, 거친 살갗처럼 되는 것이 예시되어 있다. 여기에는 대황, 황금, 도인, 지황과 함께 동물생약(動物生藥)을 배제한 처방(활혈, 보혈제)을 사용하는 지시가 있다.

그 때문에 「혈(血)」에 관련하는 처방 중에서,

- 도핵승기탕, 대황목단피탕, 통도산, 계지복령환
- 인진호탕, 황련해독탕, 삼물황금탕, 용담사간탕
- 당귀음자, 사물탕, 온청음
- 팔미지황환[주3], 우차신기환

을 「혈(血)의 허실(虛實)(혈허, 혈어)」과 함께 「체력의 허실(虛實)」 및 「피진(皮疹)의 조습(燥濕)」을 고려해서 분류하여 사용할 필요가 있다.

──── 참고문헌

1) 松尾聿朗 : 피부소양증. 일본의사회잡지, 94(3), 395~398 (1985)

2) 栗本圭久 : 피부소양증과 그 치료. 의약저널, 23(8), 1579~1583 (1987)

3) 山口全一, 馬場俊一, 鈴木啓之 : 각종 피부질환에 대한 의료용 한방제제의 사용 경험. 의학과 약학, 10(1), 299~313 (1983)

4) 中島 一, 谿 忠人 : 염증성 피부질환의 한방요법 (제2보). 임상과 연구, 60(8), 2621~2627 (1983)

5) 須藤 學 : 습진피부염군에 대한 소시호탕의 사용경험. 한방진료, 6(4), 38~40 (1987)

6) 大澤 淸, 關目直男 : 피부질환에 있어서의 한방약의 사용경험. 한방의학, 8(3), 23~25 (1984)

7) 中島 一, 谿 忠人 : 현대 피부질환의 동서 의학적 치료지침. 임상과 연구, 62(4), 1195~1203 (1985)

8) 中島 一, 谿 忠人(공저) : 『칼라그래픽 피부병의 한방치료』 광천서점, 1986

9) 谿 忠人 : 『현대의료와 한방약』 의약저널사, pp. 282~300 (1991)

10) 古賀道元 : 아토피성 피부염과 알레르겐 검사. 의학저널, 24(9), 1914~1918(1988)

11) 今村貞夫 : 아토피성 피부염. 의학과 약학, 16(2), 351~355 (1986)

12) 甲賀正聰 : 아토피성 피부염과 기관지 천식의 합병 예. 현대 동양의학, 8(1, 임증), 224~225 (1987)

13) 塚本祐壯, 中島 理, 國井優子 : 소아중증 난치성 아토피성 피부염에 대한 소풍산, 황련해독탕, 소시호탕합방에 의한 치료. 화한의약학회지, 4(3), 242~243 (1987)

14) 堀口裕治, 堀口典子, 岡本祐之 외 : 아토피성 피부염에 대한 시호청간탕. 피부과기요(皮膚科紀要), 78(2), 145~150 (1983)

15) 高柳欽一 : 아토피성 피부염, 만성관절 류머티즘겸 지간백선(趾間白癬), 만성습진, 알레르

주3) 팔미지황환, 당귀음자 등의 지황을 주약으로 하는 처방은 현대 중의학에서는 「보혈제(補血劑)」로 하고있다. 『신농본초경』의 지황(地黃)의 약능은 「활혈(活血)」로 하고 있다.

기성 결막염 및 비염(鼻炎)에 대한 한방치료의 유효 예. 현대동양의학, 9(1, 임증), 175~177 (1988)

16) 石田 均, 大野佐代子, 山元眞理子 외 : 피부질환 치료에 있어서의 스테로이드의 감량(減量) 이탈에 대한 소시호탕의 유효성에 대해서. 피부과기요(皮膚科紀要), 78(3), 225~229 (1983)

17) 谿 忠人 : 서양약제와 한방제제의 병용요법 『현대의료와 한방약』 의약저널사, pp. 91~106 (1991)

18) 谿 忠人 : 서양약제의 부작용 증상을 한방제제로 경감하는 시도. 의약저널사, 24(9), 1987~1993 (1989)

19) 中井太一, 利谷昭治 : 담마진에 대한 십미패독탕의 치료효과. 임상과 연구, 59(7), 2237~2239 (1982)

20) 田村保憲 : 담마진에 대한 소시호탕의 사용경험. 한방진료, 8(2), 29~31(1989)

21) 渡辺 信, 大熊憲崇 : 장척농포증(掌蹠膿疱症)에 대한 황련해독탕의 사용경험. 한방의학, 10(7), 21~24 (1986)

22) 馬場俊一, 山口全一, 鈴木啓之 : 온청음이 주효한 장척농포증(掌蹠膿疱症)의 1예. 현대동양의학, 8(1, 임증), 212~213 (1987)

23) 藤本篤夫, 佐川禎昭 : 장척농포증(掌蹠膿疱症)에 대한 온청음합소시호탕의 치료경험. 서일피부(西日皮膚), 48(1), 114~118 (1986)

24) 松岡賢也 : 장척농포증(掌蹠膿疱症)의 한방치료경험. 현대동양의학, 8(1, 임증), 210~211 (1987)

25) 中島 一, 谿 忠人 : 피부과 영역에 있어서의 어혈증의 진단과 치료—심상성 건선을 중심으로서—. 화한의약학회지, 1(1), 158~159 (1984)

26) 高橋邦明, 石井正光, 淺井芳江 외 : 한방약에 의한 건선의 치료. 피부, 26(5), 1166~1173 (1984)

27) 川端善司, 關藤成文 : 한방약이 유효하다고 생각된 심상성건선의 1예.한방의학, 10(7), 25~28 (1986)

28) 佐藤久芳, 野水 整, 竹內眞一 : 폐색성(閉塞性)황달에 있어서의 PTCD와 병용한 인진호탕이 주효한 1예. 한방진료, 5(4), 33~35 (1986)

29) 島 毅, 島 仁 : 대시호탕합인진호탕에 의한 총담관결석(總膽管結石)의 1치험 예. 현대동양의학, 8(1, 임증), 59~61 (1987)

30) 陳 永芳 : 인진호탕, 소시호탕의 병용이 저효(著効)를 나타낸 폐색성(閉塞性)황달의 1예. 한방진료, 3(2), 38~39 (1984)

31) 岡 文俊, 楠見博紀, 炡中淳治 외 : 만성 투석환자의 피부소양증에 대한 한방제제의 사용경

험. 진료와 신약, 18(9), 1923~1930 (1981)

32) 佐藤公彦, 池袋弘範, 野澤眞澄 : 각종 투석합병증에 대한 한방처방의 운용. 현대동양의학,
     3(3), 88~92 (1982)

33) 山本 泉, 加藤卓朗, 角田克博 외 : 한방제제에 의한 피부소양증의 치료경험. 서일피부(西日
     皮膚), 47(5), 920~926 (1985)

34) 大熊守也, 鈴木雅裕, 桑析光義 외 : 당귀음자의 소양증에 대한 임상효과. 피부, 27(5), 110
     7~1113 (1985)

35) 赤坂俊英, 毘 宰市 : 노인성 피부소양증에 대한 당귀음자의 효과. 한방의학, 14(8), 289~
     292 (1990)

36) 新見香逸 : 임신소양증에 대한 황련해독탕의 사용경험. 한방진료, 7(5), 53~56 (1988)

37) 馬場恒雄, 小川雅利, 秦 宏樹 외 : 부정수소(不定愁訴)증상에 대한 한방제제의 적응증과 그
     한계. 산과와 부인과, 49(3), 400~405 (1982)

38) 權藤壽治 : 가미소요산의 주효한 1예. 한방진료, 3(3), 57~58 (1984)

제 22 장

콧물과 코막힘을 개선하는 생약

콧물과 코막힘

콧물과 코막힘은 감기증후군의 모든 증상(발열, 두통, 관절통, 근육통, 천명:喘鳴, 재채기, 인후통)과 급성비염 및 알레르기성 비염의 증상으로서 일상진료에서 보통 볼 수 있는 증후이다.

감기증후군 초기의 콧물에 대한 대증요법(對症療法)에는 항히스타민제가 사용되고, 이것은 두통, 발열, 해수(咳嗽) 등의 전신, 상기도(上氣道)증상에 대한 진통해열제, 진해제, 거담제, 기관지 확장제 등과 배합된 종합감기제로서 투약되는 일이 많다. 더우기 이것은 필요에 따라 예방적 화학요법제의 항생제와 병용된다[1].

이들 감기약의 작용 일부는 마황과 계피를 주로 한 한방제제(마황제)와 공통되는 점도 많다. 단, 한방제제는 항생제의 대용으로는 될 수 없으므로 증상의 중독도(重篤度)와 환자의 체력에 따라 항생제를 주로 하면서 한방제제가 병용된다.

감기증후군의 아급성기(亞急性期)에서 「악화된」 시기의 콧물과 코막힘에는 소염효소제(消炎酵素劑)가 사용되고 있다. 소염효소제, 특히 무코(muco)다당 분해효소제의 감염방어능(感染防御能)을 항진(亢進)케하는 작용은 형개연교탕과 십미패독탕의 작용과 유사하다고 생각된다.

이러한 대비(對比)의 근거로서는, 이들 처방에 배제(配劑)되어있는 시호, 황금, 지실, 길경이 매크로파지(macorphage)의 탐식능을 항진시키는 작용을 들 수 있다.

또 수양(水樣) 콧물, 코막힘, 재채기, 비내 소양감(鼻內瘙痒感)은 알레르기성 비염과 화분증(花粉症)의 주증상 이기도 하다. 이러한 코 증상에는 I형 알레르기 염증이 관여하고 있는데, 그 제어(制御) 방법으로 최근에는 점막비만 세포로부터의 histamine, leukotrienes,

ECF-A 등, chemical mediators의 유리(遊離)(탈과립)를 억제하는 항알레르기제가 사용되고 있다. 또한,

- 콧물의 대증요법(對症療法)제로서는 항히스타민제와 항콜린제가 있고,··
- 비폐감(鼻閉感)에는 점막주변 부교감신경계의 긴장을 억제하기 위해 α 수용체 자극 제(혈관수축제)와 항(抗)콜린제가 사용되고,··
- 두드러진 증상에는 스테로이드의 분무제(噴霧劑)···가 사용되고 있다[2].

알레르기성 비염의 급성증상(急性症狀)에 이어지는 관해기(寬解期)에는 질환준비상태를 조정하기 위한 변조요법(変調療法)과 항원(抗原)을 제거하기 위한 생활지도가 이루어진다. 이 전신요법의 효능로 시호제의 생체 반응성을 조정하는 BRM 형태의 작용이 해당한다.

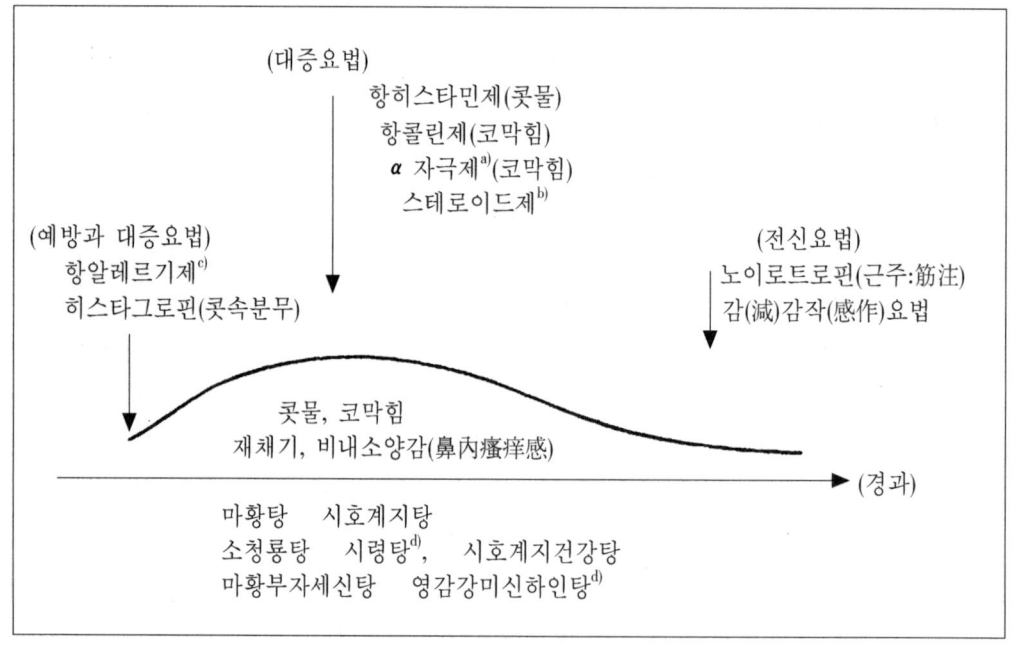

(대증요법)
항히스타민제(콧물)
항콜린제(코막힘)
α 자극제[a](코막힘)
스테로이드제[b]

(예방과 대증요법)
항알레르기제[c]
히스타그로핀(콧속분무)

(전신요법)
노이로트로핀(근주:筋注)
감(減)감작(感作)요법

콧물, 코막힘
재채기, 비내소양감(鼻内瘙痒感)

(경과)

마황탕   시호계지탕
소청룡탕   시령탕[d]   시호계지건강탕
마황부자세신탕   영감강미신하인탕[d]

그림 22-1 알레르기성 비염의 경과와 치료

a) 비점막(鼻粘膜)은 부교감신경의 흥분에 의해 동맥과 모세혈관의 혈액이 증가하고 해면체(海綿体)가 확장되어 코막힘의 원인이 된다. 그 때문에 교감신경계를 자극하여 혈액을 억제하는 것을 목표로 하고 있다. 같은 관점에서 보존적(保存的)치료에 저항하는 예(例)에서는 부교감신경의 비디안 신경 절제술을 행하는 일이 있다.

b) 국소(局所)스테로이드제(베코나아제, 아르테신, 시나크린)가 범용되고 있지만 스테로이드제와 항히스타민제의 복합경구제(세레스타민)도 사용된다.

c) 항알레르기제에는 비내살포제(鼻内撒布劑) (인타르), 항히스타민작용이 없는 경구제(리저벤), 항히스타민작용을 갖는 경구제(저디텐) 및 leukotrienes의 산생을 억제하는 경구제(아제프틴)도 있다.

d) 비갑개(하비갑개:下鼻甲介) 점막의 부종이 현저할 때에는 복령 등의 이수약(利水藥)을 포함하는 처방이 유용하다.

이와 같이 알레르기성 비염의 관리의료(管理醫療)에서는, 작용기서(作用機序)가 다른 약제가 증상의 「경과(經過)」와 중증도에 따라 구분하여 사용되고 있다 (그림 22-1).

콧물과 코막힘 및 폐비성(閉鼻聲)은 감기와 급성비염에 속발(續發)하는 부비강염(部鼻腔炎)에서도 볼 수 있다. 이것은 주로 인플루엔자균과 폐렴구균 등의 감염에 의한 비강 내의 염증과 분비물의 증가에 기인(起因)하므로 급성기(急性期)와 증악기(增惡期)에는 항생제가 필수적이다. 이어서 소염진통제와 소염효소제가 운용되고, 또한 점농성(粘膿性) 분비물의 흡인(吸引)과 비세정(鼻洗淨)이 행해진다(그림 22-2).

한편, 코막힘에는 기형(奇形)과 비중격만곡증(鼻中隔彎曲症), 종양(腫瘍), 비용(鼻茸)등 많은 원인이 있고, 한방제제 요법만으로는 한계(限界)인 증례도 있다. 그 때문에 현대에는 전문의에 의한 국소(局所) 진단을 거쳐, 서양의학적 처치 후의 보조요법으로서 한방제제의 위치를 정하는 것도 필요하다. 또, 코막힘에는 개인차가 크고 자각증상과 타각소견(他覺所見)이 일치하지 않는 경우도 있다. 이와 같은 때에는 비증상(鼻症狀) 이외의 전신 증후와 체력의 여력(余力) 정도 등, 환자의 수소(愁訴)와 체조(体調), 개성(個性)에 맞는 한방제제를 사용하는 것이 유용하다.

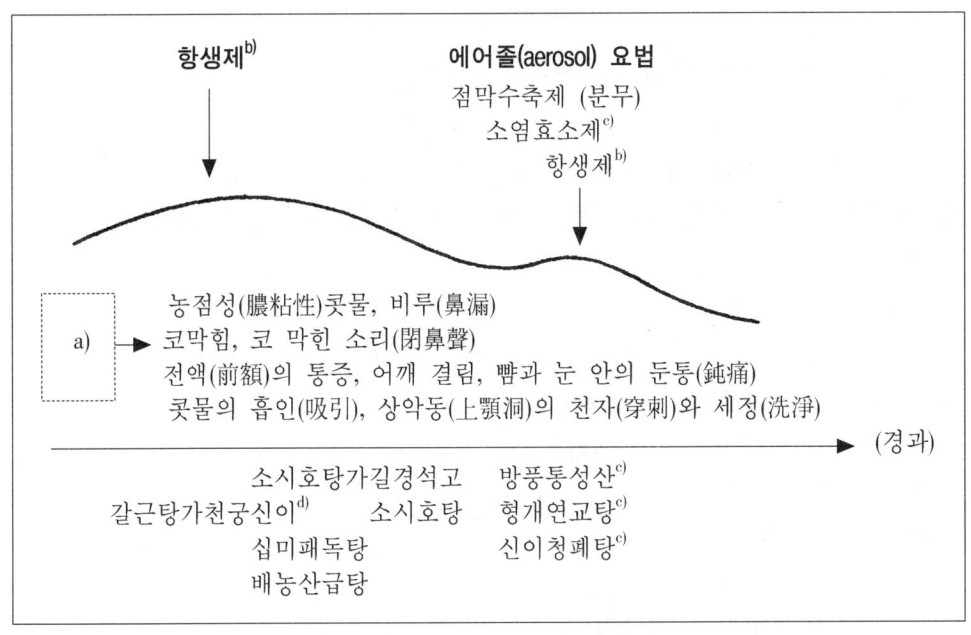

그림 22-2 부비강염의 경과와 치료

a) 감기증후군, 급성비염 및 치근부(齒根部)의 염증이 상악동(上顎洞)에 파급된다.
b) 엠피시신, 세파크로르가 초기와 증악기(增惡期)에 범용된다.
c) 소염효소제에는 항부종작용을 주(主)로 하는 단백분해효소(다젠, 엠피나스 P)와 농점액(膿粘液)의 분해를 촉진하는 무코(muco)다당 분해효소(이팀, 에토나아제)가 있다. 이들은 병기(病期)와 병태(病態)에 따라 분리하여 사용해야 하지만 그 법칙성(法則性)은 확립되어 있지 않다.

d) 본방(本方)을 연용(連用)할 때에는 소시호탕(소시호탕가길경석고, 십미패독탕)과 형개련교탕을 병용하는 경우도 있다.

e) 농점막(膿粘膜)의 울혈성소견(鬱血性所見)은 국소(局所)의 「어혈(瘀血)」에 해당하므로 이들 처방에 계지복령환과 같은 활혈제(活血劑)를 병용한다. 또 한방의학의 경험에서는 부비강염(部鼻腔炎)에 대황제가 활용되고 있으므로, 대황감초탕과 조위승기탕 등의 대황제(大黃劑)로 변통(便通)을 조정하는 배려도 유용하다.

콧물과 코막힘(鼻閉感)에 사용되는 생약과 처방

초기의 감기증후군과 급성비염의 비증상(鼻症狀)에는 의료용 한방제제인 마황탕[3], 갈근탕[3], 소청룡탕[4], 마황부자세신탕[5] 등의 마황제가 사용되고 있다. 이들은,
- 증상의 경과에 덧붙여서,‥
- 비점막(鼻粘膜)의 발적(發赤)정도와 콧물의 점조성(粘稠性)에서, 국소(局所)의 「한증과 열증」을 판별하고[6],‥
- 전신증후와 체력의 여력 정도…도 가미한 종합판단(「증(證)」진단)에 따라 분리 사용된다[7](표 22-1).

국소(局所)의 「병성변증(病性辨證)」에서는, 일반적으로,
- 분비물이 많은 수양성(水樣性) 콧물은 「한증(寒證)[주1]」,‥
- 농점성 콧물은 「열증(熱證)」…의 지표로 되어 있다.

「한증(寒證)」은 계피, 세신, 건강, 부자 등의 「거한약(祛寒藥)」을 사용하는 지표가 되므로 초기에는,
- 해수(咳嗽)를 동반할 경우는 소청룡탕과 마황부자세신탕 등의 마황제‥
- 두통을 동반하는 콧물에는 계지탕〔합(合)마황부자세신탕≒계강조초황신부탕(桂姜棗草黃辛附湯)〕과 향소산(香蘇散)…이 사용된다.

아급성기(亞急性期)의 비증상(鼻症狀)에는,
- 냉증경향이고, 위장허약, 수양성 객담(水樣性喀痰)을 동반할 경우에는 영감강미신하인탕‥
- 동계식절(動悸息切)이나 정신신경증상을 동반하는 예에서는 시호계지건강탕,‥
- 냉증, 아토니 경향이고, 식욕부진과 두통을 동반하는 예에는 계지인삼탕…의 적응으로 된다.

알레르기성 비염의 콧물, 코막힘, 비내 소양감(鼻內瘙痒感), 재채기는 급성 비염의 증상과 같다. 전통의료의 증후진단에서는, 증후가 유사하면 서양의학적으로는 다른 질환이라

주1)『금궤요략』에 「부중한가(夫中寒家) 희흠(喜欠) 기인청체출발열색화자(其人淸涕出發熱色和者) 전체(全嚔)…」로 평소부터 냉증인 사람(추운 곳에 있는 사람)은 투명한 콧물과 재채기가 많은 것이 예시되어 있다.

도 같은 처방이 사용된다. 이것이 「이병동치(異病同治)」라는 개념이고 병명투약(病名投藥)하는 서양의학의 방침과 증후투약(症候投藥)하는 전통의학의 접점(接点)에서 볼 수 있는 현상이다. 그 때문에 알레르기성 비염에도 급성비염과 같이 소청룡탕[8~10]과 마황부자세신탕[11]이 사용되고 있다[12].

표 22-1 급성기의 콧물과 코막힘에 사용되는 마황제

마황제(麻黃劑)	비점막 (鼻粘膜)	콧 물		증후군(症候群)
		수양성 (水樣性)	점조성 (粘稠性)	
월비가출탕	발적(發赤)	○	○	두통, 관절통, 발열, 입마름
마황탕	↑	○	○	두통, 관절통, 해수, 발열, 오한
갈근탕[a]		○	○	어깨 결림, 두통, 발열, 오한
갈근탕가(加)천궁신이 [a]		○	◎	코막힘, 비루(鼻漏), 후비루(後鼻漏), 두통
소청룡탕[b]		◎		소양, 재채기, 포말성수양담(泡沫性水樣痰), 천명(喘鳴)
마황부자세신탕	↓ 창백(蒼白)	◎		오한, 두통, 해수(咳嗽), 전신의 권태감

a) 아급성기에서 만성기에 연용(連用)할 때에는 소시호탕과 십미패독탕과 병용한다
b) 본방은 마황제 중에서는 비교적 장기적으로 연용할 수 있다.

소청룡탕과 그 배제생약(配劑生藥)에는 항히스타민 작용과 Ⅰ형, Ⅳ형에 대한 항알레르기 작용이 있는 것이 기초적으로 밝혀지고 있고 (그림 22-3)[13], 또 임상적으로도 기존의 항알레르기제와 비교되고 있다[14]. 그렇지만 현대 의료에서는 각종 제형(劑型)의 강력한 대증요법제(對症療法劑)가 개발되고 있으므로, 초기증상이 현저할 때에는 서양약제의 국소투여(局所投与)를 주체로 하고, 한방제제의 전신요법(全身療法)을 병용하는 것이 현실적이다(그림 22-1).

부비강염(副鼻腔炎)의 초기의 콧물, 코막힘, 두통 등의 증상에는 갈근탕가천궁신이[15,16]가 범용되고 있다. 본방은 마황제 이기 때문에 초기에 사용되는 처방이지만, 아급성기에서 만성기에 걸쳐서 연용되는 일도 많다. 그때에는,

• 소시호탕과 소시호탕가길경석고[17]
• 형개연교탕[18]
• 의이인(薏苡仁)엑기스말(末)[17]…을 병용하는 것도 유용하다.

만성(慢性)으로 경과하는 부비강염(副鼻腔炎)에는 소염효소제(消炎酵素劑)에 해당하는 형개연교탕과 신이청폐탕도 사용되고 있다 (그림 22-2)[19~21]. 이들의 투약중 증악기(增惡

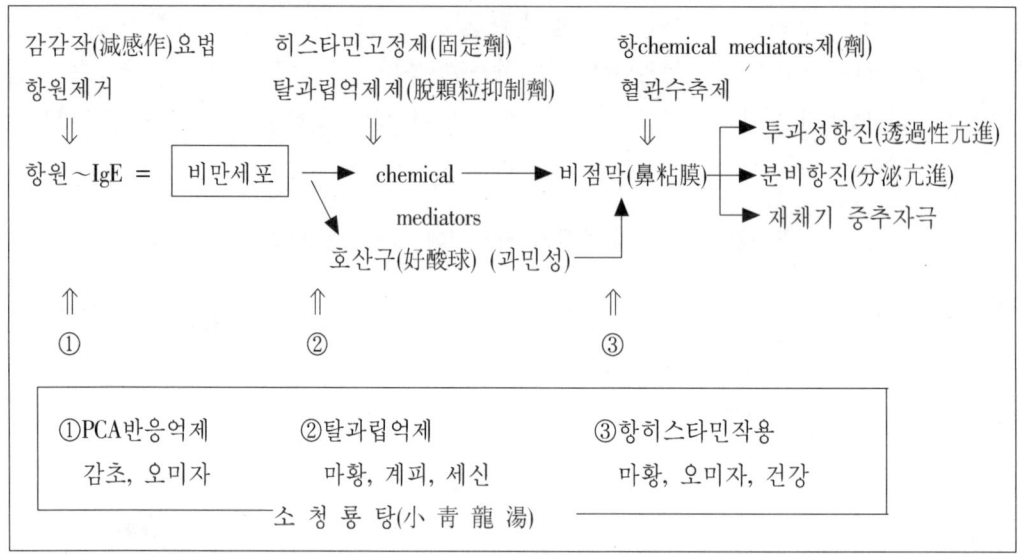

그림 22-3 알레르기성 비염에 대한 소청룡탕의 약효약리작용

소청룡탕은 항알레르기제에 해당하고, 또한 항히스타민 작용과 비특이적 변조요법제(變調療法劑) 형태의 작용도 기대할 수 있다. 또, 소청룡탕에는 내인성(內因性) cortisol 분비증강작용과 항Ⅳ형 알레르기 작용이 있는 것도 밝혀지고 있다.

期)에는 필요에 따라 항생제와 병용된다. 또한 부비강염(副鼻腔炎)을 합병하는 기도병변(氣道病変)에도, 이들 한방제제와 시박탕과 소시호탕가길경석고도 적응으로 된다.

신이(辛夷)는 경험적으로 코막힘과 두통을 개선하기 위해 사용되어온 「온성(溫性)의 해표약(解表藥)」이고, 갈근탕가천궁신이와 신이청폐탕에 배제(配劑)되어 있다. 그 약능의 일부는 항알레르기 작용으로 뒷받침 되고 있다(표 22-2).

이와 같이 콧물과 코막힘의 급성기에서 아급성기(亞急性期)에는 「경과변증(經過辨證)」에 따라 처방을 운용할 필요가 있지만, 만성기(慢性期)에 연용[주2]할 경우에는,

• 비증상(鼻症狀)이외의 전신증상과⋯•「체력변증」 및⋯•「혈어와 수체」 등의 「병리변증」⋯에 따라 처방을 선정하는 것도 유용하다(그림 22-4).

이와 같은 관점에서,

• 냉증경향의 축농증에 따른 만성두통에 「보기거한제(補氣祛寒劑)」인 오수유탕이 응용되고[22],⋯

• 부비강염(副鼻腔炎)에 「활혈제(活血劑)」인 도핵승기탕과 계지복령환⋯이 응용되고 있다.

주2) 만성의 부비강염(副鼻腔炎)에 형개련교탕과 신이청폐탕은 2개월 이상 연용하는 것이 보고되어 있다(문헌 18)

표 22-2 신이(辛夷) (Xinyi, Magnoliae Flos)의 규격, 약능, 약리

약전 (1985년) : *Magnolia biondii* PAMP. *M. danudata* DESR, M. sprengeri PAMP.의 건조화뢰(乾
  燥花蕾)

일본국외규정 : *Magnolia salicifolia* MAXIMOWICZ(목련과의 소고목:小高木), *M. kobus* DC (신
  이:辛夷)(日本局外規定) 또는 기타 근연식물(Magnoliaceae)의 꽃봉오리이다.
  현재 일본에서 사용되고 있는 신이는 주로 중국(하남, 사천, 강남성)으
  로부터의 수입품이다. 일본(후쿠이, 토야마, 이시카와, 나가노현)에서도
  신이를 산출하지만 유통량은 적다. 또한, 일본산 신이는 목련과의 소고목
  (小高木)의 화뢰(花蕾)이고, 중국의 신이와 기원(基源)이 다르고, 또 검은
  빛이며 소형(小型)으로서 향기도 다르다.

신농본초경 : 미신온(味辛溫) 주오장신체한열(主五臟身体寒熱) 풍통(風痛) 뇌통(腦痛) 면
  간(面䵟)구복하기경신(久服下氣輕身) 명목(明目) 증년내로(增年耐老)

중의학   : 신온(辛溫) 산풍한(散風寒) 통비규(通鼻竅) (「약전(藥典)」)

약 능(藥 能)   약 리(藥 理)

통비규(通鼻竅) ──────────────── 항알레르기작용

갈근탕가천궁신이, 신이청폐탕   (I형 : PCA반응억제, 탈과립억제)

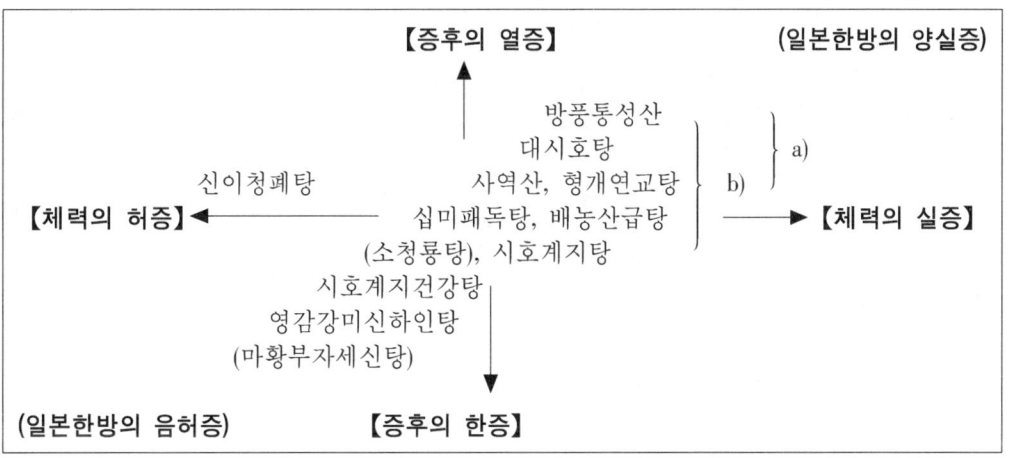

【증후의 열증】   (일본한방의 양실증)

방풍통성산
대시호탕
신이청폐탕   사역산, 형개연교탕   b)   a)
                    십미패독탕, 배농산급탕
【체력의 허증】◄────────── (소청룡탕), 시호계지탕   ──► 【체력의 실증】
                    시호계지건강탕
                    영감강미신하인탕
                    (마황부자세신탕)

(일본한방의 음허증)   【증후의 한증】

그림 22-4 만성기의 콧물과 코막힘에 사용되는 한방처방

a) 비점막의 울혈소견(鬱血所見)이 있는 코막힘에는 계지복령환을 이들 처방에 병용하는일도 있다.

b) 비점막의 종창(腫脹)을 동반하는 코막힘에는 오령산을 이들 처방에 병용하거나 시령탕(오령산합소시
  호탕)을 사용하는 일도 있다.

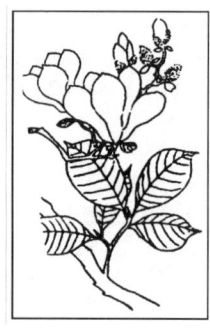

『식물명실도고』(오기준, 청대 1848년)에
그려진 신이(辛夷)그림

콧물과 코막힘에 있어서의 전통의료의 병리

콧물과 코막힘에는,
- 외인(外因)의 관여가 큰 감기증후군과 급성비염
- 외인(外因)과 내인(內因)(알레르기 소인(素因))이 관여하는 알레르기성 비염과 화분증(花粉症)
- 이들에 속발(續發)해서 발증(發症)하고, 외인과 내인의 상관(相關)에 의해 만성화한 만성(慢性) 부비강염(副鼻腔炎) 등과 같이 여러 병태(病態)가 있다. 서양의학적으로는 이러한 병리에 따른 약리작용이 있는 치료약이 선정된다.

중국전통의료에 있어서도,
- 감염증과 알레르기성 비염은 「상한계질환(傷寒系疾患)」으로서 「경과변증(經過辨證)」을 주로 하고,‥
- 만성 부비강염과 위축성비염(萎縮性鼻炎)등은 「잡병계질환(雜病系疾患)」으로서 내인(內因)을 전통의료의 병리관(病理觀)으로 구별하는 「병리변증」…에 바탕을 두고 생약과 처방이 선택된다.

콧물과 코막힘을 주소(主訴)로 하는 증후에서 상정되는 전통의료병리의 개략(槪略)을 표 22-3에 정리했다. 또한 「병리변증(病理辨證)」은 「경과변증(經過辨證)」과 「병성변증(病性辨證)」으로 편성되므로, 표 22-3에 나타낸 「표증(表證)과 이증(裏證)」은 「경과변증(經過辨證)」에 해당하는 것이다. 또 「표리(表裏)」와 「한증과 열증」의 복잡한 증례에서는,
- 배제생약(配劑生藥)이 많은 형개연교탕을 사용하거나,‥
- 표증(表證)에 사용되는 갈근탕 및 갈근탕가천궁신이와, 반표반리증을 주치(主治)하는 소시호탕과 십미패독탕을 합제(合劑)로 해서…대처(對處)한다.

만성기의 비증상(鼻症狀) (이한증:裏寒證)에서는 「병리의 허증(虛證)」이 관여하는 예가 많고, 이것을 보충하고 조정하는 것은 한방제제의 중요한 수비범위(守備範圍)이다.

표 22-3 콧물, 코막힘의 변증(辨證)

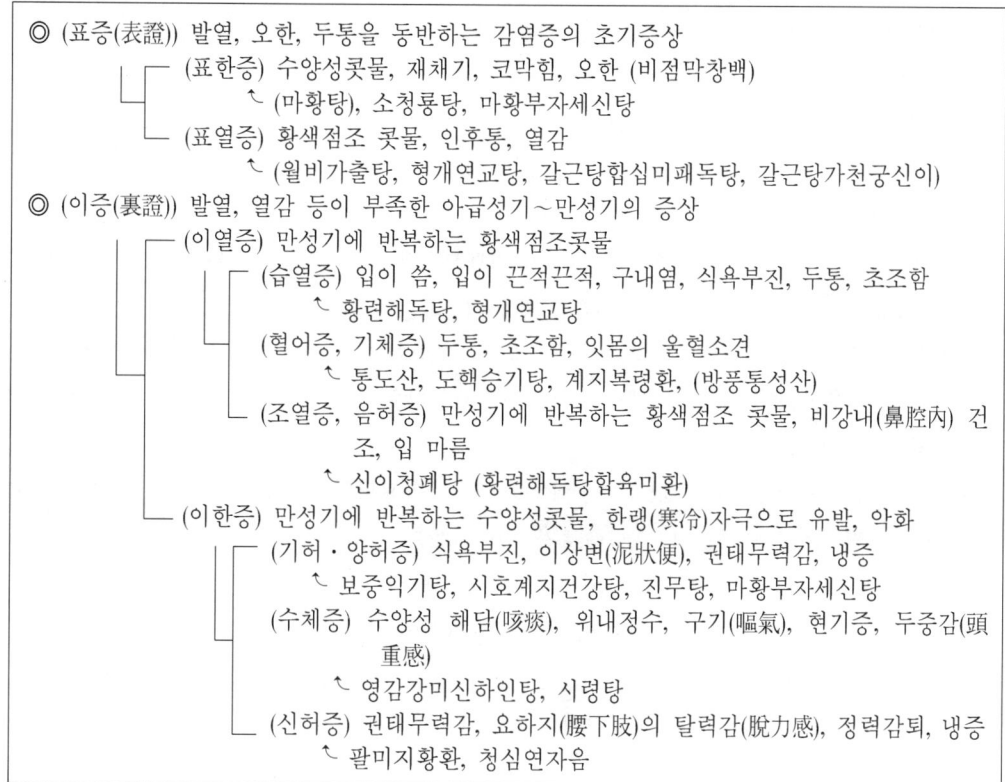

◎ (표증(表證)) 발열, 오한, 두통을 동반하는 감염증의 초기증상
　　┌─ (표한증) 수양성콧물, 재채기, 코막힘, 오한 (비점막창백)
　　│　　↳ (마황탕), 소청룡탕, 마황부자세신탕
　　└─ (표열증) 황색점조 콧물, 인후통, 열감
　　　　　↳ (월비가출탕, 형개연교탕, 갈근탕합십미패독탕, 갈근탕가천궁신이)
◎ (이증(裏證)) 발열, 열감 등이 부족한 아급성기~만성기의 증상
　　┌─ (이열증) 만성기에 반복하는 황색점조콧물
　　│　　┌─ (습열증) 입이 씀, 입이 끈적끈적, 구내염, 식욕부진, 두통, 초조함
　　│　　│　　↳ 황련해독탕, 형개연교탕
　　│　　├─ (혈어증, 기체증) 두통, 초조함, 잇몸의 울혈소견
　　│　　│　　↳ 통도산, 도핵승기탕, 계지복령환, (방풍통성산)
　　│　　└─ (조열증, 음허증) 만성기에 반복하는 황색점조 콧물, 비강내(鼻腔內) 건
　　│　　　　조, 입 마름
　　│　　　　↳ 신이청폐탕 (황련해독탕합육미환)
　　└─ (이한증) 만성기에 반복하는 수양성콧물, 한랭(寒冷)자극으로 유발, 악화
　　　　┌─ (기허·양허증) 식욕부진, 이상변(泥狀便), 권태무력감, 냉증
　　　　│　　↳ 보중익기탕, 시호계지건강탕, 진무탕, 마황부자세신탕
　　　　├─ (수체증) 수양성 해담(咳痰), 위내정수, 구기(嘔氣), 현기증, 두중감(頭
　　　　│　　重感)
　　　　│　　↳ 영감강미신하인탕, 시령탕
　　　　└─ (신허증) 권태무력감, 요하지(腰下肢)의 탈력감(脫力感), 정력감퇴, 냉증
　　　　　　↳ 팔미지황환, 청심연자음

──── 참고문헌

1) 渡辺一功, 池本秀雄 : 종합감기약. 임상과 연구, 65(11), 3484~3491 (1988)

2) 奧田 稔 : 알레르기성 비염. 의학과 약학, 16(2), 337~340 (1986)

3) 柏木征三郎, 林 純, 新宮世三 외 : 급성상기도염 및 인플루엔자에 대한 한방 치료. 임상과
　　연구, 63(6), 2007~2010 (1986)

4) 伊藤慶夫 : 감기증후군에 대한 한방약과 서양약과의 비교검토. 한방의학, 8(10), 16~20
　　(1984)

5) 黃 弘毅, 津谷喜一郎 : 마황부자세신탕 엑기스산(散)의 감기증후군의 제 증상에 대한 효과
　　에 대해서. 약리와 치료, 13(1), 381~388 (1985)

6) 內本榮光, 中島 一, 谿 忠人 : 한방제제의 병용요법—비질환(鼻疾患)을 중심으로—. Current
　　Therapy, 4(1), 87~94 (1986)

7) 谿 忠人 : 이비인후(耳鼻咽喉), 두경부(頭頸部)질환에 사용되는 한방제제의 기초지식. JOHNS,
　　6(4), 521~525 (1990)

8) 佐々木一彦 : 알레르기성 비염에 대한 한방엑기스제제의 효과. 이비임상, 72(7), 943～947 (1979)

9) 岡崎英登, 川本英子, 原田康夫 : 코(鼻)알레르기에 대한 한방 엑기스제제 소청룡탕의 임상효과. 이비임상, 74(3), 367～380 (1981)

10) 古內一郎, 馬場廣太郞, 王 主榮 외 : 통년성(通年性) 알레르기성 비염에 대한 소청룡탕의 임상효과의 검토. 알레르기의 임상, 7(7), 502～513 (1987)

11) 大橋淑宏, 中井義明, 箕輪靖弘 외 : 코(鼻) 알레르기에 대한 마황부자세신탕 엑기스산(散)의 임상효과. 기초와 임상, 19(13), 6691～6697 (1985)

12) 馬場廣太郞 : 코(鼻)알레르기, 화분증(花粉症)의 한방치료. JOHNS, 6(4),549-553 (1990)

13) 木村義民, 竹內良夫 : 기초적 견지에서 본 소청룡탕의 임상치험 보고의 고찰. 알레르기의 임상, 6(14), 1054～1058 (1986)

14) 竹內良夫, 西村葉子, 吉河達祐 외 : 화(和)한약 소청룡탕의 항알레르기작용, 특히 기성(旣成) 항알레르기제와의 비교. 알레르기, 34(6), 387～ 393 (1985)

15) 伊藤博隆, 鈴木康夫, 福岡由利子 외 : 소아만성(小兒慢性) 부비강염에 대한 갈근탕가천궁신이의 치료효과에 대해서. 이비임상, 77(1), 153～162 (1984)

16) 石川和孝 : 소아만성(小兒慢性) 부비강염의 한방치료. 이비임상, 77(4), 1013～1020 (1984)

17) 前田 壽 : 술후성(術後性) 부비강염에 대한 한방제제의 사용경험. 한방진료, 2(1), 63～65 (1983)

18) 前田 壽 : 만성 부비강염에 대한 한방제제의 사용경험 (제 4보). 한방진료, 5(5), 49～56 (1986)

19) 管原淳夫 : 부비강염에 대한 한방제제의 응용. 동방의학, 2(1), 19～25 (1986)

20) 澤木修二, 大石公直, 佃 守 외 : 신이청폐탕에 의한 만성 부비강염의 치료성적. 이전(耳展), 27(3), 301～310 (1984)

21) 鈴木 武, 草刈 潤, 高坂知節 : 코막힘에 대한 신이청폐탕의 치료효과. 한방 의학, 12(1), 24～28 (1988)

22) 神 靖衛 : 오수유탕 및 방기황기탕가부자가 저효(著効)를 나타낸 만성두통 및 축농증. 현대동양의학, 8(1, 임증), 131～133 (1988)

─────── 찾아보기 한방의학 / 한방약

─────── 찾아보기 서양의학 / 서양약 / 성분

한방약의 약능과 약리

지은이   타니 타다또
옮긴이   병성희 • 김상찬

초판 1999 년 2 월 20 일
2 쇄   2007 년 3 월 15 일

펴낸이 손영일
펴낸곳 전파과학사
등 록 1956. 7. 23. 제 10-89 호
서울 서대문구 연희 2 동 92-18
전 화 333-8877 • 8855
팩 스 334-8092

* 잘못된 책은 바꿔 드립니다.
ISBN 89-7044-200-6   93510

WWW.S-WAVE.CO.KR
e-mail S-wave@S-wave.co.kr